Die Diphtherie

Few men, even those of considerable capacity,
distinguish accurately between opinion and fact.

M. MOORE

P. Bretonneau

Die Diphtherie

Über die spezifischen Entzündungen der Schleimhaut oder die mit Belägen einhergehende Entzündung, bekannt unter dem Namen Krupp, maligne Angina, gangränöse Angina usw.

Nach dem 1826 erschienenen französischen Original im Auftrag und mit Unterstützung der Deutschen Gesellschaft für Kinderheilkunde ins Deutsche übersetzt von

Dr. **Maria Nülle**
Assistentin der Akademischen Kinderklinik in Düsseldorf

Mit einem Vorwort von

Professor **A. Schloßmann**
Geheimer Medizinalrat
Dr. med., Dr. med. vet. h. c., Dr. jur. h. c.
Düsseldorf

Mit 3 Abbildungen

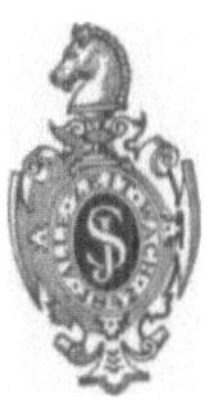

Berlin
Verlag von Julius Springer
1927

ISBN 978-3-642-47135-3 ISBN 978-3-642-47412-5 (eBook)
DOI 10.1007/978-3-642-47412-5

Vorwort.

Das Erkennen der Diphtherie als einer spezifischen Infektionskrankheit, die durch Kontakt und nicht durch die Luft übertragen wird, die einheitliche ätiologische Zusammenziehung verschiedenartig sich äußernder Erscheinungsformen der Diphtherie zu einem Grundkrankheitsbilde, insbesondere die Feststellung der ursächlichen Einheit zwischen Angina diphtherica und Larynxkrupp und schließlich die Einführung der Tracheotomie in die Therapie der Larynxstenosen, das ist in wenig Worten zusammengezogen die Mehrung von Kenntnissen, die wir in bezug auf die Diphtherie PIERRE BRETONNEAU danken, also eigentlich so ziemlich alles, was wir bis heute von dieser Krankheit wirklich wissen; nur den Erreger haben wir seitdem im Diphtheriebazillus durch LÖFFLER und das spezifische Gegengift durch BEHRING kennen gelernt und in der Intubation, die in der Idee von BOUCHUT und in der praktischen Verwendbarkeit von O'DWYER uns nutzbar gemacht worden sind, haben wir ein weiteres Hilfsmittel zur Behebung von Stenosen hinzubekommen, für die seltenen Ausnahmefälle, in denen wir heute eines solchen noch bedürfen; denn die Erfindung der Serumtherapie hat ja die Fälle selten und immer seltener werden lassen, in denen wir trotz rechtzeitiger und ausgiebiger antitoxischer Behandlung, in Verbindung mit den Fortschritten der physikalischen Therapie und den uns zur Verfügung stehenden narkotischen und herzbeeinflussenden Mittel etwa noch genötigt wären, die Erstickungsgefahr durch einen Eingriff auszuschließen.

Wenn wir seit BRETONNEAUs Mitteilungen aus den Jahren 1821—1826 also auch glücklicherweise etwas dazu gelernt haben, so steht doch fest, daß ihm das Verdienst gebührt, das Krankheitsbild der Diphtherie erfaßt, entworfen, zum geistigen Eigentum des Arztes gemacht zu haben. Als medizinischen Klassiker ersten Ranges bezeichnet BEHRING mit Recht PIERRE BRETONNEAU. Arbeiten, wie das „Traité de la diphtherie" müssen von dem wissenschaftlich denkenden Arzte auch heute noch gelesen werden können. Leider ist das Buch sehr selten geworden und nur in wenigen Bibliotheken zu finden.

Als im Jahre 1926 ein Jahrhundert verflossen war, seit BRETONNEAU die Welt mit seinem grundlegenden Werke beschenkt hatte, habe ich der Deutschen Gesellschaft für Kinderheilkunde den Antrag unterbreitet, einen namhaften Betrag zu bewilligen, um eine Übersetzung und Neuherausgabe dieses Buches zu ermöglichen. Der Antrag fand einstimmig Annahme, denn die deutsche Wissenschaft kennt keine

Engherzigkeit und keinen Neid, sie beugt sich vor dem Verdienste und ehrt den Forscher fremden Volkes genau wie den heimischen.

Meine Assistentin, Fräulein Dr. NÜLLE, hat sich mit Geschick und Fleiß der Aufgabe gewidmet, die Übertragung möglichst genau, aber doch auch möglichst fließend zu gestalten. Der Verlag Julius Springer, Berlin, hat das Buch in trefflicher Weise herausgebracht. Möge es weite Verbreitung finden, viel gelesen werden und damit von dem Geiste BRETONNEAUS, von seiner Bescheidenheit, von seinem durchdringenden Verstande und von seiner Geschicklichkeit manches auf unsere Zeiten kommen, zur Ehre der medizinischen Wissenschaft und zum Vorteil der ärztlichen Kunst.

Düsseldorf, im März 1927.

Professor ARTHUR SCHLOSSMANN
Geheimer Medizinalrat
Dr. med., Dr. med. vet. h. c., Dr. jur. h. c.

Widmungsbrief von PIERRE BRETONNEAU.

Herrn

Dr. BOULON,

Arzt in Abbéville und Mitbegründer der Gesellschaft zur Förderung der Heilkunde.

Lieber Freund!

30 Jahre sind verflossen, seit wir beide nach Paris kamen, uns dort begegneten und uns unter der Schar unserer Mitstudierenden nähertraten. Wir hörten die gleichen Vorlesungen, und wir hatten die gleichen Freunde. Unter den vielen schönen Erinnerungen an diese Zeit ist es eine, deren ich mit ganz besonderer Dankbarkeit gedenke, das ist Dein edelmütiger Entschluß, mir Deine Doktorarbeit zu widmen.

Du erinnerst Dich ohne Zweifel noch daran, daß ich damals bei dem ersten Versuch, die Doktorprüfung zu bestehen, einen Mißerfolg erlebte. Ich selbst glaubte damals schon, daß ich nur streng beurteilt worden sei, aber Du, mein lieber Freund, vertratest die Meinung, daß man mir schweres Unrecht angetan hätte. Heute kann ich mit aller Sicherheit sagen, daß meine Prüfer im Rechte waren, als sie mich damals durchfallen ließen; aber um so dankbarer bin ich Dir für Deine freundschaftliche Parteinahme.

Kurz nachdem mir das widerfahren war, gingst Du ins Examen, und Du vermochtest in den Prüfungen die unbedingte Anerkennung unserer Lehrer zu finden, die dabei nur gerecht gegen Dich waren. Aber auf der Höhe Deines Erfolges hast Du nicht den schweren Kummer vergessen, den ich erduldet habe, und als Du mir nun Deine Doktorarbeit widmetest, da fand ich darin ein rührendes Zeugnis Deiner Hochachtung und Freundschaft. Wahrlich, so dachte ich, wenn ich jemals ein Buch schreibe, dann sollte es Dir zugeeignet werden. Heute bitte ich Dich, die Widmung dieses Werkes entgegenzunehmen, ohne daß ich damit den Wunsch oder die Hoffnung habe, meine Dankesschuld gegen Dich abzutragen. Es sollte schon lange in Druck gegeben sein, aber ich bedauere nicht die Verzögerung der Veröffentlichung, wofern dadurch die Arbeit weniger unvollkommen und weniger Deiner unwürdig geworden ist. Zugleich bitte ich Dich, mein lieber Freund, die lange und schwere Arbeit, die in dem Buche steckt und die noch dazu häufig durch die Pflichten des Berufes unterbrochen wurde, als eine Entschuldigung dafür zu betrachten, daß unser Briefwechsel dabei so gelitten hat.

Tours, am 10. Juni 1826.

Dein treuer Freund

BRETONNEAU.

Inhaltsverzeichnis.

III. Abschnitt. (November 1825.)

IV. Abschnitt. (März 1826.)

Nachtrag zur Abhandlung über die Diphtherie.

Einleitung.

Der berühmte Autor der philosophischen Nosographie hat als Basis seiner Klassifizierung der Entzündungen die Modifikationen gewählt, unter denen die Entzündung in den verschiedenen organischen Geweben auftritt. Er hat dadurch ein neues Licht auf eine große Anzahl Krankheiten geworfen und der Beobachtungsgabe neuen Impuls gegeben. Man muß jedoch zugeben, daß die Verschiedenheit der entzündlichen Veränderungen und die der begleitenden Symptome nicht allein von diesem Umstand abhängen kann. Stärker als ihre Intensität und die Natur des befallenen Gewebes beeinflußt die Spezifität der Entzündung die Schädigung der Funktionen, die jede Entzündung mit sich bringt. Von ihr hängt die Dauer, die Schwere und die Gefahr der meisten Erkrankungen ab. Kein Gewebe ist nur auf eine Entzündungsart beschränkt. Die verschiedenen, die Haut befallenden Entzündungen weisen die zahlreichsten und auffallendsten Differenzen auf. Ganz das gleiche gilt auch von den Entzündungen der Schleimhäute.

Das anatomische Bild, das sie voneinander unterscheidet, der Gang ihrer Entwicklung, ihre einzelnen Phasen und ihre Symptome sind das Thema dieser Arbeit, die im besonderen die Beschreibung, die Geschichte und die Therapie der *mit Belägen eingehenden Entzündung* umfaßt. Ich hatte Gelegenheit, diese Affektion unter allen Erscheinungsformen während des Verlaufes mehrerer Epidemien zu studieren und konnte feststellen, daß spezifische Eigenschaften sie von anderen, ebenfalls mit Belägen einhergehenden, andersartigen Entzündungen, deren Charakter ich auch wiedergegeben habe, unterscheidet.

In einer dieser unmittelbar folgenden Arbeit beschreibe ich die verschiedenen Bilder, unter denen einige Entzündungen der gastrointestinalen Schleimhaut nacheinander in Erscheinung treten, hebe die jede einzelne charakterisierenden Eigentümlichkeiten hervor und vergleiche sie mit der exanthematischen, pustulösen Eruption, der man im Digestivtractus der am epidemischen Faulfieber Verstorbenen begegnet.

Diese Affektion ist die in der Praxis am meisten angetroffene Erkrankung. Unabhängig von den Witterungseinflüssen herrscht sie in bevölkerten Städten fast ohne Unterbrechung, während sie an anderen Orten nur in mehr oder weniger langen Intervallen auftritt.

Die beiden ersten über den Krupp und die maligne Angina handelnden Abschnitte wurden in der Königlich-Medizinischen Akademie 1821 gelesen. Vielleicht wäre es besser gewesen, sie zu einer Monographie über die mit Belägen einhergehenden Entzündungen umzuarbeiten, aber durch andere Arbeiten abgehalten, habe ich es vorgezogen, davon Abstand zu nehmen und einen dritten Teil mit weiteren Forschungsergebnissen anzufügen, die in den ersten beiden Teilen noch keinen Platz gefunden hatten.

Dieserart zu meiner Arbeit zurückkehrend, konnte ich einige bis dahin unentschieden gebliebene Fragen klären, neu erworbene Erkenntnisse hinzufügen und einige Lücken ausfüllen. Die Folge davon ist aber andererseits, daß einige Fragen mehrmals behandelt worden sind. So habe ich z. B. der Tracheotomie, über die ich schon im zweiten und dritten Teil gesprochen habe, noch einen Nachtrag gewidmet. Die Nachteile und die Vorzüge dieses operativen Vorgehens sind somit in drei verschiedenen Abschnitten behandelt. Dieses Vorgehen ist, wie ich weiß, etwas ungeordnet, aber es dürfte für den Leser von Interesse sein, Vorgänge unter unvorhergesehenen Bedingungen sich unter seinen Augen entwickeln zu sehen. Noch ein anderer Grund hat mich bewogen, diesen Weg zu gehen. Ich beabsichtigte die Identität des Krupps und der malignen Angina zu beweisen. Um rascher zum Ziele zu kommen, hatte ich bei der akademischen Vorlesung viele Details ausgelassen, die mich zu weit von meinem Thema abgeführt hätten. Aber die gegensätzliche Ansicht ist so allgemein vorherrschend geworden, daß ich diese wichtige Frage unbedingt eingehender behandeln muß.

Seit 1821 habe ich den Verlauf der epidemischen Affektion, die die Veranlassung meiner Forschungen war, ständig verfolgt und sie an mehreren Orten auftauchen sehen. Mein Freund, Dr. Guersent, hatte Gelegenheit, meine Beobachtungen im Kinderhospital zu bestätigen. Die maligne Angina trat immer unter den gleichen Symptomen auf, die schon spanische und italienische Ärzte des 17. Jahrhunderts beschrieben hatten und die ein französischer Arzt, Marteau de Granvilliers, in seiner 1757 veröffentlichten Abhandlung über „die gangränöse Halsentzündung“ so wahrheitsgetreu geschildert hatte. Wenn dieser tüchtige Praktiker Sektionsgelegenheit gehabt hätte, würde er erkannt haben, daß die Gefahr der unter seinen Augen sich abspielenden Affektion keineswegs auf einen gangränösen Prozeß zurückzuführen sei. Nachdem er eingehend die mit Belägen einhergehende Entzündung und die Scharlachangina beschrieben hat, wirft er diese beiden Krankheiten durcheinander. Sicherlich fehlten ihm nur anatomisch-pathologische Untersuchungen, um ihn diesen Fehler vermeiden zu lassen, in den ihn die Autorität Huxham und Fothergill hat fallen lassen.

Nach Ansicht Professor Laennecs können Krankheiten nicht sicherer als durch ihren anatomischen Charakter voneinander unterschieden werden. Von dieser Ansicht durchdrungen, habe ich keine Gelegenheit vorübergehen lassen, meine anatomischen Kenntnisse während des Verlaufes der von mir beobachteten Epidemien zu vervollständigen.

Erst durch Verfolgung des Verlaufs und Vergleich der Ergebnisse einer großen, zu verschiedenen Zeiten und an verschiedenen Orten gesammelten Anzahl Beobachtungen ist es möglich, die ein und derselben Krankheit angehörigen Variationen festzustellen.

Daß ich einige Hindernisse dabei zu überwinden hatte, liegt auf der Hand. Ich würde mich jedoch der Übertreibung und Undankbarkeit schuldig machen, wenn ich nicht ihre häufige Beseitigung durch zivile und kirchliche Autorität erwähnen und hinzufügen wollte, daß ich den durch Vorurteil hervorgerufenen anfänglichen Widerstand von Tag zu Tag abnehmen sah. Mit etwas Beharrlichkeit sah ich bald selbst die am tiefsten eingewurzelten Vorurteile selbstlosen, das Allgemeinwohl berücksichtigenden Gründen weichen.

Ich habe viel Zeit und Mühe verwandt, um auf den Standpunkt zurückzukehren, den die Alten und besonders die Autoren des 17. Jahrhunderts innehatten. Diese hatten schon die Symptome der malignen Angina einwandfrei beschrieben, und ihre besondere Aufmerksamkeit galt bereits den Symptonen, die das Absteigen der Affektion verrieten. 1714 wurde die Natur der die Luftwege auskleidenden pseudomembranösen Beläge von Ghisi beschrieben. Von allen Seiten machte sich das Bedürfnis nach Sektionen zur Klärung des Krankheitssitzes fühlbar. Man würde auch wahrscheinlich nach dem neuen, durch Morgagni gegebenen Anstoß bald entdeckt haben, daß die maligne Angina nicht in einer Nekrose der Schleimhaut besteht, wenn nicht Franz Home durch seine Abhandlung über den Krupp den Fortschritt der Erkenntnis aufgehalten hätte. Man kann kaum verstehen, wie eine Arbeit, die nur eine kleine Anzahl einzeln dastehender und voneinander abweichender Ergebnisse bringt, die Spur der alten Traditionen hat verlieren lassen, und wie sie sich während eines halben Jahrhunderts einen so großen Einfluß auf die Meinung der Praktiker hat bewahren können. Durch den Ausgang dieser Affektion frappiert, hat Home geglaubt, eine bis dahin der Aufmerksamkeit der Umgebung entgangene Affektion der Luftwege vor Augen zu haben, der er den populären Namen, unter dem er sie in einer Provinz Schottlands fand, geben solle. Der Ruf von seiner Entdeckung breitete sich aus. Die neue Benennung faszinierte alle dermaßen, daß eine seit alters her bekannte Erkrankung nicht wiedererkannt wurde, obwohl sie auch heute noch alle Symptome aufweist, unter denen sie zu allen Zeiten aufgetreten ist.

Abhandlung über die Diphtherie.

I. Abschnitt.

Über die diphtherische Entzündung oder die mit Belägen einhergehende Entzündung des Mundes, des Pharynx und der unteren Luftwege.

1. Diese Abhandlung, die ich die Ehre habe, der Akademie zu unterbreiten, ist ein Auszug aus einer Reihe von Beobachtungen, die ich über die spezifischen Erkrankungen der Schleimhäute im Laufe der Zeit gesammelt habe. Der aus der Gesamtarbeit gezogene Schluß beweist, daß einerseits verschiedenartige Affektionen der Schleimhäute für eine Krankheit angesehen, andererseits aber verschiedene Ausdrucksformen ein und derselben Krankheit für verschiedene Krankheiten gehalten worden sind.

2. Die Entzündungen der Schleimhäute zeigen vielleicht nicht weniger Variationen als die der äußeren Haut, deren Klassifikation dem Nosographen soviel Mühe gemacht hat.

Schon allein die sie begleitende Exsudation weist die größten Unterschiede auf. Bald handelt es sich um eine dünnflüssige Lymphe, bald um mehr oder weniger veränderten Schleim. Oft zeigt sich ein Belag von der Farbe und der Konsistenz käsiger Massen, dann wieder Beläge speckiger Art, die fest aufsitzen, oder aber häutchenartige, lose aufgelagerte Membranen. Dicke, Festigkeit, Elastizität, Farbe, Oberflächenstruktur des befallenen Gewebes, diffuse oder scharf umschriebene Begrenzung bieten eine solche Fülle von weiteren Entzündungsvariationen, daß ich sie hier nur andeuten möchte. Ich will nur hinzufügen, daß gewisse, sehr häufig vorkommende Kombinationen verschiedener Ausdrucksformen zu häufig mit den Symptomen gewisser Krankheiten zusammentreffen, als daß man darin nicht den Zusammenhang zwischen Ursache und Wirkung erkennen sollte.

3. Ohne weiter auf diese Unterschiede einzugehen und länger bei den einzelnen Schleimhautentzündungen zu verweilen, möchte ich hier zunächst durch Beibringung von Tatsachen die Identität der skorbutischen Gangrän des Zahnfleisches, des Krupps und der malignen Angina beweisen. Diese Tatsachen stützen sich auf zahlreiche pathologisch-anatomische Untersuchungen. Sie wurden im Laufe der in Tours von 1818—1820 herrschenden Epidemie gesammelt, teils in der 20 und

einige Tausend Einwohner zählenden Stadt, teils in dem mit 120 bis 400 Patienten belegten Hospital. Sie schließen sich den in unserer Zeit sowie den seit altersher beobachteten Tatsachen an und erklären durch Gegenüberstellung moderner und uns durch die Alten überlieferten Erkenntnisse die zwischen ihnen herrschende Uneinigkeit.

4. Zu beweisen, daß der Krupp nichts als der letzte Grad der malignen Angina, daß die maligne oder gangräne Angina nicht gangränös ist, und daß keinerlei Zusammenhang zwischen dem Brand, zwischen einer noch so oberflächlichen Zersetzung und der durch diese Krankheit hervorgerufenen Veränderungen besteht, dürfte eine schwierige Aufgabe sein, selbst für den Arzt, dessen Autorität durch den Ruhm zahlreicher Arbeiten gefestigt ist. Das trifft bei mir nicht zu, und doch bleibt mir die Erfüllung einer noch verfänglicheren Aufgabe. Ich habe nicht nur die Identität dieser Affektionen zu beweisen sondern muß zeigen, daß schon die Alten diese Identität erkannt haben. Sie haben die unter ihren Augen sich abspielenden Vorgänge mit großer Treue wiedergegeben, kurz, sie so geschildert, wie sie ohne Hilfe der pathologischen Anatomie gesehen werden mußten. Die Folge davon ist, daß die notwendig in ihren Schilderungen sich vorfindenden perspektivischen Täuschungen für die Modernen eine Quelle großer, durch die Zustimmung vieler berühmter Männer gefährlicher Irrtümer geworden ist.

Aber um diese Hindernisse überwinden zu können, brauchten sie nur in Erscheinung zu treten. Von dem Augenblick an, wo der Zufall sie mir vor Augen führte, fühlte ich mich verpflichtet, die Vorgänge mit größter Aufmerksamkeit zu beobachten, zu verfolgen und von allen Gesichtswinkeln zu betrachten.

5. Im Verlaufe der Epidemie wurden 60 Sektionen gemacht. Wenn auch die Untersuchung einiger Organe, die während des Lebens keinerlei Zeichen eines pathologischen Vorganges geboten hatten, einige Male unterlassen wurde, so wurde doch der Zustand des Verdauungstractus und der Luftwege immer mit der peinlichsten Sorgfalt studiert.

Ich habe mir besonders angelegen sein lassen, meine Nachforschungen bei den Leichen anzustellen, die bei Lebzeiten besondere Symptome des Krupps oder der malignen Angina aufgewiesen hatten.

Ich habe fernerhin bei einer großen Anzahl Kranker die schrittweise Rückbildung pathologischer Veränderungen bis zur vollständigen Heilung verfolgen können, die durch eine spezifische, allgemeine oder lokale Behandlung herbeigeführt worden war.

6. 130 Soldaten und etwa 20 Kranke jeglichen Alters wiesen die verschiedenen akuten oder chronischen Phasen der skorbutischen Gangrän auf, die auf den Mund beschränkt blieb oder auf den Pharynx übergriff und sich dann in nichts mehr von der gangränösen Angina unterschied.

7. Um die von mir selbst gezogenen Grenzen nicht zu überschreiten, werde ich mich in dem ersten Teil dieser Arbeit auf die Untersuchungen der einzelnen Affektionen und die Beschreibung ihrer allgemeinen und besonderen Charakteristika beschränken.

In einem zweiten Abschnitt werde ich kurz die Geschichte der Diphtherie abhandeln. Ich werde zeigen, daß das Ergebnis ihrer Durchsicht in nichts von der klinischen Beobachtung abweicht und werde hinzufügen, was sich bezüglich der Kontagiosität dieser Affektionen vermuten läßt, eine Frage, die ebenso ernst als schwer zu entscheiden ist. Therapeutische Überlegungen werden endlich den zweiten Teil dieser Abhandlung beschließen, deren Hauptpunkte in einem allgemeinen Überblick über die in Tours herrschende Epidemie zusammengefaßt werden sollen.

§ 1. Über die skorbutische Gangrän.

8. Das von dieser Affektion gebotene Bild ist je nach Ausdehnung und Dauer der Erkrankung sehr verschieden. Gewöhnlich tritt sie unter dem Bilde einer grau gefärbten, den Zahnfleischrand einnehmenden Ulceration auf. Die Ablagerung von Zahnstein auf der Oberfläche der Zähne ist umfangreicher als unter normalen Verhältnissen. Die Zähne scheinen von einer graubraunen, kotfarbigen Schmutzschicht überzogen zu sein. Vor allem ihre Umrandung ist der Sitz des Übels. Die Folge davon ist, daß die Adhärenz des Zahnfleisches am Hals des Zahnes langsam zerstört wird, woraus die gewöhnliche und unangenehme Folge der skorbutischen Gangrän, die irreversible Lockerung der Zähne, resultiert.

9. Die erkrankten Partien bluten so leicht, daß es genügt, die Lippen öffnen zu lassen, um das Blut in kleinen Tröpfchen aus den ulcerierten Oberflächen austreten zu sehen.

10. Wenn sich die Affektion vom Zahnfleisch auf die Lippen und Wangen bekleidende Schleimhaut ausbreitet, entsteht am Berührungspunkte zunächst ein weißer Fleck, der bald wächst, grau, livide, schwärzlich wird. Zuweilen sinkt das Zentrum ein. Die Ränder dieser schmierigen Ulceration sind geschwollen und von livider Rötung. Dicke Fetzen stoßen sich von ihrer Oberfläche ab und werden durch neue Lagen ersetzt. Eine blutig verfärbte seröse Flüssigkeit fließt in Mengen auch während des Schlafens aus dem Munde heraus und tränkt und beschmutzt die Wäsche des Kranken. Das Unterhautzellgewebe und die benachbarten Lymphdrüsen schwellen an. Der Atem verbreitet einen unerträglichen Gestank. Das Übel weist die täuschendste Ähnlichkeit mit der wahren Gangrän des Mundes, einer gefährlicheren und ganz andersartigen Krankheit, auf.

11. Ich übergehe mit Absicht die Einzelheiten, die hier nicht am Platze sind, und die nur beobachtet werden, wenn man die Entwicklung der skorbutischen Angina in all ihren aufeinanderfolgenden Phasen verfolgt. Ich füge nur hinzu, daß das selbst bis zu diesem Grade fortgeschrittene Übel ohne Narben, ja ohne die geringsten Spuren zu hinterlassen, ausheilen kann.

12. Die eben beschriebene Krankheit hatte sich schon unter den Soldaten der Vendé-Armee gezeigt, als sie noch in Bourbon in Garnison lag. Als sie Anfang 1818 nach Tours kam, erkrankte eine große Anzahl

Soldaten daran. Sie wütete besonders in der Westkaserne, die vorher von einem anderen Regiment, das keinen Fall von Erkrankungen aufgewiesen hatte, belegt gewesen war. Das Übel wurde als skorbutischer Natur angesehen und auf die Örtlichkeit zurückgeführt. Besonders das Brunnenwasser wurde beschuldigt. Es wurde süßlich und brakig befunden. In Wirklichkeit aber war das Wasser dieses Gebäudes gleich dem Titrationswasser der ganzen Umgebung und wies weder den ihm zugeschriebenen Geschmack noch eine andere schlechte Eigenschaft auf.

13. Es war augenscheinlich, daß diese Affektion nichts mit Skorbut zu tun hatte, vorausgesetzt, daß man einen bestimmten Begriff mit diesem Namen verbindet und ihn in der Bedeutung braucht, die LIND in seiner Abhandlung über den Skorbut, ein Meisterwerk des Wissens und der Kritik, festgelegt hat.

14. Auch wurde Sauerampfer allein oder in Verbindung mit Citronensaft und andere Antiskorbutica in allen Formen, in hohen Dosen und während langer Zeit verabfolgt, ohne daß die Krankheit abnahm oder sich auszubreiten aufhörte. Wenn sie aber auf das Zahnfleisch der Incisivi beschränkt war, wurde sie hingegen oft genug aus sich selbst stationär.

15. Eine so große Anzahl Soldaten überflutete das Hospital, daß sie sich in den Krankensälen stauten.

Weder ein Diätfehler noch ein hygienischer Fehler war vorhanden, um eine skorbutische Erkrankung glaubwürdig zu machen. Aber das Fehlen jeglicher auf Skorbut deutender Zeichen war ein noch sicherer Beweis dafür, daß die Mundaffektion der Soldaten nicht durch eine skorbutische Diathese verursacht sein konnte. Denn es handelte sich im allgemeinen um starke, kräftige, sonst in jeder Hinsicht vollkommen gesunde Männer.

16. Die Notwendigkeit, durch lokale Behandlung eine rein lokale Affektion anzugreifen, wurde erkannt, und die so oft mit Erfolg bei aphthösen Ulcerationen des Mundes angewandte Salzsäure wurde versucht und ergab überraschende Erfolge.

17. Es handelte sich bei dieser Krankheit ganz sicher um die „Stomakake" der Alten, die „Fégarite" der Spanier, Namen, die trotz einer verschiedenen ethnologischen Ableitung denselben Sinn haben, und die beide eine infektiöse Ulceration des Mundes bezeichnen. Es war die von BOERHAAVE mit dem Namen „skorbutische Gangrän des Zahnfleisches" und „chancres aquatiques" bezeichnete Affektion, die von ihm so erfolgreich mit verdünnter Salzsäure behandelt wurde. Er glaubte an ihre skorbutische Natur wußte aber sehr wohl, daß sie durch antiskorbutische Behandlung nur verschlechtert werden konnte.

18. Nachdem die Diagnose dieser Erkrankung und ihre Beziehungen zu den anderen wohlbekannten Affektionen festgestellt war, überraschte es sehr, die Beläge des Mundes sich auf den Pharynx ausdehnen oder die Tonsillen als Ursprungsstelle dieses Übels auftreten zu sehen, das sich unter diesen Umständen dann in nichts mehr von der gangränösen oder malignen Angina unterschied.

Franz Swiéten, der diese Krankheit sicherlich unter verschiedenen Formen hat auftreten sehen, erkannte die Identität dieser beiden Affektionen. Als Stütze seiner Ansicht gibt er einen Teil der von Aretius mit bewunderungswürdiger Treue gezeichneten Schilderung wieder, in der dieser das Gesamtbild und die Einzelheiten der verschiedenen, das Thema dieser Abhandlung bildenden Affektionen mit so starken und so wahren Farben malt, daß es schwer zu verstehen ist, wie der Eindruck und die Erinnerung daran sich so vollständig hat verwischen können.

§ 2. Über die maligne Angina.

19. Es wäre ermüdend, alle Namen aufzählen zu wollen, die dieser furchtbaren Krankheit gegeben worden sind. Bemerkenswert ist jedoch, daß mehrere die Idee der Erstickung und der Erdrosselung wiedergeben. Als die Krankheit in Tours ausbrach, war sie den meisten Ärzten unbekannt. Die Ansichten über Diagnose und Therapie waren geteilt. Die aus Büchern geschöpften Bemerkungen waren wenig geeignet, Aufschluß zu geben. Der Krankheit gegenübergestellt blieb nichts anderes übrig, als eigene Beobachtungen zu machen und aus der Nähe ihre Natur zu studieren, die den Beschreibungen, dem abschreckenden Anblick und dem raschen Umlauf nach zu beurteilen, sehr bösartig zu sein schien.

Einige zu Anfang der Epidemie gesammelten Beobachtungen werden besser als eine Beschreibung ihren wahren Charakter wiedergeben:

1. Fall.

20. November 1818. Gesundes, kräftiges 5jähriges Kind. Schnupfen, starke Ohrenschmerzen, die sich nach Auftreten einer serösen Sekretion aus dem Gehörgang bessern. Seit 2 Tagen geringe Rötung des Rachens. Anscheinend keine Schluckbeschwerden. Das Kind hat noch tags zuvor rasch und mit gewohntem Appetit sein Abendbrot zu sich genommen. Am 3. Tage scheint der Rachen stärker befallen zu sein. Eine Inspektion 9 Uhr morgens ergibt große graue Flecken auf den geröteten und geschwollenen Tonsillen.

Aufsetzen von 8 Blutegeln auf die seitlichen Halspartien. Reichliche Blutentziehung. Wiederholte Gaben von mineralischem Cochenille in Höhe der Brechdosis.

Rauher Husten, veränderte Stimme. Abends Aphonie, starker Foetor, grauschwarze Verfärbung der Beläge, die sich auf die ganze Oberfläche des Pharynx ausdehnen. Frequenter, kleiner Puls, livide Blässe. Agonie. Friedlicher Tod in den ersten Stunden der Nacht.

Obgleich der Tod augenscheinlich auf die Gangrän des Rachens zurückzuführen war, erbat und erhielt ich die Erlaubnis, nähere Untersuchungen über die Verbreitung und den Sitz einer Krankheit anzustellen, die zu einem so schnellen und traurigen Ende hatte führen können.

Obduktionsbefund: Äußerer Befund: Guter Ernährungszustand, livide Blässe, Schwellung der lateralen Halspartien. Sektion 8 Stunden nach dem Tode. Das Gaumensegel ist bis zur Wölbung des Gaumens grauschwarz verfärbt. Die eitrige Zerstörung der Tonsillen scheint noch weiter fortgeschritten zu sein. Die Beläge erstrecken sich von den Choanen bis zum Eingang des Oesophagus. Sie dringen in die Glottis ein und sind hier von einem glanzlosen Weiß. Stark gerötete Umgebung. Die Trachealschleimhaut zeigt keinerlei entzündliche Veränderungen. Anhäufung geringer Mengen Schleim in Nähe der Bifurkation.

Die gangränöse und so rasch um sich greifende Zerstörung ist so wenig in die Tiefe gedrungen, daß das Zäpfchen, quer durchschnitten, im Innern unverändertes, von schmalem grauen Saum umgebenes Gewebe zeigt. Der während des Lebens wahrgenommene Foetor ist nicht mehr wahrnehmbar.

21. Man hätte nicht schlechter beobachten können. Wie sehr hindert nicht Voreingenommenheit die unbefangene Beobachtung! So ließ auch hier die unberechtigte Annahme eines gangränösen Prozesses die vorliegende Tatsachen vollständig verkennen. Wenn auch bei einem so wichtigen Falle nichts den Mangel an Aufmerksamkeit rechtfertigen kann, so dürften doch einige Umstände die Flüchtigkeit dieser Untersuchung entschuldigen: sie wurde inmitten der Nacht, in einem engen Raume und in der Gegenwart der Eltern gemacht, bei deren tiefer Trauer ich meinem wissenschaftlichen Eifer nicht zu sehr nachgeben mochte.

22. Der Zweifel war die erste Frucht dieser Beobachtung. Wie konnte die Gangrän entgegen ihrem sonstigen Verhalten sich auf eine dünne Schicht beschränken? Dieses dieser epidemischen Erkrankung so eigentümliche Verhalten verlangte eine wiederholte, und zwar sehr eingehende Prüfung. Mangel an Gelegenheit dazu war nicht zu befürchten, da die Zahl der Erkrankten von Tag zu Tag zunahm. Besonders die Kinder wurden ergriffen. Die Krankheit schien sich in diesem Alter durch Übertragung zu verbreiten.

2. Fall.

23. 8 jähriges Kind, vom Waisenhaus dem Krankenhaus überwiesen. Schwankender Gang, blasse, fahlgraue Gesichtsfarbe, trüber Blick, Aphonie, schwacher und frequenter Puls. Auf weite Entfernung wahrnehmbarer Foetor. Man versichert, daß das Kind erst seit einigen Tagen über Halsschmerzen klage. Schluckbeschwerden sind nicht beobachtet worden. Der ganze Rachen ist grau verfärbt und scheint bis in die Tiefe brandig zersetzt zu sein. Eine der Mandeln ist losgelöst, flottiert und scheint nur noch durch einzelne Gewebsfetzen festgehalten zu werden. Obgleich keine Hoffnung auf Rettung besteht, wird ein mit konzentrierter Salzsäure getränkter Schwamm in den Rachen eingeführt.

Vom anderen Tage an Besserung aller Symptome. Membranöse Fetzen stoßen sich ab. Die lokalen Applikationen werden fortgesetzt, und am 8. Tag der Behandlung ist das Kind geheilt. Großes Erstaunen bei Inspektion des Pharynx! Gaumensegel, Zäpfchen und Mandeln, auch die der linken Seite, die wir im Stadium der eitrigen Zersetzung abgetrennt und fast vollständig losgerissen angetroffen hatten, kurz, alle Partien des Rachens, deren erwartete Einschmelzung die Bloßlegung der Knochen befürchten ließ, sind im besten Zustande und vollkommen intakt.

14 Tage später klagt das Kind, das vollkommen wiederhergestellt zu sein schien, über ein Erstickungsgefühl, das es nach dem Halse greifen läßt. Am Abend hat es Krämpfe und erbricht. In der Nacht stößt es schrille Schreie aus, klagt, daß ein Tier es innerlich zerrisse, und stirbt.

In dieser Ausdrucksweise lag mehr Wahrheit, als auf den ersten Blick zu vermuten war. Zwei Knäuel von Würmern drängten den Dünndarm auseinander. Ein Knäuel, das an Größe die Faust des Kindes übertraf und im Duodeum festsaß, war von etwa 20 Askariden gebildet, deren Bewegung die Darmschleimhaut derartig verletzt und

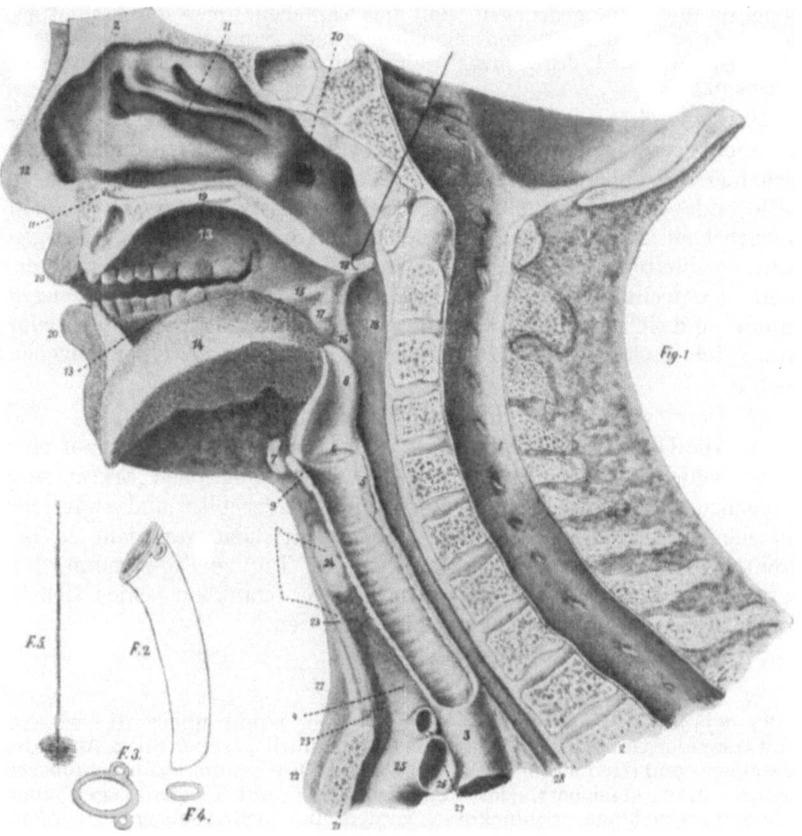

Abb. 1, Fig. 1. Vertikalschnitt des Gesichtes und Halses, der die Topographie der Nasengruben, des Pharynx, Larynx, Oesophagus und der Trachea, die Größe dieser Teile und die der bedeckenden und umgebenden Partien und besonders die Lage der Trachea zu den umgebenden Organen zeigt, die bei der Tracheotomie durchtrennt oder geschont werden müssen.

1. Rückenmarkkanal. 2. Wirbelkörper im Medianschnitt. 3. Rechter Bronchus und Ende der Trachea. 4. Rechte Carotis. 5. Cartilago cricoidea. 6. Ventriculus laryngis. 7. Zungenbein. 8. Epiglottis. 9. Cartilago thyroidea. 10. Tuba Eustachia. 11. Nasenhöhle mit Muscheln und Gängen. 12. Äußere Nase. 13. Mundhöhle. 14. Zungenoberfläche. 15. Vorderer Gaumenbogen. 16. Hinterer Gaumenbogen. 17. Tonsille. 18. Gaumensegel im Medianschnitt und Zäpfchen, mit einem Häkchen hochgezogen. 19. Weicher Gaumen im Medianschnitt. 20. Freier Lippenrand. 21. Querschnitt durch den oberen Teil des Sternum. 22. Haut der vorderen Halspartien. 23. Mm. sterno-hyoidei und thyroidei, die von der Haut durch die Aponeurose und das Unterhautzellgewebe, von der Trachea durch einen großen Zwischenraum getrennt sind, der die Vv. thyroideae, die Arteria thyroidea ima, wenn sie vorhanden ist, Zellgewebe, Fett und die rechte Carotis einschließt. 24. Schilddrüse. 25. Aortenbogen, der hier höher als gewöhnlich liegt. 26. Aortenbogen, an der Stelle durchtrennt, wo er sich nach links wendet und die Trachea überkreuzt. 27. Abgangsstelle der linken Carotis. 28. Oesophagus und Pharynx.

Fig. 2. Silberkanüle in natürlicher Größe. Fig. 3. Oberes Ende der Kanüle, das mit zwei Ringen versehen ist. Fig. 4. Untere Kanülenöffnung. Fig. 5. Kleine Metallbürste, um das Innere der Kanüle von Schleim zu reinigen.

In der ersten Abbildung (Fig. 1) liegt die Kanüle in der Trachea. Zwei Zeichen, eins auf dem vierten, das andere auf dem elften Trachealring, bezeichnen die Länge der Incisionswunde.

gequetscht hatte, daß sie in einer weiten Umgebung durch Quetschung zerstört war. Der blutig gefärbte Schleim, der sich ober- und unterhalb des Wurmknäuels befand, war ein unverkennbares Zeichen, daß die Verknäuelung intra vitam vor sich gegangen war. Andererseits war es aber offensichtlich, daß diese Knäuelbildung noch ziemlich frisch sein mußte, da die Serosa noch keine Zeichen einer echten Entzündung aufwies.

Lunge von Miliartuberkeln durchsetzt. Lungenödem. Larynx, Pharynx und Trachea intakt. Die einzige, nach aufmerksamster Prüfung des Rachens entdeckte Veränderung war eine leichte Unebenheit der Glottisränder.

24. Die Leichtigkeit, mit der man durch Salzsäure die bei manchen vom Mund bis zur Pharynx reichenden Beläge beseitigt und der Erfolg dieses zu Beginn der Angina angewandten Mittels ließen die Gefahr einer Krankheit stark unterschätzen, die so viele Familien in tiefe Trauer versetzen sollte.

25. Absetzen der Behandlung vor vollkommener Heilung verursachte den Tod des folgenden Kindes.

3. Fall.

26. Siebenjähriges Kind. Allgemeines Krankenhaus (Saal IV). Von leichtem Fieber begleitete Halsschmerzen. Auf der rechten, ein wenig geschwollenen Tonsille weißer Fleck, der auf lokale Behandlung mit Salzsäure, im Verhältnis von 1: 2 mit Honig vermischt, verschwindet.

In den 4 folgenden Tagen keine ersichtliche Änderung des Befundes. Das Kind verschweigt aus Furcht vor erneuter Behandlung wieder auftretende Halsschmerzen. Die Schluckbeschwerden werden aber so groß, daß sie nicht mehr verheimlicht werden können. Erneute Inspektion des Rachens. Der ganze Rachen ist grau marmoriert. Häufiger Husten. Reichliche Expektoration. Erneute lokale Behandlung. Am folgenden Tage Stimmänderung und tags darauf vollständige Aphonie. Rauher Husten, Dyspnoë, pfeifende Inspiration. Livide Verfärbung des Gesichts. In der Nacht wird die Dyspnöe von Minute zu Minute stärker, und am 3. Tage, vom Rezidiv an gerechnet, stirbt das Kind, als es sich zum Urinieren aufrichtet.

Obgleich ein Teil der gegen Ende der Krankheit beobachteten Symptome große Ähnlichkeit mit denen des Krupps aufwies, ist die nachfolgende Störung der Atmung augenscheinlich durch Fortschreiten der Gangrän hervorgerufen, die sich ohne Zweifel vom Pharynx auf die Luftwege ausgebreitet hat. Auf die gleiche Ursache ist wohl auch die schon erwähnte epidemische Mortalität im großen ganzen zurückzuführen.

Sektionsbefund: Die Seitenwände des Pharynx sind wie beim ersten Fall mit Belägen bedeckt. Aber unerwartete Abweichungen ergeben sich im Innern der Trachea. Eine röhrenartige Auskleidung von membranösen, weichen, biegsamen, elastischem Gewebe, das leicht an der Schleimhaut festhaftet oder ihr nur auflagert, erstreckt sich vom Eingang des Larynx bis in die letzten Verzweigungen der Bronchien. Es ist unmöglich, die den Krupp charakterisierende Membran zu verkennen und zu zweifeln, daß die unteren Atemwege der Sitz der Erkrankung gewesen sind. Bei der peinlichst genauen Untersuchung tauchen eine Unmasse von Mutmaßungen auf. Dieser anorganische, röhrenförmliche Ausguß der Trachea setzt sich in die Beläge des Rachens fort, sodaß die Form eines Trichters entsteht, dessen Erweiterung die Beläge des Rachens und dessen Röhre der

Trachealausguß bildet. Die der Schleimhaut des Pharynx zugewandte Seite der falschen Membran ist weder grau noch schwarz, wie auf der entgegengesetzten Seite, sondern von gleicher Farbe, Konsistenz und anorganischer Struktur, wie das aus der Trachea und den Bronchien gezogene Gebilde. Ich übergehe mit Stillschweigen das gleiche Verhalten der verschiedenen Membranteile auf chemische Untersuchungen. Wichtiger ist zu bemerken, daß nach Entfernung der Beläge (um sie zu entfernen, genügt es, sie mit einer Pinzette anzuheben) der Pharynx nicht die geringsten Zeichen einer gangränösen Veränderung aufweist. Die einzigen Zeichen der Entzündung sind rote, dunkelrot gestichelte Flecke ohne Erosionen und Infiltrationen. Die entzündliche Röte ist in der Trachea noch weniger ausgesprochen.

27. Woran ist dieses Kind gestorben? An Krupp, an maligner Angina oder an einer Kombination beider Krankheiten? Bis dahin wurden alle Symptome der malignen Angina mit besonderem Namen bezeichnet. Das Zusammentreffen der Halsaffektion und der skorbutischen Gangrän des Zahnfleisches bei ein und demselben Kranken, eine im Krankenhaus schon häufig gemachte Erfahrung, kennzeichnet am besten diese so oft unter der Bezeichnung maligne Angina oder gangränöse Halsaffektion beschriebene Krankheit.

Während des Lebens wies die Affektion des Rachens so große Ähnlichkeit mit der malignen Angina auf, daß über die Natur des Leidens kein Zweifel bestand. Nach dem Tode hingegen deckte die pathologische Anatomie die sicherste und feststehendste Übereinstimmung mit dem Krupp auf sowohl hinsichtlich der Entzündungsvorgänge an der Schleimhaut als auch hinsichtlich der membranösen Exsudation, die das Ergebnis dieser Entzündung ist.

28. Welcher Natur war denn nun dieses gefährliche Leiden? Konnte der Krupp so weit gehen, daß er den Pharynx befiel und die maligne Angina nachahmte, oder hatte die gangränöse Angina durch irreführenden Aspekt selbst über ihr hervorstechendstes Merkmal, das ihr sogar den Namen gegeben hat, getäuscht. Obgleich diese Vermutung wenig wahrscheinlich war, wurde sie von einer oft gemachten Beobachtung gestützt; denn die Reihenfolge der Entzündungsvorgänge war bei der malignen Angina umgekehrt, so daß die Gangrän, die gewöhnlich an letzter Stelle steht, hier den Anfang macht. Die Abstoßung vollzieht sich und repariert sich mit einer ungewöhnlichen Schnelligkeit. Woher käme eine so große Abweichung vom Normalverlauf?

29. Könnten die hin und wieder chronisch werdende maligne Angina, die skorbutische Gangrän sowie der Krupp, diese so außerordentlich bösartische Krankheit, nicht verschiedene Formen ein und derselben Entzündungsart sein? Diese unwahrscheinlichste aller Vermutungen sollte sich als die berechtigtste erweisen. Aber greifen wir nicht den Tatsachen vor, die daran keinen Zweifel lassen werden.

Nur die pathologische Anatomie konnte diese und viele andere Fragen lösen, die zu klären mich schon die Neugierde getrieben hätte, wenn nicht ernste Gründe es mir zur Pflicht gemacht hätten, diesen Nachforschungen nachzugehen. Einige Erwachsene und eine noch größere Zahl von Kindern starben fast plötzlich, ja eine Familie in der Nähe der Stadt verlor allein 5 Kinder.

30. Folgende Umstände gaben mir neue Anregung:

Ein Student der Pharmazie am Hospital litt noch an den Folgen einer malignen Angina oder an denen der durch den Ernst der Erkrankung erforderlich gewordenen Behandlung, als er einige Tage aufs Land ging. Während dieser Zeit starb eines der Kinder des Gärtners des Hauses an Krupp. Die Erkrankung war frühzeitig erkannt und nach den allgemein geltenden Regeln behandelt worden. Der erste Assistent des Hospitals (VELPEAU) konnte nach dem Tode feststellen, daß der Pharynx mit Belägen bedeckt war. Bei einem anderen Kinde von 5 Jahren, einem Bruder des vorhergehenden, sah man das Übel von den Tonsillen sich auf den weichen Gaumen ausbreiten. Es wurde in gleicher Weise behandelt und starb gleichfalls. Die Mutter, eine Frau von 44 Jahren, erkrankte 3 Tage später an leichten Halsschmerzen. Aus Furcht vor einer vorgeschlagenen Verschorfung verweigerte sie jede lokale Behandlung, bis es zu spät war. Sie starb. Während der beiden letzten Tage bestand auffallende Veränderung der Stimme.

Ihre 20jährige älteste Tochter sowie eine junge Frau der Nachbarschaft, die die Kranke gepflegt hatten, wurden ins Hospital eingewiesen. Beide zeigten schon schwere Erscheinungen der malignen Angina. Ich setzte durch, daß die Luftröhre der Verstorbenen geöffnet wurde. Nach Entfernung des Pharynx fand man in der Trachea einen membranösen, röhrenförmigen Ausguß, der wenig festhaftete, am unteren Ende eine Dicke von einem halben ligne[1]) aufwies und sich noch tiefer in die Bronchien herab erstreckte. Augenscheinlich waren die Beläge des Pharynx gleicher Natur mit dem röhrenförmigen Ausguß der Trachea.

Die beiden Bäuerinnen wurden mit konzentrierter Salzsäure behandelt und geheilt.

31. Es wurden noch 22 weitere Sektionen gemacht, um festzustellen, ob die Beläge im Pharynx wirklich eine anorganische Masse, gleich den kruppösen Belägen seien, besonders aber, ob die von ihnen bedeckten Gewebe unverletzt geblieben wären. Später schien es noch wichtiger, zu erfahren, ob bei den schnell verstorbenen Fällen, bei denen kein Foetor ex ore bestanden hatte und keine sichtlichen Schluckbeschwerden dem Krupphusten, den Erstickungsanfällen und der Stimmänderung vorangegangen waren, und der Beginn, der Verlauf und das Ende der Erkrankung das treueste Abbild der membranösen Angina geboten hatte, die Beläge immer auf den Tonsillen begonnen hatten, an einer Stelle, wo man durch Austilgung des Übels mittels lokaler Behandlung vielleicht seiner Ausdehnung zuvorkommen konnte.

32. Einige therapeutische Fragen verlangten erneute Nachforschungen. Aber hier ist nicht der Platz, näher darüber zu berichten. Ich beschränke mich darauf, die Resultate im allgemeinen zu nennen und nur die hervorzuheben, die für einige Hauptfragen der Diskussion von Wichtigkeit sind.

33. Ich verglich die im Laufe von 2 Jahren bei 55 der epidemischen Angina zum Opfer gefallenen Personen jeglichen Alters angetroffenen pathologischen Befunde untereinander und sah nur ein einziges Mal Membranen in der Trachea, ohne daß sich solche auf den Tonsillen oder an anderen Stellen des Pharynx fanden. In keinem Falle, selbst dann

[1]) ligne = altes Maß = $^1/_2$ Pariser Zoll = 2,2558 mm.

nicht, wenn die maligne Angina den bösartigsten Charakter angenommen hatte, konnte ich etwas entdecken, was einer gangränösen Entzündung ähnelte. Wenig ausgedehnte Echymosen sowie leichte Erosionen der längere Zeit befallenen Stellen waren die schwersten von mir festzustellenden Veränderungen. 6—7mal, d. h. in einem Verhältnisse 1 : 9, reichten die Membranen bis zu den letzten Verzweigungen der Bronchien. In einem Drittel der Fälle überschritten sie die Bifurkation. Bei den übrigen hörten sie in einer gewissen Höhe der Trachea auf, sodaß es schien, als ob das durch Lösung der Membranen entstandene mechanische Atemhindernis die unmittelbare Todesursache gewesen wäre. Eine einzige Ausnahme ist mir begegnet. Bei einem Kinde, das am 15. Tag einer malignen Angina ohne andere Symptome als anhaltendes Erbrechen gezeigt zu haben, gestorben war, fand sich bei der Sektion der Pharynx mit dicken Belägen austapeziert, die aber weder den Eingang in den Oesophagus noch die Glottis überschritten hatten.

34. Auch auf der Oberfläche der Nasenschleimhaut zeigten die Beläge nicht immer den gleichen Grad der Ausdehnung. Im allgemeinen fand sich der gutturale Naseneingang belegt, während die Beläge selten bis zur äußeren Nasenöffnung reichten. In dem letzten Falle war die Nasenhöhle vollständig ausgekleidet.

35. Bei 2 jungen Kindern wurde ein dicker, derber, membranöser Ausguß des Oesophagus bis zur Kardia verfolgt.

36. Trotz der Länge dieser Ausführung muß ich noch hinzufügen, daß ich bei einer 30jährigen Frau bei einer malignen Angina, die fast einer Gangrän ähnelte, eine membranöse Auskleidung des Gehörgangs sah, die sich auf die Ohrmuschel fortsetzte. Es herrschte zwischen der Erkrankung der Larynx und der der äußeren Haut völlige Übereinstimmung, und beide gingen auf lokale Anwendung von Salzsäure zurück. Während der Erkrankung der Frau entstand bei ihrer 5jährigen Tochter hinter den Ohren eine leichte, von schmierigen Belägen bedeckte Excoriation. Kruppsymptome kamen hinzu. Die Widerspenstigkeit der kleinen Kranken gestattete kaum, sich von der Gegenwart diphtherischer Beläge im Rachen zu überzeugen. Nach der Inspektion starb das Kind. Am anderen Tage wäre sein jüngerer Bruder fast in einem Erstickungsanfall zugrunde gegangen. Inhalationen veranlaßten die Ausstoßung von Membranen. In den folgenden Tagen hustete das Kind weitere, durch das gleiche Mittel gelockerte Membranfetzen aus. Die Stimme blieb noch einige Zeit verändert, aber das Kind genas. Später wurden Beläge gleicher Art hinter den Ohren eines einige Monate alten Kindes beobachtet und durch 2—3malige Behandlung mit Salzsäure beseitigt. Obgleich sich der Zustand des kleinen Kranken anfänglich zu bessern schien, starb er kurze Zeit später. Die Natur der letzten Erkrankung war aus der Schilderung der begleitenden Symptome nicht zu erkennen. Die Autopsie ergab, daß es an Krupp gestorben war. Sehr feste, zusammenhängende Membranen erstreckten sich vom Pharynx bis zur Trachea.

37. Ich würde kaum diese mein Thema anscheinend wenig berührenden Fälle aufzählen, wenn sich nicht ein ganz ähnlicher Haut-

belag, der sogar bis zur Blasenbildung ging, als ein ernstes, die maligne Angina begleitendes Symptom in den beiden Epidemien gezeigt hätte, die in der Grafschaft Cornouailles von STARR und in Neuyork von SAMUEL BARD beobachtet wurden.

Ein Auszug aus Beobachtungen, die bei 3 zu verschiedenen Zeiten und in verschiedenem Alter an Krupp und maligner Angina verstorbenen Kranken gemacht wurden, beweist besser als eine einfache Behauptung die Identität der bösartigen Affektion, der sie erlegen sind.

4. Fall.

38. 15jähriges, sehr schwaches, kleines, an Krupp gestorbenes Kind. Weiße, dicke, lederartige, zähe Beläge tapezieren den Pharynx, die Trachea und das Naseninnere aus. So zähe und elastische Membranen habe ich selten gefunden. Sie erstrecken sich tief in den Oesophagus in Form verschieden hoch endigenden Bändern, von denen das längste bis zur Kardia reicht. Eine lebhafte Röte umrahmt die Beläge derart, daß zwischen den einzelnen Streifen noch vollkommen unbefallenes Gewebe bleibt.

5. Fall.

39. Eine 33jährige, gesunde Frau in mittlerem Ernährungszustand, von guter Konstitution, welche das obenerwähnte Kind verpflegt hatte, klagt über starke Halsschmerzen und Schluckbeschwerden. Auf der Oberfläche der geschwollenen, dunkelroten Mandeln weiße Flecke. Am folgenden Tag rauher Husten. Reichlicher Aderlaß. 20 Blutegel auf den seitlichen Halspartien, weitere auf der oberen Thoraxhälfte. Ipecacuanhasirup in wiederholten Gaben. Zunahme aller Symptome. Äußerst schmerzhaftes Herzklopfen tritt in den Vordergrund. Am 6. Krankheits- und 4. Behandlungstage Erlösung aus der Todesangst durch Exitus.

Autopsie — Äußerer Befund:

Gedunsenes Gesicht, ödematöse Anschwellung des Halses und der oberen Thoraxregion.

Eröffnung der Leiche 27 Stunden nach dem Tode. Durch den ersten Messerschnitt Eröffnung des brachiocephalen Gefäßstammes. Ein langanhaltendes Zischen wird hörbar, das sicherlich durch die aus den durchtrennten Gefäßen entweichende Luft verursacht wird. Entweichen von weiterer Luft bei Eröffnen der rechten Pleurahöhle. Links kein pathologischer Befund.

Auf der Oberfläche beider Lungen Emphysem. Die rechte Lunge ist kollabiert. Die Gefäße der kleinen Magenkurvatur und der Magenoberfläche sind mit Luft gefüllt. Im Rachen und im Larynx membranöse Beläge und alle schon erwähnten Veränderungen. Eine einzige Besonderheit: Der durch Membranen gebildete, im Larynx fest aufsitzende, dicke, feste Ausguß flottiert frei in der Trachea.

39a. Könnte er im Leben nicht wie ein Ventil gewirkt haben, das wohl Luft in die Lungen herein aber nicht herausgelassen hat? Könnte darauf nicht die Ruptur der Alveolen und der Übertritt der Luft in die Blutbahn zurückzuführen sein, was seinerseits wieder die unmittelbare Ursache des Herzklopfens und des Todes gewesen zu sein scheint.

6. Fall.

40. Sektion einer 55jährigen Frau, die während mehrerer Tage umfangreiche, röhrenförmige Fetzen membranöser Beläge ausgehustet hatte.

Der sich bis zur dritten Teilung der Bronchien erstreckende Belag besteht im oberen Drittel der Trachea bis zur Glottis aus mehreren übereinanderliegenden Membranen, während der Rest von einer einzigen Schicht gebildet wird.

Über die entzündlichen Veränderungen des Gewebes.

41. *Betrachtungen allgemeiner Art.* Die organische Veränderung, deren Produkt der Belag ist, selbst zu erfassen, ist oft sehr schwer. Oft beschränkt sich der pathologische Prozeß auf eine in unregelmäßigen Flecken angeordnete, fein punktierte Rötung. Die Schleimhaut hat keinen Anteil an der Schwellung des umgebenden Zellgewebes, die unter der Haut und in der Umgebung der den befallenen Schleimhautpartien entsprechenden Lymphdrüsen besonders groß ist. Es scheint sogar, als ob diese Schwellung von den Drüsen selbst ausginge. Ihre vom Beginn der Erkrankung an beträchtliche Entzündung steht in keinem Verhältnis zu der geringen Ausdehnung und Intensität der Schleimhautentzündung.

Ich habe sie 2mal gleich Bubonen vereitern sehen. (S. Brief Ghisi.)

42. Diese oberflächliche, ohne Gewebsinfiltration mit reichlicher und eigenartiger Exsudation einhergehende Rötung der Schleimhaut scheint mir eine besondere Art von Entzündung zu sein.

Ich muß hinzufügen, daß ich diese mit derben Belägen einhergehende Entzündung für eine spezifische ansehe, so verschieden von einer katarrhalischen wie die Blattern von den Herpes zoster und von der Scharlachangina, wie der Scharlach selbst von den Kinderblattern. Ich halte sie für eine Krankheit sui generis, die ebensowenig die letzte Stufe eines Katarrhs darstellt, wie etwa die Schuppenflechte die eines Erysipels.

43. Da es unmöglich ist, einer so eng umgrenzten spezifischen Entzündung einen der unzutreffenden Namen zu geben, mit denen man ihre einzelnen Grade bezeichnet hat, erlaube ich mir, ihr den Namen Diphtherie beizulegen, abgeleitet von ΔΙΦΘΕΡΑ, pellis, exuvium, vestis coriacia, woher διφθεροω, corio obtego.

44. Je größere Aufmerksamkeit ich dem Studium dieser Entzündungsart zuwandte, desto mehr fielen mir die Besonderheiten auf, die sie von anderen Entzündungen trennt. Wenn man mikroskopisch die dem bloßen Auge rot und weiß gepunkt erscheinenden Flecke betrachtet, so erkennt man, daß dieses Bild durch eine sehr feine, vasculäre Injektion entsteht, daß die roten Pünktchen kleine Ecchymosen, die weißen die prominenten Öffnungen der Schleimfollikel sind.

Die diphtherische Entzündung breitet sich auf ganz besondere Art aus. Sie scheint sich fast wie eine flüssige Masse über die Schleimhautoberfläche zu ergießen.

Man sieht oft einen oder mehrere voneinander getrennte, lange, gerade, dunkelrote Streifen sich in den Pharynx erstrecken oder die Trachea herabziehen. Inmitten jeden Streifens bildet sich ein Band von fester Substanz. In diesem Stadium kann man noch rundliche Poren oder besser gesagt, durchscheinende Bläschen in der fest werdenden Substanz beobachten. Die Ränder des sich bildenden Belages sind unregelmäßig begrenzt, dünn und verlieren sich in den umgebenden Schleim, der bei unverändertem Aussehen schon in seinen Eigenschaften ein anderer geworden ist: er hat seine Zähigkeit eingebüßt, ist koaguliert, fast schon fest geworden. Bald werden die Bänder größer, dicker, homogener und bilden durch Zusammenschluß ein geschlossenes, einschichtiges Rohr, das mit der Schleimhaut durch kleine, in die Öffnungen der Schleimfollikel eindringende Ausläufe verbunden ist.

Wenn sich der Belag abstößt, tritt starke Rötung der entblößten Stellen auf. Die falsche Membran erneuert sich, und im gleichen Maße, wie ihre Dicke durch Vermehrung der übereinandergelagerten Schichten zunimmt, steigt ihre Haftfähigkeit auf der organischen Oberfläche. Es ist klar, daß wenig Hoffnung auf Heilung bleibt, wenn sich derartige Vorgänge im Respirationskanal abspielen.

45. Ich würde diese Beschreibung sehr gerne abkürzen, wenn nicht die Kenntnis der verschiedenen Phasen dieser Exsudation für die Praxis oft sehr nützlich wäre. Die langen, geraden, porösen Bänder, die man nach reichlicher, durch Quecksilbergaben hervorgerufener Expektoration im Auswurf sieht, zeigen an, daß sich noch kein membranöser, röhrenförmiger Ausguß in der Trachea findet, und daß der pathologische Prozeß dort erst seit kurzer Zeit besteht. Man kann in diesem Falle noch hoffen, daß sich der Prozeß zum Guten wendet, bevor es zu dem die Prognose infaust machenden, röhrenförmigen Zusammenschluß der Bänder und größerer Adhärenz der Membran kommt.

46. Diese eben aufgezählten Eigenschaften unterscheiden die diphtheritische von anderen, mit Belägen einhergehenden Entzündungen, die nicht mit ihr zu verwechseln sind.

47. Wenn man darauf achtet, findet man alle spezifischen Entzündungserscheinungen auf einzelnen Stellen der Schleimhaut vereinigt. Der weiße, die sog. skorbutische Gangrän des Zahnfleisches begrenzende Saum ist nichts anderes als membranöse Auflagerung kleinster Dimension. Abgesehen von sehr jungen Individuen ist es sehr selten, daß eine so beginnende Diphtherie in die unteren Atemwege absteigt. Dieser plötzliche und gefährliche Abstieg ist gewöhnlich nur zu fürchten, wenn die Diphtherie primär auf den Tonsillen entsteht. Ein oder mehrere weiße, durch membranöse Auflegungen gebildete Flecke auf den Tonsillen sowie die Schwellung der zugehörigen Kieferwinkeldrüsen bilden die charakteristischen Symptome dieser spezifischen Entzündung, die gleich im Beginne durch Hervorrufen einer andersartigen Entzündung aufzuhalten ist. Lange, symptomfreie Intervalle täuschen oft über die den unteren Luftwegen drohende Gefahr hinweg. Diese so oft beim Krupp hervorgehobenen Intervalle hat die Diphtherie mit einer großen Anzahl anderer Erkrankungen gemein. Welcher Praktiker hat nicht schon diese Beobachtung gemacht? Treten nicht die durch Gallen- und Nierensteine und andere chronische Ursachen hervorgerufene Leiden in Intervallen auf?

48. Wenn wir hier auf die Folgerungen, die aus der Kontagiosität gezogen werden können, verzichten (Fragen, welche dem zweiten Teil dieser Arbeit angehören) und nur den epidemischen Charakter der skorbutischen Zahnfleischgangrän, der malignen Angina und des Krupps ins Auge fassen, glaube ich nicht, daß an der Identität dieser drei Er-

krankungen wegen des Auftretens belangloser, voneinander abweichender Symptome gezweifelt werden kann, nachdem die Pathologen die Identität der organischen Veränderungen gezeigt haben.

49. Wenn zu Beginn der Epidemie der Tod der Kinder dem Krupp zur Last gelegt wurde, weil er schnell eintrat und ihm alle Symptome dieser Krankheit vorangingen, während bei den Erwachsenen der Foetor ex ore und die livide Verfärbung der Haut die Gedanken an Gangrän und Fäulnis aufkommen ließen, so erklärt sich diese scheinbare Differenz sehr gut aus der in den einzelnen Lebensaltern verschiedenen Weite der Luftwege.

Es braucht wohl nicht erwähnt zu werden, daß der Foetor ex ore und die scheinbare Gangrän des Rachens auf Einschmelzung der Beläge zurückzuführen ist.

Blutaustritt, ein bei der Diphtherie gewöhnliches Phänomen, trägt noch zu diesem Irrtum bei. Die dadurch tingierte Membran nimmt nacheinander dem Grade der Zersetzung entsprechende Farbnuancen an. Der Kontakt der Luft, der Einfluß der Wärme, alle Umstände, die die Einschmelzung begünstigen, ja ihr den Charakter der gangränösen Veränderung aufdrücken können, sind hier vereinigt. Einer Täuschung war nur schwer zu entgehen. Aber wie kann dieser Irrtum noch heute bestehen? Die dazu führenden Gründe sind leicht zu erkennen; doch blieb er nie unbestritten, und schon oft waren, wie man sehen wird, zahlreiche, einwandfreie Beobachtungen auf und daran, mit ihm aufzuräumen.

II. Abschnitt.

Über die Diphtherie oder die mit Membranbildung einhergehende Entzündung der Schleimhaut.

50. In der vorhergehenden, am 26. Juni der Akademie unterbreiteten Abhandlung habe ich zu beweisen versucht, daß die skorbutische Gangrän des Zahnfleisches, die maligne Angina und der Krupp ein und dieselbe Krankheit sind, bei der je nach Funktion des befallenen Organes verschiedene Symptome in den Vordergrund treten. Sie wird gefährlich, wenn sie die Luftwege befällt, entspricht aber nur einer leichten Indisposition, wenn sie auf das Zahnfleisch beschränkt ist.

51. Ich habe schon erwähnt, daß nach den übereinstimmenden Ergebnissen zahlreicher klinischer Beobachtungen und Sektionen feststeht, daß die maligne Angina mit keiner Gewebszerstörung einhergeht. Nur irreführende, scheinbare Veränderungen können den Gedanken an eine Gangrän aufkommen lassen. Die dem Exitus der Erwachsenen vorhergehende Cyanose und Benommenheit sind allein die Folgen einer langsamen, durch Verlegung der Atemwege durch diphtherische Membranen hervorgerufene Asphyxie. Der Foetor ex ore hängt von dem Zersetzungsgrade der albuminösen, auf der diphtherisch erkrankten Oberfläche Schorfe vortäuschenden Membranen ab.

52. Ich habe den Namen Diphtherie für diese, den Gegenstand unserer Abhandlung bildenden Entzündung in Vorschlag gebracht, um sie von Schleimhautentzündungen anderer Art zu unterscheiden. Sie ist von der Quecksilberstomatitis zu trennen, einer mit einer käseartigen Exsudation einhergehenden sporadischen, sehr charakteristischen Entzündung der Mundschleimhaut. Besonders aber ist sie von der Scharlachangina abzugrenzen, einer mit Belägen und Exanthem einhergehenden Entzündung des Rachens, die oft mit der Diphtherie verwechselt wird, obgleich sie sich durch die Art des Beginnes, der Dauer und des Ausganges wesentlich von ihr unterscheidet.

53. Bevor ich zum zweiten Teil dieser Abhandlung übergehe, die von der Geschichte der Diphtherie, ihrer Kontagiosität und Therapie handelt, scheint es mir angebracht, in einem nach der Natur gezeichneten Bilde die charakteristischen Züge dieser Krankheit noch einmal schärfer als im ersten Teil hervorzuheben.

Spezifischer Charakter der diphtherischen Entzündung.

54. Im Anfang der Erkrankung entsteht eine scharf umschriebene Rötung, welche sich mit koaguliertem, durchscheinendem Schleim bedeckt. Diese erste poröse, dünne Schicht kann durch noch unveränderten Schleim bläschenartig aufgeworfen sein. Diese roten Flecke dehnen sich schon in wenigen Stunden durch Wachsen oder Zusammenfließen gleich einer auf einer ebenen Fläche ausgegossenen oder streifenförmig in einem Kanal rinnenden Flüssigkeit aus. Der Belag wird opak, weiß, dick und nimmt eine membranöse Konsistenz an. Er löst sich noch leicht ab und haftet an der Schleimhaut nur durch sehr zarte, in die Schleimfollikel eindringende Fortsätze aus fester Substanz. Die befallene Oberfläche weist gewöhnlich eine leichte diffuse Rötung auf, aus der tiefer rot gefärbte, kleinste Pünktchen hervortreten. In der Peripherie der Beläge besteht intensivere Rötung. Wenn die Oberfläche der Schleimhaut durch Abstoßung der Beläge bloßgelegt wird, nimmt die unter dem Belag abklingende Rötung wieder zu. Die tiefer rot gefärbten Punkte lassen Blut austreten, der Belag erneuert sich, und seine Haftfähigkeit an den zuerst befallenen Stellen wird stärker. Er erreicht oft die Dicke mehrerer mm und geht von einem gelblichen Weiß in Braun, von Grau in Schwarz über. Gleichzeitig nimmt die Transsudation des Blutes zu und wird Ursache der von allen Autoren erwähnten „Stillicidia“.

In dieser Krankheitsphase kann die Veränderung der Schleimhautoberfläche stärker scheinen, als sie in Wirklichkeit ist. Oft sind kleinste Teilchen der belagbildenden Substanz in dem Gewebe der Schleimhaut selbst eingelagert. Oft treten auch leichte Erosionen und Ecchymosen an den Stellen auf, die durch ihre Lage Reibungen ausgesetzt sind oder die Entfernung der Membranen versucht wurde. Die in Zersetzung begriffenen Beläge strömen weithin wahrnehmbaren, fauligen Geruch aus. Wenn sie umschrieben sind, läßt die ödematöse Schwellung des umgebenden Gewebes sie eingesunken erscheinen. Durch diesen Anblick irregeleitet, könnte man glauben, eine schmierigbelegte Ulceration mit beträchtlichem Substanzverlust vor Augen zu haben. Wenn sie dagegen eine größere Ausdehnung angenommen haben, stoßen sie sich in größeren Partien ab, hängen in mehr oder weniger verfaulten Fetzen herab und täuschen kalten Brand im Endstadium vor. Bei der Sektion der nach einigen Tagen an Diphtherie der Trachea Verstorbenen findet man in den Luftwegen alle Entzündungsstufen, von der ersten auf den frisch befallenen Stellen an bis zur letzten, die auf den zuerst ergriffenen Teilen einer gangränösen Veränderung täuschend ähnlich ist.

55. Wenn man einige Male zu Entzündungen, die im allgemeinen nicht so ausgehen, Gangrän hat hinzutreten sehen, wie z. B. zum syphilitischen Schanker, so begreift man nicht, warum nicht auch unter Umständen das gleiche bei der diphtherischen Entzündung eintreten sollte. Aber dieser Fall scheint sehr selten zu sein, denn er ist mir unter mehr als 50 Sektionen kein einziges Mal begegnet.

56. Die diphtherische Entzündung bewahrt stets ihre charakteristische Eigenart ohne Rücksicht auf die Art der befallenen Oberfläche.

Selbst die so auffallende Unähnlichkeit zwischen der Zungenoberfläche und der Mundhöhle und der noch größere Unterschied zwischen der Pharynx- und der Oesophagusschleimhaut können an dieser Tatsache nichts Wesentliches ändern.

57. Während der Epidemie in Tours erwiesen sich die Tonsillen und das Zahnfleisch als Prädilektionsstellen der Diphtherie, was mit den ältesten Beobachtungen übereinstimmt. Die letzte, so oft unter den Soldaten der Vendée-Armee beobachtete Lokalisation scheint durch den gemeinsamen Gebrauch von Gefäßen begünstigt worden zu sein.

58. Die Schleimhaut der Zunge und des Oesophagus sind am wenigsten für Diphtherie empfänglich. Ich hatte auch keine Gelegenheit, sie primär auf der Haut entstehen zu sehen. Die Art der Veränderung der Epidermis dürfte einige interessante Abweichungen ergeben. Dr. Guersent, leitender Arzt des Kinderhospitals, der oft diphtherische Erkrankungen der Lippenschleimhaut beobachtet hat, kann in dieser Frage nützliche Aufklärungen geben.

In einer in Neuyork und von Starr in der Grafschaft Cornouailles beobachteten Epidemie von diphtherischer Angina sah man hinter den Ohren, auf Pflasterblasen, kurz überall dort, wo die Haut einige Ähnlichkeit mit der Schleimhaut angenommen hatte, diphtherische Beläge entstehen, die rasch an Ausdehnung zunahmen.

59. Der anfänglich rasche Verlauf der Diphtherie verlangsamt sich gewöhnlich wenige Tage nach Beginn. Diese Eigentümlichkeit ist keine spezifische, sondern zeigt sich auch bei anderen Krankheiten. So verlieren z. B. die lokalen Symptome der Syphilis, nachdem sie sehr rasch den Höhepunkt ihrer Ausdehnung und Intensität erreicht haben, bald an Aktivität. Bei der Diphtherie ist diese Tendenz stationär zu werden, für die Prognose besonders wichtig, da gerade das Übergreifen auf die unteren Luftwege diese Krankheit so gefährlich macht. Die Ge-

fahr einer noch so schwer erscheinenden diphtherischen Erkrankung des Mundes — vorausgesetzt, daß sie bei ihrer Ausbreitung schon an Energie verloren hat — ist viel geringer als die Gefahr, die ein kleiner, zuerst auf den Tonsillen sich zeigender, diphtherischer Fleck in sich birgt. Denn von ihm aus kann die Diphtherie in wenigen Tagen, ja oft in wenigen Stunden in die Trachea und in die kleinsten Verzweigungen der Bronchien absteigen.

60. Der Organismus scheint durch Gewöhnung die Fähigkeit zu erlangen, gegen Krankheiten resistent zu werden, wie er sich auch durch langsam gesteigerte Mengen an Gift gewöhnt. Man erwirbt diese Resistenz für kürzere oder längere Zeit durch leichte Erkrankung an Pocken, Kuhpocken usw., ganz zu schweigen von der Resistenz gegen Blennorrhagie, die nach John Hunter auch erworben werden kann. Vielleicht ist das Erlöschen der Epidemie auf diese erworbene Resistenz zurückzuführen. Aus demselben Grunde ist vielleicht zur Zeit einer Epidemie der schon an skorbutischer Gangrän Erkrankte am wenigsten für Krupp empfänglich. Wie dem auch sei, so viel steht fest, daß nach Abmarsch der Vendée-Armee die sie ablösenden Soldaten nicht an skorbutischer Gangrän sondern an Diphtherie erkrankten, die 3 von ihnen in große Lebensgefahr brachte.

61. Die Tendenz der Diphtherie, stationär zu werden, habe ich mit einigen analogen Tatsachen verglichen, nicht, um diese häufig gemachte Beobachtung zu erklären oder gar zu beweisen, sondern nur, um einige in der Praxis aufstoßende scheinbare Widersprüche zu klären.

Alle Autoren stimmen darin überein, daß das Absteigen der Diphtherie mit großer Wahrscheinlichkeit zu erwarten ist, sobald die Beläge im Pharynx ihre enge Umgrenzung verloren haben. Diese Behauptung aber verliert ihre Berechtigung, sobald die Krankheit schon einige Tage bestanden hat. Denn dann wird sie oft aus sich selbst stationär. Desgleichen überholt oft eine frische Diphtherie des Zahnfleisches in bezug auf Ausdehnung und Heftigkeit in wenigen Tagen eine andere seit Monaten bestehende Erkrankung, deren anfänglich rascher Verlauf sich im Laufe der Zeit von selbst verlangsamt hat.

Geschichte der Diphtherie.

Durch das lange Hinausschieben dieses Abschnittes sind mir zweifellos viele Vorteile verlorengegangen. Sicherlich würden Beobachtungen, die von schon bekannten weniger abzuweichen scheinen, mehr Vertrauen einflößen. Aber um einen großen Teil der historischen Überlieferungen sinngemäß interpretieren zu können, war es zunächst nötig, mit Hilfe der pathologischen Anatomie den Sitz, die Ausdehnung und besonders die Natur der nach dem Tode bestehenden Läsionen genauer festzustellen. Einen bekannten Gegenstand erkennt man selbst in einer unkorrekten Zeichnung. Das ist auch bei der Diphtherie der Fall, deren Hauptzüge, sofern sie zuvor nach der Natur studiert sind, mühelos aus den auf uns gekommenen Beschreibungen zu erkennen sind, gleichgültig, zu welcher Zeit und unter welchem Namen diese Krankheit geschildert ist. Die Wahrheit bahnt sich ihren Weg durch alle Vorurteile der Zeit und der Schule, und das ihr ausgestellte Zeugnis ist um so wertvoller, je unfreiwilliger und absichtsloser es gegeben ist.

63. Wenn auch vielleicht einige Stellen bei HIPPOKRATES auf die Diphtherie bezogen werden könnten, so läßt ihre Kürze doch daran zweifeln. Wenn er in dem Buch „Über das Zahnen“ — vorausgesetzt, daß dieses Buch ihm zuzuschreiben ist — sagt: „Quibus cito in tonsillis ulcera serpentia considunt, febribus ac tussi permenentibis, periculum est rursus esse generanda ulcera“, so hat er wahrscheinlich eher eine aphthöse Affektion des Rachens im Auge als eine Erkrankung, deren ganzes Symptomenbild einen so kritischen Beobachter sicherlich lebhafter interessiert haben würde.

64. In den Arbeiten ARETIUS' findet sich die erste Beschreibung der Diphtherie in allen ihren Erscheinungsformen. Sie konnte zu seiner Zeit nicht neu sein, da er von ihr als von einer in Ägypten und Syrien wohlbekannten und so häufigen Affektion spricht, daß daher ihr Name „ägyptische oder syrische Ulceration“ stamme. „Ulcera, in tonsillis fiunt, aliqua mitia, aliqua pestifera, necantia; pestifera autem sunt lata, cava, pinguia, quodam concreto humore albo, livido, aut nigro sordentia. Quod si concreta illa sordes altius descenderit, affectus ille eschara est, atque ita graece vocatur, latine crusta: crustam vero circumveniunt rubor excellens et inflammatio, et exiguae raraeque pustulae orientes, hisque aliae supervenientes in unum coalescunt, atque inde latum ulcus efficitur. Id si interim in os despascendo serpit, ad columellam usque pervenit, linguam etiam occupat et gingivas: dentesque inde labe factantur et denigrescunt ... In collum etiam phlegmone erumpit ... Atque isti haut ita multis diebus intereunt ... At si in pectus per arteriam id malum invadat, illo eodem die strangulat ... Pueri usque ad pubertatem maxime hoc morbo tentantur.“

Wenn auch Aretius in diesem Berichte den Ansichten seines Jahrhunderts folgend einige falsche Erklärungen bringt, so schildert er doch im folgenden die Angst der terminalen Erstickung äußerst wahrheitsgemäß: „Tussis spirandique difficultas enascitur, et modos vero mortis quam miserrimus accidit. Pallida his seu livida facies, tristantur cum tonsillae comprimuntur ... Cumque decumbunt, surgunt ut sedeant, decubitum non ferentes: quod si sedent, quiete carentes iterum decumbere coguntur; plerumque recti stantes obambulant, nam quiescere nequeunt. Inspiratio magna est, exspiratio vero parva; raucitas ad est vocisque defectio. Haec signa inpejus ruunt. Subito in terram collapsis anima deficit.“ Wer erkennt nicht in dieser, von mir leider in den Einzelheiten etwas gekürzten, zutreffenden und plastischen Schilderung die skorbutische Mundgangrän, die maligne Angina und den Krupp, kurz die Erkrankung, die ich mit sachlicher und strenger Exaktheit zu umreißen bestrebt war.

65. AETIUS fügt der Beschreibung ARETIUS' einen Kommentar und Erklärungen hinzu, die beweisen, daß er 2 oder 3 Jahrhunderte später derselben Krankheit begegnet ist.

66. Es ist wohl weniger dem Mangel an Gelegenheit als den Beobachtern selbst zuzuschreiben, daß man vom 5. bis zum Ende des 16. Jahrhunderts auf eine neue, gute Beschreibung der Diphtherie warten muß.

Einigen Bemerkungen der Historiker ist zu entnehmen, daß die Ärzte nicht alle Epidemien dieser Art beschrieben haben, selbst dann nicht, wenn sie unter den ernstesten Symptomen zutage traten und große Unruhe verbreiteten. MACROBE (380) spricht nach JULIUS MODESTUS von Opfern, die zu Ehren der Göttin Augerone angeordnet wurden: „Ut populus romanus morbo qui angina dicitur, promisso voto, sit liberatus."

Die Verschiedenheit ihrer Erscheinungsformen und ihr heimtückischer Verlauf haben oft die Diphtherie der Beobachtung entzogen. Einige Epidemien erloschen schon nach wenigen Krankheitsfällen. Aber selbst wenn eine Epidemie sich in einer Gegend in die Länge zog, täuschten Ruhezeiten über die Bösartigkeit dieser Krankheit hinweg, die sich nur langsam verbreitet und zur Zeit immer nur wenige befällt.

66b. Man kann in der mit Lufthunger einhergehenden Erkrankung, über die BAILLOU in seinem zweiten Buch über die Epidemien, als Referat der Winterversammlung von 1576, berichtet, unmöglich die Diphtherie verkennen. M ROYER-COLLARD (Dict. des Sciences Médic., Art. Croup) bemerkt mit Recht, daß die bei LIEUTAUD gefundene Wiedergabe BAILLOUS, die in einer Menge moderner Arbeiten angeführt ist und selbst von Verfassern von Sammelreferaten über Beobachtungen und Erfahrungen beim Krupp übernommen ist, sehr ungenau sei. Dieses Zitat scheint ihm den neueren Ansichten über das Wesen der Krankheit angepaßt zu sein. Wenn BAILLOU auch sicherlich mehrere Fälle von Krupp gesehen habe, so hätte er nicht bewiesen, daß er die Erkrankung auch als Krupp gedeutet habe. Man braucht nur aufmerksam den diesbezüglichen Abschnitt BAILLOUS und die auf Artikel 7 und 10 sich beziehenden Anmerkungen zu lesen, um die Ansicht M. ROYER-COLLARDS zu teilen. Man gewinnt dabei die Überzeugung, daß zur Zeit, wo BAILLOU schrieb, die maligne Angina in Paris herrschte, dort aber verkannt wurde. Kinder und Erwachsene und selbst sein Schwiegervater starben daran. Vergeblich bemüht sich dieser tüchtige Praktiker, die Erschwerung der Atmung nur als Symptom zu deuten und seine Meinung durch klinische Beobachtungen zu stützen. Seine Aussage ist darum nur höher zu werten und läßt nicht daran zweifeln, daß diese mit Orthopnöe einhergehenden Erkrankung nur Diphtherie sein konnte. Ich führe im folgenden das auf die Tatsachen Bezügliche wörtlich an, lasse aber die hypothetischen Erklärungen fort. Er schreibt:

„Hispanus, Nicolaea honorata, NICOLAUS DUBUISSON, neptis uxoris GILBERTI, interiere poene morbo consilii; omnibus medicis nigotium dedit; immo ausim asserere, morbum non intellexisse: difficultas erat spirandi summa, spiritus frequens et parvus ad mortem usque; in sicco veluti spirare videbantur, nec tussis, nec sputum, spiritum ne ad momentum cohibere poterant: erecto paullum corpore ita frequens et parvum spirabant; febris non erat magna, nec quae istam respirationem requireret. Medici accusabant pulmonem alii catarrhum esse putabant, alii inflammationem, aut phlogosin pulmonis, quod non erat credibile, cum febris non esset saltem commemorabilis. Nec phlebotomia, nec subductio alvi juvit. Nicolaea honorata quum febre laboravisset et bene fuisset coepit brevi spirare et frequenter; ista resiratio mansit donec expiraret. Retulimus ad ventrem inferiorem malum, non ad pulmonem; alii contra. Aperto cadavere repertus est ren dexter purentulus, unde credibile a vapore maligno hanc orthopnaeam siccam inductam fuisse etc."

Dieselbe Ätiologie nimmt er im Falle N. Dubuisson an, dessen Urin seit 15—18 Jahren Eiter enthielt. Hinsichtlich der beiden anderen Fälle aber lehnt er sie ab. „In Hispano et nepte Gilberti non ita res innotuit." Die auf Artikel 7 sich beziehende Anmerkung liefert noch sicherere Beweise. Er verharrt bei seiner Meinung und fügt hinzu: „Alius puer, annos 7, consimili morbo interiit; non est deprehensa tam saevi morbi et difficultatis spirandi causa. Filius dom. Lenoir ista difficultate interiit, quam raucedinem quamdam haberet caninam et tumentes paullum fauces; pulmo erat parte dextra vitiosus. Gervasius honore socer meus, ita pene suffocatus interiit. Chirurgus affirmavit se secuisse, cadaver pueri ista difficili spiratione, et morbo (ut dixi) incognito sublati; inventa est vituita lenta, contumax, quae instar membranae cujusdam arteriae asperae obtenta, ut non esset liber exitus et introitus spiritui externo: sic suffocatio repentina."

Wenn man bedenkt, daß man sicher wie gewöhnlich bei allen Epidemien alle schon die geringste Ähnlichkeit zeigenden Erkrankungen der unbekannten zugezählt hat, muß man zugeben, daß ein so kurz gefaßter Bericht kein treueres Bild von der damals in Tours herrschenden Affektion hätte geben können.

67. Seit Ausgang des 16. Jahrhunderts hat sich die Diphtherie fast ständig in verschiedenen Gegenden der Alten und Neuen Welt gezeigt.

Zunächst grassierte sie lange in Spanien. Fast 40 Jahre lang wird sie von verschiedenen Orten der Halbinsel gemeldet. Kurze Zeit später wird ganz Italien nach und nach davon befallen. Schon nach 2 Jahren schätzte man die Zahl der Befallenen in Neapel auf mehr als 5000.

68. Gegen Mitte des letzten Jahrhunderts zogen ähnliche, weniger ausgebreitete und lange aber häufigere Epidemien in England, Frankreich, Schweden, Amerika, besonders in Neuyork und Philadelphia die Aufmerksamkeit auf sich. Es scheint, daß der berühmte Washington daran gestorben ist.

Von dieser Zeit an hat man der Diphtherie zwei Namen gegeben, oder besser gesagt, man hat in einer Krankheit zwei verschiedenartige gesehen: den Krupp und die maligne Angina je nach Vorherrschen der einzelnen Symptome.

69. Jetzt wird die Diphtherie so häufig, daß ich fast zur gleichen Zeit aber an weit auseinanderliegenden Orten drei Glieder einer Familie daran erkranken sah. Das Kind, das starb, die Mutter, die lange Zeit an skorbutischem Gangrän des Zahnfleisches litt, und die Großmutter, die Exkaiserin Josefine, deren Tod Erstickungsanfall, Aphonie und alle anderen Symptome der malignen Angina vorangingen[1]).

[1]) Prof. Béclard hat mir gestattet, ihn hier als Zeugen anzuführen und zu versichern, daß er bei der Einbalsamierung der Leiche im Pharynx die für Diphtherie charakteristischen Beläge gesehen hat.

70. Die zwischen den meisten Epidemien herrschende Übereinstimmung ist niemals bestritten worden und braucht wohl nicht besonders betont zu werden. Zu beweisen ist jedoch, daß in den Epidemien der Verschluß der Luftwege stets die Hauptgefahr der Erkrankung bildete. Einwandfreie und übereinstimmende Zeugnisse dafür bieten sich in großer Menge.

71. Die epidemische Erkrankung bekam in Spanien den Namen „garotillo", weil die davon Ergriffenen wie mit einem Strick erdrosselt, zugrunde gingen.

Die Neapolitaner, durch ihr Hauptsymptom erschreckt, nannten sie „male in cana" oder Erkrankung der Trachea. Eine große Zahl der von Ärzten dieser Epoche vorgeschlagenen Namen wie passio anginosa, affectus suffocatorius, laqueus guttoris, praefocans pueros, abscessus, morbus strangulatorius haben den gleichen Sinn wie die volkstümlichen Bezeichnungen. Es ist überflüssig, sich mit Namen aufzuhalten, wenn über die Tatsache selbst kein Zweifel besteht. „Es geschieht oft," sagt Necatus, „daß die von der Garotillo Befallenen in weniger als 4 Tagen sterben, instar laqueo suffocatorum".

Die Krankheit grassierte schon einige Jahre, als der gelehrte Leibarzt Philipps II. und Philipps III. seine Beobachtungen als Kommentar zu seinem „Die Konsultationen" betitelten Werke veröffentlichte. Sie ist seiner Ansicht nach die schwerste Krankheit, der er begegnet ist. Er ist erstaunt über die Schnelligkeit mit der anscheinend gesunde Personen tödlich betroffen werden und über den Gegensatz, der zwischen der Gefahr dieser Erkrankung und dem oft nur geringen Befund besteht. Er vergleicht sie mit weit größeren, aber leichter zu heilenden Störungen. Nur geringes Fieber sieht er für äußerst ungünstig an; „non multum fidere oportet si febris mox non apareat aut succrescat, nam saepe citius suffucat affectio quam si febris succendatur". Ferner erwähnt er die von Schluckbeschwerden begleitete Atemnot: „Cum pectoris et dorsi dolore ac veluti compressione suffocante; ... cum vocis et loquelae vitio ... Quibus etiam accedit sublimis respiratio, et alta spirituum revultio, cum maxima pinnarum nasi distensione ... Variis ulcerum coloribus, fetore, etc." Auch kommt er öfters auf die Schwellung der Halsdrüsen (pestiferi morbi naturam redolens) und des Zellgewebes der seitlichen Halspartien zurück.

72. Zweifellos stimmte Fonseca und einige andere spanische Ärzte, deren Arbeiten ich mir nicht verschaffen konnte, mit Mercatus hinsichtlich der Symptome überein, da Heredia, Leibarzt Philipps IV., der 20 Jahre später über dieses Thema schrieb, nur Meinungsverschiedenheiten seiner Vorgänger hinsichtlich der Therapie erwähnt. Zur Zeit, wo er seine Abhandlung „De Angina maligna" im dritten Band seiner Werke veröffentlichte, hatte sich die Krankheit in nichts geändert. Das sie begleitende Fieber hält er für symptomatisch.

73. Unter den italienischen Ärzten, die die Epidemie zu Anfang des 17. Jahrhunderts beschrieben haben, zeichnen sich besonders Sgambati und Carnevale aus. Besonders Carnevale behandelt in seiner Abhandlung über die ... „Epidemico strangulatorio affectu" die

meisten diese Krankheit betreffenden Fragen. Die Fülle der berichteten Tatsachen ist so groß, daß ich sie hier nicht wiedergeben kann, selbst wenn ich nur die wichtigsten erwähnen wollte. Diese Epidemie entspricht Punkt für Punkt der von 1818—1822 in Tours beobachteten. Die dem Verfasser unterlaufenen Irrtümer hätten vermieden werden können, wenn er die so exakt beschriebenen Veränderungen nach dem Tode studiert hätte, anstatt sie ihrem Aspekt intra vitam nach zu schildern.

Im Juni 1618 brach die Diphtherie in Neapel auf einem dem Meerufer nahegelegenen Marktplatz, Chiaia genannt, aus. Viele Kinder starben „morbo quodam medicis incognito jugulatos, sed oris internas partes tentante et apprehendente". Die Krankheit verbreitete sich bald auf die übrige Stadt und ging auch auf die Erwachsenen über. Die meisten Kranken starben. Der Autor glaubte ihr den Namen „erdrosselnde Affektion" beilegen zu sollen, da sie durch Verlegung der Luftwege infolge von Ulcerationen und Entzündungen die Kranken zu erdrosseln schien. Der Name Angina ist seiner Ansicht nach für eine ulceröse Entzündung der Tonsillen nicht geeignet. Er bevorzugt die Bezeichnung „erdrosselnde Affektion", weil die Erstickung der häufigste, wenn auch nicht immer der notwendige Ausgang der Erkrankung sei. Obwohl die Erkrankung nach Art der Angina die Erstickung herbeiführt, erkennt er nicht, daß es sich bei ihr um eine anginöse Affektion handelt. „Wenn ich höre," sagt er, „daß die meisten Kranken ersticken, so schreibe ich das der Zersetzung und der Fäulnis des Gewebes zu, die den Luftdurchgang verhindern (viam ingredientis egredientisque aëris impediunt, arctant, claudunt)." Sollte man aber bei dieser den Kranken wie eine Schlinge oder ein Strick erdrosselnden Erkrankung auf den Namen Angina bestehen, so willige er nur unter der Bedingung einer allgemeinen Übereinkunft in diesen Namen ein. Der Name, fügt er hinzu, sei bei einer so augenfälligen und auffallenden Erscheinung schließlich von weniger Wichtigkeit.

74. Derartig weitschweifig und umständlich vertritt CARNEVALE seine Ansicht.

Ich beschränke mich hier auf eine summarische Wiedergabe der Stellen, die ich mir wörtlich gemerkt habe (s. CARNEVALE 567).

Er schildert die verschiedenen Bilder, die die Erkrankung im Pharynx hervorruft, ihre Ausbreitung in die Trachea, in den Oesophagus, auf die Nasenschleimhaut, ihre Differentialdiagnose und Prognose. Die heutige Wissenschaft bestätigt die Richtigkeit seiner Beobachtungen. Gleich ARETIUS setzt CARNEVALE seine Hoffnung auf die lokale Behandlung (373).

75. Die ebenfalls 1620 erschienene Abhandlung NOLAS stimmt mit den von CARNEVALE vorgebrachten Tatsachen vollkommen überein. Der noch junge Autor gibt zu, daß er nur der Übung wegen schreibe. Nach ihm verbreitet sich die Krankheit eher durch Infektion als durch Kontagiosität. Er glaubt, daß sie auf Ausdünstungen zurückzuführen sei, die nach dem Erdbeben von 1616 dem Boden entstiegen seien. Im ersten Jahre hätten sie eine Viehseuche hervorgerufen, da die Tiere die Mäuler näher der Erde hätten, in den folgenden Jahren seien die

Kinder befallen, endlich die Erwachsenen. Obwohl NOLA seine Ansicht mit ebenso knabenhaften als paradoxen Erwägungen stützt, hätte er die Wissenschaft um wertvolle Tatsachen bereichern können, wenn er die Viehseuche besser beobachtet hätte. Aber er beschreibt sie mehr als Poet denn als Arzt, und man kann nur eine sehr zweifelhafte Analogie zwischen ihr und der Menschenepidemie entdecken. Aber es ist nicht ohne Interesse, einen Mann reden zu hören, der geneigt zu sein scheint, sich mit den bis dahin herrschenden Ideen in Opposition zu setzen. Die Symptome der epidemischen Erkrankung müssen sehr charakteristisch gewesen sein da die Beschreibung NOLAs mit der CARNEVALEs vollständig übereinstimmt, und beide Autoren überdies unabhängig voneinander dasselbe Thema behandelt haben. NOLA betont, daß der weiße, so rasch auf den Pharynx und die Trachea übergehende Belag sehr oberflächlich sei: „Crustulis quibus detersis, sinus cutis profunditate non altior remanebat."

76. 1632, 12 Jahre später, veröffentlichte ALAYMUS seine Abhandlung über die Syrischen Ulcerationen. Er berichtet die gleichen Tatsachen unter anderen Ausdrücken. Er zieht den Namen „Syrische Ulceration" vor, weil dieser Name für alle Formen der Erkrankung gelte, sowie der Name „Französische Krankheit" die verschiedenen Stadien der Syphilis in ihrer Gesamtheit bezeichne. „Ita dum syriaca ulcera dicimus, varios modos quibus morbus hic humanum genus insultat, unico verbo explicamus." Von mehreren wichtigen Stellen, die beweisen, daß die charakteristischen Merkmale der in Palermo herrschenden epidemischen Erkrankung sowohl dem Krupp als auch der malignen Angina angehörten, zitiere ich nur folgende: „Et ut unico prognostico multa concludamus, si difficultas spirandi ... si aegri decubitum non ferant, set sedere cogantur, et si sedentes non quiescant; si vox rauca et interclusa eis fiat, magnam quidem viarum spiritus interclusionem et subitam animae exsolutionem, haec omnia significant." Könnten die dem letalen Ausgang der membranösen Angina vorausgehenden Symptome klarer hervorgehoben werden? Der Autor bedient sich dabei der Ausdrucksformen ARETIUS', zweifellos, um seine Beschreibung anschaulicher zu machen.

77. Zur gleichen Zeit glaubte CORTESIUS einige Differenzen zwischen der Garotillo der spanischen Ärzte und der in Messina beobachteten Epidemie feststellen zu können. Aber alles, was er in Hinsicht darauf anführt, zeigt vielmehr die konstante Gleichheit aller Krankheitssymptome. Das Übel raubte ihm seinen Schwiegervater und ein wenig später seinen Enkel. Die Atemnot wuchs bei ersterem unmittelbar nach dem Versuch, die Beläge aus dem Pharynx zu entfernen. MORGAGNI ist erstaunt, daß ein so eifriger Anatom sich den von dem messinischen Senat gewünschten Sektionen widersetzte und sie für vollkommen unnötig erklärte, „da es genüge, die Kranken den Mund öffnen zu lassen, um die Gangrän des ganzen Rachens besonders der Tonsillen als Todesursache erkennen zu können" (379).

78. Noch tadelnswerter erscheint ihm MARC-AURÈLE SÉVERIN, der, obwohl er viele tausend Kinder an dieser bösartigen Krankheit hat sterben

sehen, in seiner Arbeit über dieses Thema nur eine einzige Sektion erwähnt und das so unbestimmt und kurz, daß die darauf bezügliche Stelle kaum 2 Zeilen umfaßt. Diese 2 Zeilen sind allerdings sehr wichtig: „Larynge investigata, contecta erat pituita quadam crustacea, citra ulceris speciem.“

80. Von Mitte des 16. Jahrhunderts bis 1740 scheint wenig über die maligne Angina geschrieben zu sein. Wenn man nach dieser Zeit die allgemeinen Beschreibungen besonders die Sonderabhandlungen über den epidemischen Krupp und die gangränöse Halsentzündung miteinander vergleicht, gewinnt man die Überzeugung, daß ein und dieselbe, unter dem gleichen Symptomenkomplex auftretende Krankheit unter zwei Namen beschrieben worden ist. Allerdings ist zu bemerken, daß bei jungen, an trachealer Erstickung zugrunde gehenden Kranken die Symptome der malignen Angina vorherrschten, während bei den langsamer erstickenden Erwachsenen die der gangränösen Angina in den Vordergrund traten.

81. Ghisi sagt im Anschluß an eine genaue Schilderung der im Mai 1747 in Cremone ausbrechenden Epidemie, daß einige Personen „an anderen tödlichen und heimtückischen, kaum mit Schluckbeschwerden einhergehenden Anginen unvorhergesehen gestorben seien, genau auf gleiche Weise wie an Anginen der ersten Art, deren Fortschreiten unbeachtet geblieben war. D. h. alle Kranken mit oder ohne Halsschmerzen seien an Erstickung zugrunde gegangen“. Ghisi bemüht sich besonders, die grausamen Qualen der Agonie mit großer Anschaulichkeit und Wahrheit zu schildern. Schluckbeschwerden wurden bei allen Epidemien von maligner Angina nicht beobachtet, ein Umstand, der in Tours die Menschen nur zu oft in gefährliche Sicherheit gewiegt hat. Ghisi hat seine in den Annalen des Krupps so oft zitierten Zeilen sicherlich nicht geschrieben, um schon bekannte Einzelheiten zu bringen. Er wollte augenscheinlich nur einer röhrenförmig geschlossenen, falschen Menbran Erwähnung tun, die ein kleines Mädchen kurz vor seinem Tode ausgehustet hatte. Als er bei der Sektion eines anderen Kindes in der Trachea eine ganz gleiche membranöse Substanz fand, betont er ausdrücklich, daß im Rachen alles gesund sei: „Nelle fauci tutto si vede sano.“ Hatte sich der Belag wirklich in der Trachea gebildet? Wurde der Pharynx mit der erforderlichen Sorgfalt untersucht? Man weiß es nicht; aber zweifellos starben diese beiden Kinder an der damals in Cremone herrschenden Epidemie, der Ghisi selbst alle Symptome der malignen Angina zuschreibt. Diese Epidemie wies genau die gleichen Symptome wie die Epidemie des letzten Jahrhunderts und in neuerer Zeit die von Starr, Bergius, Van-Bergen, Rosen, Zobel und Keetel beschriebenen auf (s. Ghisi 350—356).

82. An Stelle meiner Meinungsäußerung will ich das glaubwürdige Zeugnis Michaelis' von Göttingen, Autor einer Monographie über die membranöse Angina, beibringen. Der Krankheitsverlauf bei seiner jungen, an dieser Krankheit gestorbenen Schwester ist für ihn der Typ, mit der er alle zu seiner Beobachtung kommenden Fälle ver-

gleicht. Er entdeckt, daß in den von Cüllen und Crawford als Krupp gedeuteten Epidemien allerlei Beobachtungen auf die maligne Angina hinweisen. Er glaubt, daß diese beiden Epidemien zu gleicher Zeit geherrscht haben und nicht auseinandergehalten worden sind. Um sie voneinander zu trennen, pflegt er alle Fälle, bei denen Foetor ex ore erwähnt wurde, besonders wenn gleichzeitig weiße Flecke im Pharynx vorhanden waren, der malignen Angina zuzuzählen. „Aber in allen Fällen," sagt er, „wo durch Husten Membranfetzen ausgeworfen wurden, handelt es sich zweifellos um unsere Krankheit."

83. Selbst Rosen, der davor warnt, den Krupp mit der malignen Angina zu verwechseln, ist nach Ansicht Michaelis' diesem Irrtum verfallen. Die von ihm beschriebene Krankheit wandert von einem Kinde zum anderen. Vom Beginn der Erkrankung an, lange bevor der Tod durch Erstickung eintritt, zeigen sich Beläge im Pharynx. Zwar wird nach dem Tode die allzeit die Aufmerksamkeit besonders fesselnde röhrenförmige Membran in der Trachea gefunden, aber Michaelis glaubt, daß Rosen, der diese ihm nicht passende Tatsache berichtet, schlecht informiert sei. Die von Starr gesammelten Beobachtungen, der unter dem Namen „strangulierende Erkrankung" die mörderliche Epidemie in der Grafschaft Courouailles beschreibt, bringen ihn in noch größere Verlegenheit. Er gibt zu, daß nach Teilung der Fälle in zwei Gruppen Fälle übrigbleiben, die den beiden Gruppen gemeinsam zuzugehören scheinen.

Besonders ein Fall, dessen Geschichte er genau anführt, bietet ihm unüberwindliche Schwierigkeiten. Diese Beobachtungen hier im einzelnen wiederzugeben, würde aber zu weit führen.

Im Pharynx des Kindes, um das es sich dabei handelt, wurden membranöse Fetzen bemerkt. In einem Erstickungsanfall befreit es sich mit Hilfe des Vaters von einer mehrere Zoll langen, röhrenförmigen Membran. Die Atmung wird frei. Die scheinbaren Schorfe des Pharynx lösen sich auf Betupfen mit verdünnter Salzsäure, ohne die geringste Spur von Ulcerationen oder selbst Erosionen erkennen zu lassen. Weitere membranöse Fetzen und röhrenförmige Membrane werden ausgehustet. 24 Stunden nach Aushusten der letzten Membran stirbt das Kind plötzlich; es blieb bis zuletzt, wie alle von dieser Krankheit Befallenen, bei vollem Bewußtsein.

84. Wenn auch diese Beobachtung noch Zweifel an der Identität des Krupps und der malignen Angina lassen sollte, so weiß ich nicht, was das eigensinnigste Vorurteil den Beobachtungen Samuel Bards entgegnen könnte, dessen Name unter den über den Krupp schreibenden Autoren eine große Rolle spielt. Dieser Autor hat bei mehreren Kindern einer Familie sich dicke, zähe Beläge auf den Mandeln bilden und von dem Pharynx auf die Trachea fortpflanzen sehen. Im Augenblick des Absteigens wurden alle Symptome des Krupp manifest. Bei einigen Erwachsenen hat er dieselbe Reihenfolge der Vorgänge beobachtet. Drei Sektionen ergaben als gemeinsamen Befund dicke, weiße, zähe, elastische, den Pharynx austapezierende Beläge. Eine röhrenförmige Membran der gleichen Art setzte sich in die Trachea fort und verlor

an Dicke, je tiefer sie in die Bronchien herabreichte. Die Schleimhaut der Trachea war leicht entzündet, die des Pharynx aber nach Entfernung der Beläge blaß. Weder die Beschaffenheit der Oberfläche noch der Geruch ließ den geringsten Verdacht auf eine putride oder gangränöse Veränderung aufkommen (SAMUEL BARD 357).

85. Ich fürchte, mich dem Verdacht auszusetzen, aus Eigensinn die Wahrheit zu verteidigen, wenn ich weiter fortfahre.

Ich beende daher diese historische Betrachtung mit der kurz gefaßten Kritik aller Werke, die die Geschichte der Diphtherie weiterhin ergänzt haben.

86. Die Dissertation FOTHERGILL hat nur durch ihre allgemeinen Erwägungen Beziehungen zu unserem Thema. Die von ihm beobachtete und beschriebene Krankheit war sicherlich eine Scharlachangina und von der Diphtherie sehr verschieden.

Die von HUXHAM beobachteten gangränösen Anginen gehören auch zum größten Teil den Scharlachanginen an.

87. 1747 und 1748 erwähnt ARNAULT von Orleans eine bösartige Halsbräune, an der die Kranken in 24 Stunden starben. Er berichtet, daß er bei der Sektion die Trachealschleimhaut in Länge von 3 bis 4 Fingerbreite abgelöst und wie einen Vorhang herunterhängend gefunden habe. Sie sei dick wie ein Pergament und von weißer Farbe gewesen.

88. Die von CHOMEL veröffentlichte Abhandlung über die gangränöse Angina bringt mehrere Einzelfälle von diphtherischer Angina, deren Symptome Tag für Tag mit größter Sorgfalt aufgezeichnet wurden,

89. 1780 veröffentlichte MARTEAU DE GRANDEVILLIERS, ein Arzt aus Aumale, eine Beschreibung einer gangränösen Halsaffektion, deren Verlauf er während mehrerer Jahre in der Pikardie studiert hatte. Es ist eine der interessantesten Abhandlungen über dieses Thema. Der ebenso aufmerksame wie bescheidene Verfasser hat reiche Erfahrungen gesammelt und berichtet mit großer Exaktheit über mehrere Einzelfälle.

Wenn zu einer Zeit, wo die anorganische Natur der Pseudomembran schon von GHISI in Italien festgestellt war, der Arzt aus Aumale die röhrenförmige Membran, die von einem an dieser Krankheit zugrunde gehenden jungen Manne ausgehustet worden war, als ein Beispiel einer Exfoliation der Trachea aufhob und bei der Sektion überzeugt blieb, daß sich unter seinem Finger die Trachealschleimhaut wie die Epidermis bei einer Verbrennung loslöse, so habe ich weniger als jeder andere das Recht, darüber erstaunt zu sein, da ich unter weniger entschuldbaren Umständen demselben Irrtum verfallen bin.

Die durch MARTEAU gesammelten Erfahrungen der Praxis hätten sicherlich viel zur Klärung vieler therapeutischer Fragen beitragen können, wenn er, statt FOTHERGILL und HUXHAM zu folgen, die Diphtherie und die Scharlachangina auseinandergehalten hätte.

90. Die Dissertation SAMUEL BARDs ist 1771 erschienen. Seit dieser Zeit sind zahlreiche Abhandlungen über den Krupp, die unter diesem Namen aber die verschiedenartigsten Krankheiten zusammenfassen, in Zeitschriften und in einer Unzahl Sonderabhandlungen erschienen. Mehrere dieser Abhandlungen stellen das Zusammentreffen der Diphtherie und

der malignen Angina als eine Komplikation dar. Die Häufigkeit dieser Komplikation und die sonderbare Affinität dieser beiden Krankheiten zueinander gibt aber einer Vermutung neue Nahrung, die ich nicht zugunsten ihrer Identität geltend machen will.

Ist die Diphtherie ansteckend?

91. Alle Autoren des 17. Jahrhunderts bejahen diese Frage. ALAYMUS spricht von der Gefahr der Ansteckung und drückt sich sehr energisch aus: „Caveant angue pejus parentes suos filios secum gerere, ubi puerulus hoc modo infirmatur; et si in domo ejus continget, statim alios pueros valetudine fruentes separent."

CARNEVALE vertritt die Ansicht seiner Zeitgenossen in folgendem lateinischen Vers:

„Cede cito, longinquum abi, serusque reverte."

CONTESIUS sagt, daß diese Krankheit nur bis zu einem gewissen Grade ansteckend sei. Bei dieser Gelegenheit aber erwähnt er einen jungen Studenten, der an dieser Krankheit starb, nachdem er sich einem diphtherieerkrankten Mönche genähert hatte, um sich auf dessen Wunsch zu überzeugen, ob sein Atem wirklich so fötide sei, wie es ihm dünke. Er schließt mit der Bemerkung, daß die Diphtherie manchmal anstecken könnte.

NOLA, Verteidiger der Infektiosität, glaubt, daß bei unmittelbarer Berührung die Krankheit anstecken könne; aber dabei handelt es sich nach seiner Ansicht nur um eine einfache Übertragung.

MARC-AURÈLE SÉVERIN sagt zu dieser Frage: „Quod ad contagium attinet, hoc communi omnium consensu atque experimento evincitur."

92. Während der Epidemie in Tours erkrankten in derselben Woche 12 Kinder im Alter von 6—9 Jahren, die als Externe ein Pensionat mit 30 Schülern besuchten, an Diphtherie. In der Stadt gab es zur Zeit keine anderen Krankheitsfälle. 5 starben 3—4 Tage nach Ausbruch der Krankheit. In mehreren Familien erkrankten noch weitere Kinder.

1 Krankenwärter, 2 Schwestern und 2 Assistenten wurden von der Krankheit ergriffen.

93. Zuzugeben ist jedoch, daß es oft unmöglich ist, bis zur Ansteckungsquelle vorzudringen. Unter Umständen scheint die Ansteckung sogar äußerst unwahrscheinlich. Dieselben Schwierigkeiten könnten sich in bezug auf die Pockenübertragung ergeben, wenn die Kontagiosität dieser Krankheit nicht schon sicher feststände. Jedesmal, wenn sie von außen ins Hospital eingeschleppt wurde, konnte man mühelos den Zeitpunkt, ich möchte sagen, fast die Minute bestimmen, wo sie übertragen war. Aber sobald eine gewisse Anzahl Individuen erkrankt waren, wurde es unmöglich, die Spuren der Ansteckung durch eine Menge von indirekten und zweifelhaften Zwischengliedern zu verfolgen.

94. Wenn die Kontagiosität der Diphtherie auch bewiesen wäre, so ist es sicher, daß sie darin anderen Krankheiten weit nachsteht. Aber über diesen Punkt, sowie, die Art und die Bedingungen ihrer

Kontagiosität bleibt noch viel zu erforschen. Meine Versuche, die Diphtherie auf Tiere zu übertragen, waren vergeblich. (S. Ren. Moreau 375; Nola 376; Widelius 378; Cortésius 379; Carnevale 372; Zacutus Lusitanus 380; Rosen 382.)

Therapeutische Überlegungen.

95. Die diphtherische Entzündung der Mundschleimhaut, die bis zu dem mit dem Namen „chancre aquaticque" bezeichneten Grade fortgeschritten ist, stellt schon eine ernste Affektion dar, gegen die verschiedene Behandlungsmethoden mit mehr oder weniger Erfolg versucht worden sind.

Die besondere Aufmerksamkeit der Ärzte hat sich aber auf die Mittel gerichtet, die die diphtherische Erkrankung der Luftwege bekämpfen. Ihre erschreckend rasche Ausbreitung hat aber zu überstürzten, mehr heftigen als energisch wirkenden Heilmitteln greifen lassen, die mehr den über die Krankheit gefaßten Ideen als ihrer wirklichen Natur entsprechen.

96. Die Bösartigkeit der Diphtherie beruht keineswegs auf der Stärke und Heftigkeit der Entzündung und ihrer zerstörenden Tätigkeit. Die Zersetzungsprodukte einer oberflächlichen Entzündung häufen sich in den Luftwegen an, und selbst die schwersten Symptome sind nichts anderes als die notwendige Folge einer wachsenden Beeinträchtigung der so lebenswichtigen Funktion, der Atmung.

Ich weiß sehr wohl, daß ich eine sehr schwierige Frage anschneide, die seit dem 17. Jahrhundert im Mittelpunkt vieler Diskussionen stand, denen es, wie Fothergill sagt, an Schärfe und Erbitterung nicht fehlte.

97. Die Menge der angewandten Mittel beweist aufs klarste die Insuffienz der meisten. Die Schwierigkeit der Wahl zwischen den gleichmäßig gelobten, gleichmäßig getadelten zahlreichen Medikationen wird noch erhöht durch ihre Anwendung bei den verschiedenartigsten Krankheiten. Eine einfache Tracheitis oder sogar eine sporadische, sehr gutartige Affektion, die vielleicht gleich der von Millar als akutes Asthma im ersten Stadium bezeichneten Krankheit ist, haben den Ruhm der beglaubigten Mittel begründet. Diese sporadische, dem Krupp ähnelnde Affektion ist nicht selten. Sie beginnt, wie sie endet. Schon gleich zu Beginn würden die Veränderungen der Stimme, der eigenartige Husten, der an das aus der Ferne herüberklingende Bellen eines jungen Hundes erinnert, sowie die angestrengte, krampfhafte Atmung die größten Befürchtungen hervorrufen, wenn man nicht durch den guten Puls, der auf dieser Stufe des Krupps stärker in Mitleidenschaft gezogen ist, den normalen Zustand des Pharynx und das Fehlen von Lymphdrüsenschwellungen beruhigt würde.

Diese Indisposition, die man bei jungen Kindern häufig nach Schreien und längerer Einwirkung von kalter Luft auftreten sieht, scheint nur durch einen einfachen Katarrh, eine ödematöse Schwellung der Glottis, verursacht zu sein.

98. In bezug auf den epidemischen Krupp muß ich im Gegensatz zu der allgemein herrschenden Ansicht gestehen, daß sich mir die Aderlässe als schädlich und das Fortschreiten der Diphtherie begünstigend erwiesen haben. Brechmittel und Blasenpflaster sind erfolglos gewesen, wie der Tod der zum größten Teil mit ihnen behandelten Kranken beweist.

99. Obwohl ich schon das Unvermögen der Aderlässe erkannt hatte, eine nur auf lokale Behandlung zurückgehende Entzündung zu heilen, schrieb ich ihnen doch noch eine den Fortschritt der Krankheit hemmende Wirkung zu. Ich beharrte besonders bei dieser Ansicht, nachdem sich die Idee von einer putriden und gangränösen Veränderung als irrtümlich erwiesen hatte. Auch schien sie mir die zwischen den Alten und Modernen bestehenden Gegensätze zu überbrücken. Tatsächlich hatte im 17. Jahrhundert die lokale Behandlung mittels Kaustik vorgeherrscht, und der Aderlaß war in Mißkredit gekommen, besonders wenn die Krankheit schon vorgeschritten war. Er wird also abgelehnt, sagte ich mir, aus der irrigen Annahme der septischen Natur dieser Krankheit heraus, während sein ausbleibender Erfolg ganz einfach auf seine Wirkungslosigkeit dem mechanischen Hindernis gegenüber zurückzuführen ist, das die Hauptgefahr der Diphtherie ausmacht. Die Modernen aber machen den Aderlaß nur, um die Membranbildung zu verhindern. Diese Einstellung hat wirklich etwas so Verlockendes, daß ich sie nur ungern aufgab; aber sie mußte der Wirklichkeit weichen, da nur zu oft das Gegenteil des Erhofften eintrat. Ich glaube sicher, daß die Kruppsymptome oft erst unmittelbar im Anschluß an eine Blutentziehung manifest geworden sind, durch die man trachtete, dieser bösartigen, durch leichte Halsschmerzen sich anmeldenden Krankheit zuvorzukommen (205).

100. Ich wundere mich jetzt, nicht schon früher erkannt zu haben, daß Senfpflaster, Fußbäder, Abführmittel und Einläufe Mittel sind, die in keiner Beziehung und in keinem Verhältnis zu der Erkrankung stehen.

101. Schon zu Beginn der in Tours beobachteten Diphtherieepidemie ließ die Tendenz der Munddiphtherie, durch Abstoßung und Erneuerung der Beläge chronisch zu werden, sofern nicht lokal behandelt wurde, den Wert und die Vorteile der lokalen Behandlung erkennen. Ich kann mit VAN SWIETEN, der von der Salzsäure (Acidum hydrochloricum) sagt: „Neque fefellit unquam me, huic consilio unice confidentem nisi, etc.“, versichern, daß sich mir die lokale Behandlung immer wirksam erwiesen hat, sofern sie die ganze befallene Oberfläche umfaßte. Die guten Erfolge der Salzsäure ließen sie bald als Mittel der Wahl erscheinen. Später habe ich bedauert, die Wirksamkeit anderer als spezifisch gerühmter Mittel nicht vergleichsweise ausprobiert zu haben.

102. Die ziemlich lange zur lokalen Behandlung benutzte Pottasche hat sich bei der Behandlung der Diphtherie des Zahnfleisches als unwirksam erwiesen. Desgleichen der gemahlene spanische Pfeffer (Capsicum annuum), dessen Dekokt angeblich auf den Antillen als Specificum gegen gangränöse Angina benutzt wird.

Die Erfolge der Schwefelsäure und des Ammoniaks waren zweifelhaft. Alaun hatte [1]) Erfolg. Eine vollständige Heilung wurde mittels Kalomel erreicht, obgleich die Anwendungsart fehlerhaft war, da es unlöslich in Honig eingeschlossen, nur einmal in 24 Stunden wie die Salzsäure angewandt wurde. Diese Versuche sind nicht lange genug fortgesetzt und nicht oft genug wiederholt worden, um einwandfreie Resultate zu liefern.

103. Die bis zu einem gewissen Grade kauterisierenden Substanzen rufen eine mit Belägen einhergehende Entzündung hervor, die oft nur schwer von dem eigentlichen Krankheitsprozeß zu unterscheiden ist. Die Salzsäure in der zur Anwendung genügenden Konzentration (1 Teil Salzsäure auf 3 Teile Honig [2])) hatte diese störende Eigenschaft nicht, besonders wenn die Intervalle zwischen den einzelnen Applikationen länger genommen wurden. Es hat sich als vorteilhafter erwiesen, starke Salzsäure in längeren Intervallen (24—30 Stunden) als häufigere, weniger energische Dosen anzuwenden.

104. Die spezifische Entzündung durch eine unspezifische hintanzuhalten, scheint zu genügen. Einen analogen Einfluß habe ich auf die Pusteln der Blattern gesehen, wenn ich am 2.—5. Eruptionstage ihre Kuppen mit einer goldenen oder silbernen, in Höllenstein getauchten Nadel durchbohrte. Die Blattern erloschen fast sofort. Für die Pusteln des 2. Eruptionstages genügte eine leichte Berührung, um sie noch vor der Vereiterung zum Verschwinden zu bringen. Der gleiche Schluß ließe sich aus vielen anderen Beobachtungen ziehen. Die Tatsache der konstanten Wirkung genügt aber schon, um die Vorteile der lokalen Behandlung gebührend schätzen zu lassen.

105. Im allgemeinen zeigt sich die Diphtherie weniger hinsichtlich ihrer Schwere als ihrer Dauer widerspenstig. Leider ist die lokale Behandlung nicht mehr anwendbar, wenn die Membranen in den Pharynx abgestiegen sind. 5 Personen sind jedoch der Gefahr einer unmittelbaren Erstickung durch Einatmen von Salzsäure entzogen worden. Aber dieses Mittel ist gefährlich und schwer anwendbar.

106. In den Fällen, in denen die lokale Behandlung nicht mehr ausgeführt werden kann, bietet die energische Quecksilbermedikation noch wertvolle Hilfe. Erst gegen Ende der Epidemie regte ein Fall von unverhoffter Heilung, der einem englischen Chirurgen M. Conoly gelang, zu neuen Versuchen an, die von einem alle Erwartungen übersteigenden Erfolg gekrönt waren. Ich habe 7 rasch und sicher vom Krupp geheilte Fälle zusammengestellt. Da die Luftwege schon befallen waren, ist nicht daran zu zweifeln, daß sie durch dieses Mittel vom sicheren Tode gerettet worden sind.

---

[1]) Aretius empfiehlt den Gebrauch von Alaun. In letzter Zeit wurde diese Substanz unter dem Namen „Anticroupales Pulver" gerühmt und seine Einblasung in den Rachen als sehr gutes Specificum gegen diese Erkrankung empfohlen. Aber das Zeugnis, das P . . . . der Wirksamkeit dieser zweifellos vielen beglaubigten Methoden überlegenen Therapie ausstellt, wird in mehreren medizinischen Zeitschriften nur mit scharfem Spott erwähnt.

[2]) Später hat sich mir reine und konzentrierte Salzsäure als wirksamer erwiesen.

Die Nutzlosigkeit der gerühmtesten Methoden und der Mißbrauch, den die englischen Ärzte vom Kalomel gemacht zu haben scheinen, hatten mich zuerst gegen eine Medikation eingenommen, deren Tragweite ich nicht voraussehen konnte. Ein merklicher Erfolg läßt sich schon wenige Stunden nach der ersten Dosis feststellen. Die Zungenspitze reinigt sich und der Husten beginnt sich zu lösen. Bewirkt das Kalomel durch Substitution der spezifischen durch eine Quecksilberentzündung die Abstoßung der Beläge, und hindert es dadurch die Neubildung von Membranen?

106b. Im Falle drohender Erstickung ist die Tracheotomie als letztes Hilfsmittel empfohlen worden. Die Tendenz der entzündeten Oberfläche, immer wieder neue Beläge zu bilden, war der stärkste Einwurf gegen diese Operation. Aber durfte man nicht günstigere Resultate erwarten, wenn man zuvor durch Salzsäureinhalation die Entzündung beeinflußt und die Krankheit auf das durch die Membran gebildete mechanische Hindernis reduziert hatte? Würde die Entfernung des Fremdkörpers durch die Operation nicht genügen, die Heilung zu vollenden? Durch diese Überlegungen bewogen, habe ich zweimal diese Operation ausgeführt. Ich bin überzeugt, daß sie in dem folgenden Falle Erfolg gehabt hätte, wenn Kalomel anstatt Salzsäureinhalationen angewandt worden wäre.

7. Fall.

107. N. Desch., 6 Jahre, guter Ernährungszustand, rosige Haut[1]).

Leichter Schnupfen, wenig schmerzhafte Mandelentzündung ohne Fieber. (Blutegel, Brechmittel.) Am 3. Tage wegen Schwellung am Kieferwinkel Diphtherieverdacht. Auf der rechten Tonsille ein weißer, membranöser Belag. Das Kind fühlt sich besser und wird erst am 6. Tage nach Auftreten der ersten Symptome zum Hausarzt gebracht. Die Inspektion des Rachens ist an diesem Tage unmöglich wegen der Widerspenstigkeit des Kindes. (Brechmittel.)

Am Morgen des 7. Tages ist der ganze Pharynx mit dicken Belägen austapeziert, deren tiefere Ausdehnung sich den Blicken entzieht. Heisere Stimme. Auf Aufforderung hin Bellhusten, ein Zeichen, daß sich schon Membranen im Larynx gebildet haben. Wenig gestörte Atmung, geringes Fieber. (Lokale Behandlung, Inhalation.)

Am folgenden Tage Zunahme aller Symptome. Membranstücke werden ausgehustet. Somnolenz. Am Abend komatöser Zustand, Cyanose der Lippen, kalte Extremitäten. Der Puls kann wegen starker Beschleunigung nicht gezählt werden. Der Kopf wird nach hinten geworfen, extremste Dyspnöe, röchelnde Atmung. Jede Inspiration wird von einem scharfen Pfeifen begleitet. Nachts 1 Uhr entschließt man sich, auf Wunsch der Eltern wegen drohender Erstickungsgefahr zu tracheotomieren. Rasch stärker werdende Asphyxie, eiligste Vorbereitung zur Operation. Die Öffnung der Trachea wird durch eine starke Blutung aus einer Thyreoideavene verzögert, die erst zum Stillstand gebracht werden muß. Kind eine Zeitlang wie tot.

Statt einer Kanüle, die nicht unmittelbar zur Hand ist, ermöglicht ein dicker Federkiel den Zutritt der Luft. Tiefe, röchelnde Atmung, plötzlicher Atemstillstand einige Augenblicke lang. Der Tod scheint gewiß. Plötzlich krampfhafter Husten. Auswurf von blutigem Schleim aus Wunde und

[1]) Dieses Kind war Externe in einem Pensionat, in dem schon mehrere Kinder an Diphtherie erkrankt waren.

Federkiel. Einführung eines auf die nötige Länge verkürzten Gummikatheters an Stelle des Federkiels. Die Atmung verliert ihren schnarchenden Beiklang, wird ruhig und regelmäßig. Das Gesicht rötet sich. Die Sonde wird mit einer Bindentour um den Hals fixiert, aber vom Kind im Augenblick des Knotens herausgerissen. Während des Rekanülements wird der kleine Patient an der Atmung durch die Wunde behindert und fällt im Verlaufe von 30 Sekunden vollständig asphyktisch zu Boden, nachdem er schon aufrecht gestanden hatte und bereit war, ins Bett zu steigen. Vorsichtsmaßregeln zwecks Verhinderung eines gleichen Vorfalls werden getroffen. Die Kanüle wird mit einem gedrehten Faden an ein um den Hals gelegtes, durchlöchertes Band gebunden und so fixiert. Erneute Beruhigung. 2 Uhr morgens langsame und regelmäßige Atmung. Das Kind trinkt mühelos. Es äußert seine Wünsche durch Bewegung der Lippen auf gut verständliche Art und verspricht, die Kanüle liegen zu lassen. Während des Restes der Nacht abwechselnd röchelnde und ruhige Atmung. Um 2 Uhr morgens sehr erschwerte Atmung. Verstopfung der Kanüle durch Membranen. Dekanülement. Die Wunde wird mit Hilfe der gekrümmten Branchen einer Zange gespreizt. Eine lange röhrenförmige Membran zeigt sich in der Trachealöffnung, wird gefaßt und entgleitet wieder einige Male, bevor sie endgültig ergriffen wird. Von dem Augenblick der Extraktion an atmet das Kind frei durch die wiedereingeführte Kanüle. Nur ist der Schleim, der durch Anhäufung am Ausgang der Kanüle die Atmung zwischendurch erschwert, durch einen kleinen Schwamm, der an einem Fischbeinstäbchen befestigt ist, hin und wieder zu entfernen. Auf Wunsch wird etwas Suppe genommen. Während eines Teiles des Tages spielt das Kind im Bettchen. Sehr ruhige Nacht.

2 Tage nach der Operation Abstoßen der Beläge auf den Tonsillen und dem Gaumensegel. Die lokale Behandlung wird fortgesetzt. Im Laufe des Tages erschwerte, nicht röchelnde Atmung. Diesmal scheint die Atemnot auf ein tiefsitzendes Hindernis, zweifellos auf das Befallensein der Bronchien, zurückgeführt werden zu müssen. Die langsam und stufenweise zunehmende Dyspnöe bestätigt diesen Verdacht. Der Verschluß dieser Partien scheint im Verhältnis zu dem der Trachea sehr leicht feststellbar zu sein. Ein das Lumen der Kanüle verstopfender, dicker Membranfetzen wird mit ihr herausgezogen. Die Atmung wird vollkommen frei. Appetit stellt sich ein. Entzündliche Infiltration der Ränder hält die Wunde offen. Die Kanüle wird durch eine kleine silberne Feder ersetzt, die das Klaffen der Trachealringe unterhält. Leichtes Nasenflügeln bei der Inspiration zeigt den beginnenden Durchtritt der Luft durch den Larynx an.

Schon wagte ich langsam zu hoffen, scheute mich aber, dies den Eltern mitzuteilen. Aber ich wurde grausam enttäuscht. Während der Nacht Pulsbeschleunigung. Fieber tritt zur Abgeschlagenheit und zum Erstickungsgefühl hinzu. Die Atemnot steigt von Minute zu Minute. Plötzliche Erweiterung der Pupillen, dem Aufspringen einer Feder vergleichbar, zeigt den Augenblick des Todes an.

Dieses unglückliche Kind war bis zuletzt stark erregt und bei vollkommenem Bewußtsein. Mit einem Blick bat, dankte oder verweigerte es, deutlich verständlich, mit unfaßbarer Schnelligkeit. Alle Bewegungen waren hastig und heftig. Beim gierigen Trinken zerbiß es den Rand des Gefäßes und preßte alles, was man ihm reichte, an sich, als ob es sich daran halten wollte.

108. Man hatte geglaubt, durch Einatmen von Chlor und Salzsäure der Ausbreitung der Entzündung entgegentreten zu sollen. Man hatte auch hier im Augenblicke der drohenden Erstickung davon Gebrauch gemacht in der Hoffnung, den Husten damit zu beseitigen und die Ausstoßung der Membranen zu bewirken. Nach der Tracheotomie kam man noch einmal darauf zurück. Obgleich es äußerst vorsichtig geschah, hat es doch geschadet.

Sektion 12 Stunden nach dem Tode. Alle abdominalen Organe ohne pathologische Veränderungen. Zwei eng umschriebene Herde in der Mitte der rechten Lunge lassen den Verdacht auf Entzündung des Lungenparenchyms infolge der Salzsäureinhalationen entstehen. Diese Schädigung weicht jedoch sehr von der ab, die ich durch prolongierte Einatmung desselben Dampfes bei Tieren hervorgerufen habe[1]).

Die Luftwege unterhalb der Tracheotomiewunde, die intra vitam abwechselnd frei und befallen schienen, wurden sehr aufmerksam untersucht. Die Schleimhaut in der Nachbarschaft der Wunde war etwas gerötet und geschwollen, die der Bronchien aber zeigte keinen pathologischen Befund. In der ganzen Ausdehnung der Luftwege bis zur Höhe der Ventriculi laryngis wurden keine Beläge gefunden. Eine Membran von 7 ligne Länge und zylindrischer Form ohne Lumen, die nur mit einer Seite an der Glottis festhaftete, verlegte unvollkommen den Glottiseingang. Ein dünnes Häutchen kleidete die Ventrikel aus, haftete hier aber nur locker. Es bestanden keine weiteren Zeichen einer diphtherischen Entzündung. Alles bewies, daß der Zweck der Operation erreicht worden wäre, wenn der Kranke ich sage nicht den pneumonischen Prozessen (um ihnen mit Sicherheit den Tod zur Last legen zu können, waren sie nicht schwer genug), aber zweifellos der allgemeinen und anhaltenden Störung der wichtigsten Funktion nicht zum Opfer gefallen wäre.

109. Dieses Mißverhältnis zwischen den pathologischen Veränderungen und dem letalen Ausgang der Krankheit darf uns nicht wundern. Man darf sich die schwache Seite der pathologischen Anatomie nicht verhehlen. Wenn sichtbare, pathologische Veränderungen vorliegen, erkennt sie wohl noch ziemlich sicher ihren spezifischen Charakter; weniger sicher zeigt sie uns aber schon den richtigen Zusammenhang zwischen den klinischen Symptomen und den nach dem Tode bestehenden Veränderungen; aber nur ganz selten gibt sie uns einen stichhaltigen Grund für den erfolgten Exitus.

110. Ich rede hier natürlich nur von akuten Fällen; denn bei chronischem Verlauf tritt genau das Gegenteil ein. Ich habe schon andermals davon gesprochen. Stufenweise, langsam sich entwickelnde Krankheitsprozesse erreichen oft einen solchen Grad, daß sie schon lange mit der Ausübung einer lebensnotwendigen Funktion unvereinbar zu sein scheinen.

111. In dem dritten Teil dieser Arbeit wird weiter von der Tracheotomie gesprochen, über einige pathologisch-anatomische Befunde und das Ergebnis von Tierexperimenten berichtet.

---

[1]) Die durch Salzsäure hervorgerufene lobulären Entzündungsherde waren sehr zahlreich und über beide Lungen verbreitet. Voraus gingen zahlreiche Ecchymosen, die das unmittelbare Ergebnis der Säureinhalationen waren. Zu bemerken ist jedoch, daß die Hunde bei diesen Experimenten lange Zeit und zu wiederholten Malen den Salzsäuredämpfen ausgesetzt wurden. Sie wurden 8—10 Minuten lang in ein Faß eingeschlossen, in dem dieses Gas in großen Mengen aus Soda und Schwefelsäure entwickelt wurde. Mehrere ertrugen diese jeden Tag wiederholten Versuche ziemlich lange und starben erst nach dem 5. oder 6. Versuch an den pneumonischen, oben beschriebenen Lungenveränderungen. Hinzuzufügen ist, daß bei allen Tieren die Schleimhaut der Luftwege rot gefleckt und mit Ecchymosen besetzt war, aber nirgends Beläge aufwies. Denn dieser Name kann unmöglich einer dünnen Schicht von koaguliertem Schleim beigelegt werden, die so zart und leicht zerstörbar wie ein Spinngewebe sich nur in den Luftwegen derjenigen Tiere fand, die unmittelbar der zu langen Einwirkung des Gases erlegen waren. Dieses Häutchen ist kein pathologisches Produkt, sondern einfach das einer chemischen Verbindung zwischen Schleim und Säure.

Um dieses Kapitel nicht in die Länge zu ziehen, führe ich hier nur ein Beispiel für den Erfolg der Quecksilbertherapie an, sowie einen von vielen Fällen, der die Wirkungslosigkeit der zu Beginn der Erkrankung angewandten Aderlässe und Brechmittel beweisen soll. Weitläufigere Ausführungen finden ihren Platz besser unter den Krankengeschichten, die dieser Abhandlung angegliedert sind.

8. Fall.

112. Flor. Pig., 7 Jahre alt, asthenischer Habitus. Seit 5 Tagen Halsschmerzen und Schwellung der cervicalen und submaxillaren Lymphdrüsen.

6. Tag: Rückgang der Halsschmerzen und der allgemeinen Symptome.

7. Tag: Häufiger Husten. Am Abend Krupphusten und -stimme, reichlich schleimig-schaumiger Auswurf. Inmitten der expektorierten Substanz Fragmente von offensichtlich aus dem Larynx stammenden Membranen. Orthopnöe, pfeifende Inspiration, Stimmänderung, die bei der leisen Sprache des Kindes wenig auffällig ist. Die Inspektion ergibt die Auskleidung des ganzen Rachens mit weißbräunlichen Belägen. Auf der Zunge ein dicker, schlammiger, graugefärbter Überzug. (4 Gran Kalomel stündlich.) Nach der 4. Applikation leichtere und reichlichere Expektoration. Auswerfen einer 3 Zoll langen röhrenförmigen Membran. Leichtere Atmung. Zwei Stuhlentleerungen.

8. Tag: Erschwerte, frequente Atmung, Somnolenz, livide Verfärbung des Gesichts, Asphyxie. (Einreibung der Arme und seitlichen Rumpfpartien mit einem halben Gran Quecksilbersalbe. Alle 3 Stunden Wiederholung der Einreibung.) Aufregung, krampfhafter Husten, gefolgt von dem Auswurf einer 30 ligne langen und 13 ligne breiten dicken Membran, deren Ränder unregelmäßig zerrissen sind. Auffällige Veränderung der Zunge, die in der vorderen Hälfte gereinigt, feucht und rosig erscheint.

9. Tag: Im Munde noch keine Zeichen von Quecksilbervergiftung. Der Husten ist weniger rauh, die Atmung freier. 2 Gran Kalomel stündlich.

10. Tag: Nach 2 Einreibungen und Verabreichung von 2 Gran Kalomel in Zuckerwasser, Preiselbeeren und Aprikosenmarmelade, 50 Stunden nach Beginn der Behandlung, geringe Schwellung des Zahnfleisches. Die Atmung wird freier, normales Hautkolorit. Katarrhalischer, lockerer Husten, heisere Stimme. Kleinste Membranstückchen sind aufs engste mit dem reichlichen, dicken, geformten, schleimig-eitrigen Auswurf vermengt, der mit einer kleinen Menge glasigen Schleims aus dem Pharynx versetzt ist. Durch wiederholtes Waschen und Schütteln der expektorierten Masse mit Wasser löst sich der Schleim auf und läßt die unlöslichen Teile der Membran zu Boden sinken. 2—3mal täglich dunkelgrün gefärbter Stuhl. Gehäufte Anfälle von Brechreiz mit folgendem Erbrechen. Absetzen der Kalomel- und Quecksilbertherapie. Durchfall, plötzliche, schnell fortschreitende Abmagerung.

11. Tag: Nausea, schleimig-eitriger Auswurf, von Blutstreifen durchzogen. (Beruhigende Getränke.)

12. Tag: Morgens Appetit, abends Heißhunger. Geringere Expektoration eines weniger dicken, immer noch bluthaltigen Auswurfs. (Hühnersuppe mit oder ohne Zusatz von Kartoffelbrei.)

13. Tag: Allmählicher Rückgang der Heiserkeit. Der Hunger ist nur für Augenblicke durch leichte Kost zu befriedigen. Geringer, nicht mehr blutiger Auswurf.

Seit dem 10. Tage keine fieberhafte Pulssteigerung mehr. Am Ende des 13. Tages Eintritt in die Rekonvaleszenz. Vorsichtsmaßregeln gegen Erkältung werden getroffen. Bis zum heutigen Tage ungestörtes Wohlbefinden.

113. Der folgende Fall beweist, daß selbst reichliche Aderlässe die Diphtherie nicht aufzuhalten vermögen.

9. Fall.

Anna Sylv., 5jähriges Mädchen von zarter Konstitution.

1. Tag: Halsweh, Schluckbeschwerden.

2. Tag: Leichtes Fieber, starke Schwellung der den Kieferwinkeln entsprechenden Cervicaldrüsen. Bei aufmerksamer Inspektion des Pharynx zeigen sich die Mandeln gerötet und geschwollen. Sehr deutliche, weiße, durchscheinende, einzelstehende Beläge auf den Tonsillen besonders der rechten. Der größte Belag mißt etwa 3 ligne im größten Durchmesser.

Der behandelnde Arzt hat Diphtherie festgestellt, obgleich noch kein Husten aufgetreten ist. Zweimal 20 Blutegel. Reichlicher Blutabfluß während 12 Stunden. 1 kg Ipecacuanhasirup im Verlauf von 3 Tagen. Häufiges Erbrechen.

Die Inspektion des Rachens ließ keinen Zweifel an der Natur des Leidens. Alle bis dahin gemachten Erfahrungen hatten so sicher das Unvermögen allgemeiner Therapie bei der Diphtheriebehandlung bewiesen, daß ich kaum an einen Erfolg der angewandten Mittel glaubte. Weder starke Abführungen noch lokale und allgemeine Aderlässe hatten je die Ausbreitung der Diphtherie und ihr Absteigen in die unteren Luftwege verhindern können.

Während dreier Tage erhielt ich vage, im allgemeinen befriedigende Auskünfte über den Zustand des Kindes. Diese Berichte standen in großem Gegensatz zu meinen Erfahrungen. Mir lag viel daran, die Veränderungen kennenzulernen, die die Beläge und die diphtherische Entzündung des Pharynx unter dem Einfluß der Aderlässe und Brechmittel durchgemacht hatten.

In dem Augenblick, als ich mich entschloß, weitere Erkundigungen einzuholen, wurde ich wegen drohender Gefahr zu einer neuen Konsultation zugezogen.

6. Tag: Beträchtliche Schwellung der seitlichen Halspartien. Stimmlosigkeit, seltener, rauher, kurzer Bellhusten, stinkender Atem.

Das Innere des Pharynx ist grau, mit schwärzlichen und fahlroten Flecken besetzt. Losgelöste und flottierende Membranfetzen täuschen organisches Gewebe vor, das in kalten Brand übergegangen ist.

Die unmittelbare Gefahr wird allseitig anerkannt. Nur die Behandlung mit Quecksilber scheint noch einige Aussicht auf Erfolg zu bieten. (Englisches Kalomel, halbstündlich 2 Gran.)

Seltener Husten, Somnolenz. Die Atemnot ist auf zwei verschiedene Hindernisse zurückzuführen. Die Verlegung der Luftpassage im Larynx wird durch ein Pfeifen angezeigt, das nicht mit dem durch Pharynxstenose hervorgerufenem gutturalen Röcheln verwechselt werden darf.

Am Abend cyanotische Verfärbung der bis dahin blassen Haut. Rasch fortschreitende Asphyxie. Mit Zucker vermischtes Kalomel bleibt auf den Lippen liegen. Während der Nacht Quecksilbereinreibungen der Arme und seitlichen Halspartiem. (2 dünne, dunkelgrün gefärbte Stühle.)

7. Tag: $4^1/_2$ Uhr morgens freiere Atmung. Häufiger, anhaltender, ein wenig feuchter und katarrhalischer Husten. Lebhaft geröstete, feuchte Zunge. Die Patientin spricht mit leiser, aber deutlicher Stimme und verspricht, folgsam zu sein.

Die durch den unerwarteten Wechsel zum Bessern wieder erwachten Hoffnungen erlöschen gegen Mitte des folgenden Tages. Erneute allgemeine Verschlechterung und nach 20 Stunden langsam ansteigender Asphyxie Exitus.

Die letzten Dosen Kalomel wurden nicht mehr aufgenommen, und die Haut war nicht mehr warm genug, die Quecksilbersalbe zu schmelzen.

114. Während der langdauernden Agonie Versuch, durch Sauerstoffinhalation das Leben zu verlängern, um dem Kalomel Zeit zur Wirkung zu geben. Auch hoffe ich, daß bei zeitweiser Beseitigung der Asphyxie die vielleicht schon teilweise abgestoßenen Membranen durch Husten expektoriert würden. Im allgemeinen tritt die Atemnot, die zeitweise durch den Auswurf der Membranen gebessert wird, bei Versagen der spez. Behandlung gleich wieder ein. In diesem Falle aber folgte eine Ruhepause, die mehr und mehr auf die Wirkung des Kalomels hoffen ließ.

Ein Sauerstoffstrahl wurde mit Hilfe einer Blase, die mit einem Rohr versehen war, gegen den Mund gerichtet. Obgleich dieser Versuch infolge Mangels an Sauerstoff und Hilfsapparatur nur kurz sein konnte, war ein deutlicher Erfolg zu verzeichnen. Die bläuliche Verfärbung der Lippen und des Gesichtes verloren sich. Der Stupor wurde sichtlich verringert. Unter günstigeren Umständen würde dieses Hilfsmittel vielleicht nicht zu verachten sein.

115. Hätte man durch Blasenpflaster nicht vielleicht die Schwellung der seitlichen Halspartien und dadurch die Atmung günstig beeinflussen können? Ich glaube kaum, da diese Therapie in keinem Verhältnis zum Übel steht. In den letzten Stadien verlängert sich das Leben nur durch Abschwächung der Zirkulation, und alles, was diese belebt, kann nur das traurige Ende der Krankheit beschleunigen.

116. Der anatomische Charakter der Diphtherie war zu dieser Zeit schon durch zahlreiche Untersuchungen geklärt. In bezug darauf war der Fall ohne Interesse. Aber in anderer Hinsicht waren nützliche Aufklärungen zu erwarten. Vielleicht hatte das Kalomel sichtbare Veränderungen hervorgerufen, aus denen zu ersehen war, ob nicht doch diese Therapie, wenn auch nicht heilen, so doch den Fortschritt der Krankheit hindern und damit günstigere Bedingungen für den Erfolg der Tracheotomie schaffen könnte.

Sektion 18 Stunden p. mortem. Äußerer Befund: Starke Schwellung der seitlichen Halspartien. Mittlerer Ernährungszustand, Leichenfarbe der ganzen Körperoberfläche.

Thorax. Lufthaltige Lungen von rosiger Farbe. In den dorsalen, abschüssigen Teilen dunkler gefärbt. Die Schleimhaut der Bronchien ist weiß. Anzeichen der Erkrankung finden sich erst in der Trachea. Im mittleren Abschnitt einige violette, dunkler gestichelte, undeutliche Fleckchen. Stärker konfluierende, weniger verwaschene weiter aufwärts. Die Membran, die das obere Drittel des Luftweges auskleidet, endet einen Daumen breit oberhalb der diphtherischen Rötung in einem frei flottierenden, dünnen, unregelmäßigen, ausgefransten Rand. In der Höhe des Larynx wird sie adhärenter, dicker und verschließt die Glottis fast vollständig. An dieser Stelle ist sie nicht mehr von der stärker geröteten Schleimhaut zu trennen. Die Wände des Pharynx bieten das Bild eines kalten Brandes im letzten Stadium. Abgerissene Fasern, übereinandergeschichtete, hängende, schwarzgraue und schmutzigweiße Lamellen täuschen dicke Schorfe vor, die in Abstoßung begriffen sind. Die Zerklüftung der Tonsillen scheint die Folge eitriger Einschmelzung zu sein. Aber diese scheinbaren Veränderungen sind nur die Folge der Verfärbung und der mehr oder weniger weit fortgeschrittenen Abstoßung und Auflösung der Membranschichten, die durch Auflagerung nach und nach die Dicke der Beläge verstärkt haben. Obwohl sich schon während des Lebens große Fetzen von der Oberfläche der Tonsillen abgestoßen haben, sind sie noch von dicken Belägen umhüllt, die ihr Volumen verdoppeln. Die prominentesten Punkte sind gerötet und mit Ecchymosen besetzt.

Starke Beeinflussung der diphtherischen Entzündung an der Basis der Zunge, den seitlichen Pharynxpartien und allen Stellen, mit denen das Kalomel länger und unmittelbar in Berührung gekommen ist. Die Entzündung ist hier so weit zurückgegangen, daß man die Erkrankung dieser Stellen bezweifeln könnte, wenn nicht die Überreste der Beläge in den Schleimhautfalten und eine leichte Farbänderung wäre, analog einer fast resorbierten Ecchymose. Pseudomembranen tapezieren das Innere der Nase aus. Sie haben dort ihre ursprüngliche Farbe bewahrt, sind gelbweiß, haften wenig auf der Schleimhaut und sind so elastisch, daß man heftig zerren kann, ohne sie zu zerreißen. Durch die gutturale Öffnung sind sie jedoch nur mit Nachhilfe von vorne herauszuziehen. Sie schmiegen sich genau den Gängen und Vorsprüngen der Nasenhöhle an.

Die der Schleimhaut aufliegende Seite der Beläge ist mit Papillen besetzt. Dies sind die in die Folikelöffnungen eindringenden Fortsätze der Beläge. Die Pseudomembranen erreichen den Naseneingang und überschreiten ihn sogar. Aber obwohl der Stockschnupfen einer Nasendiphtherie zugeschrieben wurde, hatte keiner der Ärzte, die das Kind täglich mehrmals sahen, das Fortschreiten der Beläge nach außen bemerkt. So sehr entgehen die sinnfälligsten Veränderungen der Aufmerksamkeit, wenn man nicht darauf gefaßt und vorbereitet ist.

Die Ausdehnung, die die Diphtherie schon zu Beginn der Quecksilberbehandlung angenommen hatte und noch aufwies, als eine Tracheotomie in Frage kam, läßt nicht daran zweifeln, daß diese Operation nur den Eintritt des Todes hinausgeschoben hätte.

Allgemeiner Überblick über die Epidemie in Tours von 1818—1821.

118. Vor der Ankunft der Vendée-Armee waren die meisten Ärzte der Stadt in ihrer Praxis noch keiner malignen Angina begegnet. Ich selbst habe sie mit Sicherheit nur zweimal gesehen. In allen anderen Fällen hat der rasche therapeutische Erfolg bei Symptomen, die die Mütter in ihrer besorgten Zärtlichkeit sicherlich übertrieben, mich stets an der Diagnose zweifeln lassen. Die maligne Angina brach zunächst in der Umgebung der Hauptkaserne aus. Unter den Soldaten herrschte die mit Belag einhergehende Entzündung des Zahnfleisches vor. Bei einigen trat jedoch auch die Diphtherie auf, die sich entweder vom Mund auf den Pharynx fortsetzte oder primär auf den Tonsillen entstand. Ein 23jähriger Soldat starb innerhalb von 4 Tagen. Der Krankheitsverlauf wies alle Symptome des Krupps auf, der in diesem Stadtteil grassierte und besonders die Kinder befiel. Da sämtliche Symptome dieser Krankheit vorhanden waren, erhob sich nicht der geringste Zweifel an der Diagnose.

119. Stimmwechsel, eigenartiger Husten und Erstickungsanfälle, die gegen Ende der 3—4 Tage währenden Krankheit immer häufiger einander folgten, stützten die Diagnose, zumal der Pharynx keine besonderen Erkrankungserscheinungen aufwies und kaum nennenswerte Schluckbeschwerden bestanden.

Junge Kranke klagten häufig überhaupt nicht über Schluckbeschwerden, und selbst aufmerksamsten Beobachtern entging der Beginn der Erkrankung.

120. N. R. beobachtete bei seinem ältesten 10jährigen Sohne den Beginn einer Diphtherie. Das Übel wich einer zwei- bis dreimaligen lokalen Behandlung, sodaß R. glaubte, die Gefahr der Krankheit überschätzt zu haben. Einige Tage später schien ein anderes seiner Kinder, das 8 Jahre zählte, weniger munter als sonst. Erschreckt durch eine Schwellung am linken Kieferwinkel, inspizierte Dr. R. den Pharynx. Die linke Tonsille war geschwollen und von Belägen bedeckt, die sich hinter den

hinteren Gaumenbogen und nach abwärts dem Blick entzogen. Das Kind klagte nicht über Halsschmerzen. Noch am selben Abend wurde die befallene Tonsille touchiert; allerdings nur in geringer Ausdehnung und mit einer sehr schwachen Mischung von Salzsäure und Honig. Am anderen Tage war die Stimme verändert, Husten kam hinzu, Erstickungsanfälle traten auf. Nur geringes Fieber, ungestörter Appetit. Die Nacht war schlecht. Am folgenden Tage fühlte sich das Kind besser, der Husten nahm jedoch mehr und mehr bösartigen Charakter an: er wurde selten, kurz und rauh. Der Appetit blieb gut. Den Tag über saß und spielte der Kleine in seinem Bettchen. Die Großeltern verstanden nicht, warum man um das Leben eines so gesund erscheinenden Kindes besorgt sein sollte. Um 3 Uhr trat ein schwerer, von Röcheln begleiteter Erstickungsanfall ein, und das Kind war tot.

121. Obwohl man längst aus anatomischen Untersuchungen gelernt hatte, daß die Diphtherie fast immer im Pharynx beginnt, kam es vor, daß aus Mangel an Aufmerksamkeit, oder weil sich die Kinder der Racheninspektion widersetzten, man dort intra vitam nichts entdeckte, während nach dem Tode die Dicke und die dunkle Verfärbung der Beläge, die sich von den Tonsillen bis zu den Choanen und den unteren Luftwegen ausdehnten, keinen Zweifel an dem Ausgangspunkt und dem Weg der Affektion ließen. Wenn so im Anfang der Tod mehrerer Kinder nicht auf die wahre Ursache zurückgeführt wurde, so verfiel man später in den gegenteiligen Irrtum. Die Furcht, die stets die Gefahr aufbauscht, sah Diphtherie bei den geringsten Halsschmerzen. Dadurch wurde viel Verwirrung in wichtigen therapeutischen Fragen angerichtet.

122. Die maligne Angina stand bei der Vendée-Armee etwa in einem Verhältnis von 1 : 9 zur skorbutischen Gangrän des Zahnfleisches.

Unter den Stadtbewohnern war diese letzte Erkrankung sehr selten. Daß dieser Unterschied auf den Gebrauch gemeinsamer Trinkgefäße bei den Soldaten zurückzuführen sei, habe ich schon erwähnt. Die Zahl der sicher an der Epidemie Verstorbenen geht nicht über 150 hinaus.

Wenn man im Anfang auch einige Fälle übersehen hat, so kann deren Zahl nicht groß sein. Auf die Gesamtheit kann man kaum 20 Erwachsene zählen. Allerdings wurde eine weit größere Zahl, als dieses Verhältnis anzudeuten scheint, von der Krankheit befallen. Aber die Heilerfolge waren bei ihnen besser als bei den Kindern. Ich kann bestätigen, daß mehr als 150 von Kollegen durch lokale Behandlung geheilt worden sind.

123. Trotz eifrigster Nachforschungen kann ich keinen Fall von Spontanheilung nachweisen. Man findet sie jedoch bei anderen Autoren erwähnt. Da die Diphtherie aber häufig mit anderen Affektionen verwechselt wird, dürften Zweifel an der Wahrheit dieser Beobachtung berechtigt erscheinen. (Siehe Beschreibung der gangränösen Halsaffektionen von CHOMEL.)

124. Diese Frage bietet viele Schwierigkeiten. Unter den zahlreichen, in den medizinischen Zeitschriften veröffentlichten Fällen von Diphtherie finden sich mehrere, bei denen die Krankheit durch die Ausstoßung einer Membran beendet wird. Die Höhe des Fiebers, die Halsschmerzen und der ganze Verlauf der Krankheit scheinen jedoch

eine Entzündung ganz anderer Natur anzuzeigen. Ich selbst habe ein typisches Beispiel dieser sporadischen Erkrankung bei einer erwachsenen Frau beobachtet.

Ein von Fieber begleiteter, in den Larynx lokalisierter, heftiger Schmerz machte sich vor, besonders aber nach der Expektoration einer mit reichlichem, zähem Schleim ausgehusteten Membran bemerkbar. Sie war $1^1/_2$ ligne dick und glich wegen ihrer Durchsichtigkeit mehr einer pleuritischen Auflagerung als einem Diphtheriebelag. Ihre Form verriet, daß sie die Cartilago thyreoidea bis zu dem ersten Trachealring bedeckt hatte.

Vor, während und nach der Expektoration der Membran erfolgte schleimig-blutiger Auswurf. Während der Rekonvaleszenz hielt der rauhe Husten noch mehrere Wochen lang an.

125. Da die Läsion der Schleimhautoberfläche gewöhnlich eine membranöse Exsudation hervorruft, ist die Entstehung von Belägen im Larynx nicht als Zeichen einer bestimmten Entzündungsart zu deuten. Was in bezug auf die Diphtherie wahr ist, kann daher in bezug auf eine andersartige Entzündung sehr wohl falsch sein.

Um auch meinerseits zur Klärung dieser für die Praxis so wichtigen Frage beizutragen, habe ich alle Eigenarten der Diphtherie bis ins kleinste studiert.

126. Ich hoffe, im ersten Teil dieser Abhandlung bewiesen zu haben, daß die seit dem Altertum bekannte Diphtherie eine besondere Art der Entzündung darstellt, die den Charakter des Gewebes, wo auch immer sie sich entwickelt, unversehrt läßt.

Im zweiten Teil habe ich mich offen über die Unwirksamkeit der allgemeinen Mittel ausgelassen und zu beweisen versucht, daß zu Anfang der Erkrankung die lokale Behandlung, die schon den Alten großes Vertrauen einflößte, auch noch heute das Mittel der Wahl ist, und daß im vorgeschrittenen Stadium der Erkrankung nur die neueren Heilmittel in Betracht kommen, die auf das befallene Organ eine spezifische Wirkung ausüben.

Wenn ich nun am Schluß die Ergebnisse, über die ich der Akademie vielleicht schon zu lange geredet habe, mit den schon bekannten vergleiche, so sehe ich sie an Sicherheit gewinnen, was sie an Neuigkeit verloren haben. Das allein, denke ich, genügt, die Arbeit nicht ganz nutzlos erscheinen zu lassen.

Meiner Ansicht nach bilden die vielen und aufs peinlichste ausgeführten anatomischen Untersuchungen ein Bindeglied zwischen den neuen und alten Beobachtungen. Sie zeigen, daß die Diphtherie keine neue Krankheit, sondern der gewöhnliche Ausgang der malignen Angina ist. Wünschenswert wäre, wenn sie die Ärzte von der Wahrheit der schon gelösten Probleme in der Diphtherieforschung überzeugten, ihre Aufmerksamkeit auf noch ungelöste Fragen lenkten und verhinderten, daß die Erfahrungen der vorhergehenden Jahrhunderte für uns verlorengingen.

III. Abschnitt.

Nachträge und Krankengeschichten.

Über die skorbutische Gangrän.

127. Wenn eines Tages neue Untersuchungsergebnisse die Identität der malignen Angina und des Krupps bestätigen, wofür meiner Ansicht nach schon viele historische Dokumente sprechen, und gut beobachtete Fälle beweisen, daß ein seit Wochen an skorbutischer Gangrän Erkrankter nicht nur diese, sondern auch Krupp und maligne Angina übertragen kann, wird man die Notwendigkeit einer sorgfältigen und vorsichtigen Behandlung selbst der gutartigsten Form der diphtherischen Entzündung erkennen.

128. Ich war erstaunt, so wenig diphtherische Stomakace unter den Stadtbewohnern anzutreffen, obwohl diese Affektion unter den Soldaten der Vendée-Armee stark verbreitet war. Ich entdeckte, daß die kleine Zahl der Erkrankten sich an die Zahnärzte gewandt hatte, und die Affektion durch lokale Behandlung mit Salzsäure sofort zurückgegangen war. Später hatte ich Gelegenheit, einen 45jährigen Mann zu beobachten, der schwer davon gequält wurde. Das Zahnfleisch der Schneidezähne war besonders befallen. Dieser Mann war der Schwager einer Frau, die an maligner Angina schwer erkrankt war, und die er häufig besucht hatte.

Bei einem jungen Patienten verbreitete sich die Affektion von der Spitze der Zunge und dem Alveolenrand bis in den Rachen, wo sie durch lokale Behandlung zum Stehen gebracht wurde. Niemals habe ich jemand sterben sehen, der an skorbutischer Gangrän, maligner Angina und Krupp zu gleicher Zeit erkrankt war. Aber dieses Zusammentreffen zu beobachten, hatte ich schon Gelegenheit. Wenn das Zahnfleisch der Ausgangspunkt der Infektion war, ist die Aktivität der Diphtherie gering und ihr Fortschreiten so verlangsamt, daß man ihrer Ausbreitung auf den Larynx leicht zuvorkommen kann.

129. Gegen Ende der Epidemie erkrankten 8 Kinder im Alter von 9 bis 10 Jahren, die auf demselben Saal im Waisenhaus schliefen, an skorbutischer Gangrän des Zahnfleisches. Ein besonderer Umstand trat dabei auf, für den sich mir keine annehmbare Erklärung geboten hat: alle waren auf der rechten Seite erkrankt[1]).

Am zweiten Tage waren bei dreien die Mandeln der rechten Seite geschwollen und mit Belägen bedeckt. Die submaxillaren Drüsen waren stark vergrößert und schmerzhaft. Die Wange war geschwollen. Bei allen waren die Zungenränder und die Wangentaschen mit Belägen bedeckt. Die diphtherische Erkrankung hätte sich wahrscheinlich schnell auf den Larynx ausgedehnt, wenn ihrer Ausbreitung nicht durch Anwendung von konzentrierter Salzsäure entgegengetreten wäre,

---

[1]) Wenn man die Gewohnheit, auf der rechten Seite zu schlafen, nicht als Ursache annehmen will.

deren Wirkung so schnell und gründlich eintrat, daß schon wenige Stunden nach der ersten Anwendung die Drüsenschwellung sichtlich vermindert war.

130. Kurze Zeit vor Ausbruch der Epidemie in Tours starben 16 Personen in einem Dörfchen des Departements Loir-et-Cher an einer gangränösen Halsentzündung, deren Symptome der von mir beobachteten Krankheit analog zu sein schienen. Ich hörte an Ort und Stelle von dem Heilgehilfen, der die Kranken behandelt hatte, daß mehrere Kinder an Krupp gestorben seien, bevor man ihnen hätte Hilfe bringen können, daß aber einer dieser kleinen Kranken sicherlich gerettet wäre, wenn er nicht schon einige Tage vor Ausbruch der Diphtherie an Skorbut gelitten hätte.

Ich gestehe, daß ich in der Vereinigung dieser beiden, so verschieden beurteilten Affektionen nur ein Zusammentreffen zweier gewöhnlicher Äußerungsformen der diphtherischen Entzündung sehe.

131. Van Swieten, der die Identität des skorbutischen Gangrän und der malignen Angina erkannt hat und seine Ansicht auf das Zeugnis Aretius' stützt, hat sicherlich keine Gelegenheit gehabt, ihre Beziehung zum Krupp zu verfolgen. Er folgte dem Beispiel der Alten und trennte die Erkrankung des Pharynx nicht von der der Trachea. Durch das äußere Bild getäuscht, nahm er die Beläge für wirkliche Schorfe. Daß er die diphtherische Stomakace, die bei Kindern ziemlich häufig gefunden wird, von der Gangrän des Mundes nicht unterscheidet, ist somit nicht erstaunlich.

Über den Wangenbrand.

132. Ich habe diese ernste Erkrankung, die eine wirkliche Gangrän bedeutet, einmal bei einer 27jährigen Frau beobachtet.

Dr. Guersent, der sie häufig im Kinderhospital beobachtet hat, glaubt, daß sie nicht immer denselben Ausgangspunkt habe.

In 5 Fällen war sicher die Wurzelcaries eines Molaren und die anschließende Nekrose seiner Alveole die Quelle des Übels, das auf das Zahnfleisch, den Kiefer und die Wange übergriff. Dieser Übergang auf eine angrenzende Fläche ist um so erwähnenswerter, als diese Art der Ausbreitung vielen Krankheiten gemeinsam ist.

133. Wenn auch zu Beginn diese schwere Erkrankung mit Diphtherie verwechselt werden kann, so kann dieser Irrtum nicht von langer Dauer sein. Die Gangrän breitet sich rasch und tief in das organische Gewebe aus und durchsetzt bald die Wange in ihrer ganzen Dicke. Sie zeigt sich nach außen durch einen Schorf auf der Haut, der von einer ödematösen Schwellung der ganzen Gesichtshälfte umgeben ist. Manchmal breitet sich der gangränöse Fleck nicht weiter aus. Eine Zone von hellroter Färbung umgibt ihn und scheint anzuzeigen, daß eine Demarkationszone zwischen totem und lebendem Gewebe im Entstehen ist. Aber gewöhnlich schreitet die Gangrän nach diesem schwachen und erfolglosen Abwehrversuch weiter, und der Kranke geht zugrunde.

134. Man hat vorgeschlagen, den Schorf der Wange gleich zu Beginn mit einem glühenden Eisen zu durchbohren. Diese energische Therapie ist in Paris im Kinderkrankenhaus mit Erfolg angewandt worden.

Wahrscheinlich war die Krankheit weniger schwer als bei dem von mir erwähnten Falle. Vergeblich habe ich versucht, die Nekrose der Wange durch Kauterisation zum Stillstand zu bringen. Die Läsion, die man außen sah, war nur ein Teil von weit beträchtlicheren Zerstörungen. Denn während das Gangrän per continuitatem auf die Wange übergriff, hatte es sich tief durch den ganzen Alveolarfortsatz bis zur Basis der Zunge ausgedehnt.

135. Der Foetor ex ore ist bei beiden Krankheiten der gleiche. Vielleicht bietet die diphtherische Stomakace einen noch abstoßenderen Anblick als der wirkliche Brand. Trotz ihrer Ähnlichkeit sind diese beiden Krankheiten bei geringer Aufmerksamkeit leicht zu unterscheiden. Beim Brand ist das organische Gewebe selbst unverändert. Selbst bei veränderter Farbe hat es noch die Struktur bewahrt. Da die Zersetzung plötzlich eintritt, ist der Zusammenhang des Gewebes zunächst nicht gestört. In dem Maße, als sich die pathologischen Veränderungen vom Zentrum und der Tiefe aus an die Oberfläche ausbreiten, werden die befallenen Gewebe unempfindlich und blutleer. Die diphtherischen Beläge hingegen sind leicht zerreißbar, so dick und fest sie auch sein mögen. Zum wenigsten sind sie leicht von der Schleimhautoberfläche abzureißen, die dann leicht blutet.

136. Der Irrtum ist noch leichter zu vermeiden, wenn man den Verlauf der Erkrankung verfolgen kann. Ich komme nicht auf das oben Gesagte zurück und füge nur hinzu, daß man zu Beginn der Erkrankung am befallenen Zahnfleisch 3 Zonen unterscheiden kann: einen gräulichen, ulcerösen, von einer weißen Linie begrenzten Saum, der durch eine dunkelrote prominente Zone von dem gesunden Gewebe getrennt ist. Dieser Saum, der auf den frisch befallenen Stellen weiß ist, läßt sich leicht ablösen. Er besteht aus einer festen und so zähen Substanz, daß sich im Auswurf ausgebuchtete Substanzfetzen vorfinden, die ihre ursprüngliche Form bewahrt haben.

Wenn die Affektion auf die Schleimhaut der Lippen und der Wangen übergreift, bilden sich weiße Plaques membranöser Natur, die sich mühelos abziehen lassen. Die entblößte Oberfläche ist weder geschwollen noch verdickt. Sie ist nur leichtgerötet und mit kleinsten Pünktchen von tieferem Rot besetzt, die leicht Blut austreten lassen. Später tritt eine leichte Erosion ein. Erst dann haften die Beläge fester. verfärben sich und nehmen die verschiedenen, in den vorhergehenden Kapiteln schon beschriebenen Bilder an.

Über die Quecksilberstomatitis.

137. Die Unterschiede zwischen der Stomatitis mercurialis und der diphtherischen Stomakace sind weniger leicht zu erkennen. Bei beiden Krankheiten läßt die entzündete Oberfläche Blut austreten. Die Quecksilberstomatitis ist weniger umschrieben und ergreift von Anfang an beide Seiten des Mundes. Die geschwollenen Zungenränder weisen

den Abdruck der Zahnreihe aus. Zahlreiche und weniger ausgedehnte Erosionen bedecken sich mit adhärenteren, festen Belägen, die sich nicht nach Art der diphtherischen Beläge abheben lassen. Sie sehen weniger wie Membranen und organisches Gewebe aus. Zum Schluß sind anamnestische Angaben, die meistenteils leicht zu erheben sind, bei der Diagnose von großem Wert.

138. Noch eine andere, mit Belägen einhergehende Stomatitis kann diphtherische Stomakace vortäuschen. Ein Häutchen, das durch seine Farbe an geronnene Milch erinnert, überzieht dabei gleichmäßig die ganze Mundoberfläche.

Billard, Praktikant am Hospital in Antwerpen, hat mir über eine mit Belägen einhergehende epidemische Erkrankung, die 1822 in dieser Stadt besonders bei den Soldaten der Garnison herrschte, sehr interessante Nachrichten zukommen lassen. Zwischen dieser Krankheit und der diphtherischen Stomakace besteht aber eine so große Übereinstimmung, daß ich die kleinen Differenzen, die beobachtet wurden, auf die zufälligen Umstände zurückführen möchte.

Therapie der skorbutischen Gangrän oder diphtherischen Stomakace.

139. Wenn es auch in bezug auf die Diagnose sehr wichtig ist, die Diphtherie mit ihrer Tendenz, sich auf die Luftwege auszubreiten, von allen anderen mit Belägen einhergehenden Erkrankungen zu unterscheiden, so ist in bezug auf die Therapie die Verwechslung der verschiedenen, oben beschriebenen Affektionen weniger wichtig. Gleich schnell weichen fast alle derselben lokalen Behandlung. Ich habe schon erwähnt (105), daß weniger die Ausdehnung als vielmehr die Dauer des Leidens die Heilung der Stomakace beeinflußt. Je mehr sich die zunächst sehr oberflächliche diphtherische Entzündung in die Länge zieht, desto tiefer wird die begleitende Erosion, die langsam, aber unabwendbar die Adhärenz des Zahnfleisches am Collum zerstört.

140. Einige erst wenige Tage währende Stomakace wird durch konzentrierte Salzsäure, die zweimal im Verlaufe von 48 Stunden mit einem Pinsel aufgetragen wird, aufs günstigste beeinflußt. Die Heilung erfolgt rasch, ohne daß eine Wiederholung der Therapie notwendig ist. Wenn jedoch die Diphtherie schon lange besteht, hat die lokale Behandlung zu Beginn den gleichen Erfolg. Der Fortschritt der Heilung stockt aber bald, und das Übel bleibt stationär. In diesem Falle handelt es sich nicht mehr um eine einfache Entzündung. Es bestehen wirkliche Erosionen, und der Substanzverlust erfordert längere Zeit zur Vernarbung. Um ein Rezidiv zu vermeiden, müssen die Salzsäurepinselungen wieder aufgenommen werden. Wenn sie aber zu oft angewandt werden, zeigen sich die Nachteile der Kauterisation (103).

142. Die lokale Behandlung des Zahnfleisches erfordert besondere Aufmerksamkeit. Da die Diphtherie gewöhnlich den gebuchteten Rand und die Zwischenräume der Zähne befällt, ist es notwendig, mit Hilfe eines kleinen Holzstäbchens oder gerollten Papiers die Salzsäure in die

Zwischenräume der Zähne und mit allen befallenen Stellen in Berührung zu bringen.

Zur Betupfung einer ebenen Fläche genügt ein Leinenbausch oder ein Schwämmchen.

Wenn diese Vorsichtsmaßregeln vernachlässigt werden, kann die skorbutische Gangrän nach einigen Tagen scheinbarer Heilung wieder von neuem in Erscheinung treten.

143. Sobald die Diphtherie ihren spezifischen Charakter verloren hat, ist oft ein adstringierendes, saures, alkoholisches Gurgelwasser von Nutzen.

144. Desgleichen ist arg. nitr. zur Beseitigung langwährender, ödematöser Schwellung des Zahnfleisches sehr empfehlenswert[1]).

In einem Falle, wo infolge tieferer Ablösung des Zahnfleisches der freie und flottierende Rand den Patienten sehr belästigte, beseitigte ich diese Unbequemlichkeit durch Abtragen dieses Randes mit einer gekrümmten Schere und durch Ätzung der befallenen Oberfläche mit arg. nitr. tags darauf.

145. Wenn die skorbutische Gangrän größeren Umfang angenommen hat und längere Zeit besteht, ist die Entblößung der Wurzel und die Lockerung der Zähne die gewöhnliche, durch nichts rückgängig zu machende Folge.

---

[1]) Das arg. nitr. ist ein Ätzmittel, das durch seine Verbindung mit dem organischen Gewebe dies abtötet und Schorfe bildet. Die Vorstellung, die man sich von einer Ätzwirkung macht, ist jedoch übertrieben. Wenn man es auf die durch chronische Entzündungen verdickte Schleimhaut bringt, kann ihr Wuchern unterdrückt werden, ohne daß ein wirklicher Substanzverlust entsteht. Ein Teil der Verbindung wird durch die Hydrochlorate, die reichlich im Schleim vorhanden sind, zerlegt und unwirksam. Ein anderer Teil tritt mit einem Teil des koagulierenden Schleimes in Verbindung und bildet mit dem entstehenden Silberchlorür ein weißes Häutchen, das das Epithel sehr gut ersetzen kann, wie SCARPA bei der Besprechung der Behandlungsweise der Corneaulceration sehr richtig bemerkt. Das, was nach einer oberflächlichen Anwendung noch freibleibt, zerstört nicht das organische Gewebe, sondern beeinflußt nur seine vitalen Eigenschaften. Der Erfolg dieser Medikation, die oft in wenigen Tagen die vasculäre Schwellung der Conjunctiven beseitigt und eine gräuliche Ulceration der Cornea zur raschen Vernarbung bringt, kann nicht durch Gewebszerstörung erklärt werden.

Seit einigen Jahren habe ich mich im allgemeinen Krankenhaus mit großem Erfolg einer sehr einfachen Methode bedient, um das arg. nitr. auf die Cornea und in eine größere Tiefe zu bringen. Ich befestige die Menge, die ich applizieren will, an der Spitze eines silbernen Stilets. Der Vorgang ist einfach. Da die Verbindung das mit nicht zu viel Kupfer versetzte Silber nicht angreift, braucht man nur das Stilet in der Flamme einer Kerze zu erhitzen und das zu überziehende Ende mit einem Stück arg. nitr. in Berührung zu bringen. Die durch die Hitze des Metalls verflüssigte Substanz setzt sich auf seiner Oberfläche fest, überzieht es und bildet eine Lage, deren Dicke und Ausdehnung man nach Belieben variieren kann.

Wenn man sich z. B. zur Ätzung einer Ulceration der Cornea des stumpfen, mit einem Stückchen Ätzmittel gleich einem Talgtropfen versehenen Endes eines Stiletts bedient, kann man die gewünschte Menge auf die Oberfläche und bis zum Grund der Ulceration bringen, ohne daß die Augenlider, die sich unwillkürlich kontrahieren, den größten Teil der Wirkung abfangen, was schwer zu vermeiden ist, wenn man sich eines in Bleistiftform geschnittenen Ätzstiftes bedient.

Die Dauer der Krankheit nach dem Aspekt zu beurteilen, ist schwer. Membranöse, fetzenartig herabhängende Schorfe vortäuschende Beläge oder tiefe Excoriationen mit weißgelblichem Grund, die gangränösen, die Wange durchbrechenden Ulcerationen gleichen, können das Resultat einer erst wenige Tage bestehenden Entzündung sein. Die Täuschung kommt im ersten Fall durch die Dicke der sich ab- und auflösenden Membranen zustande, im letzteren dadurch, daß die scheinbare Tiefe der Ulcerationen durch die Schwellung der sie umgebenden Schleimhaut vorgetäuscht wird. Später ist man erstaunt, eine als so ernst angesehene Krankheit im Verlauf von 5—6 Tagen auf lokale Behandlung zurückgehen zu sehen, ohne die geringsten Spuren zu hinterlassen, während eine gräuliche, wenig ausgedehnte, aber alte Erosion des Zahnfleischrandes auf Wochen der gleichen Behandlung widerstehen kann.

Über die Diphtherie des Pharynx.

Krankengeschichten.

10. Fall.

146. M., Soldat im 44. Linienregiment, von kräftiger Konstitution, kommt am 3. Krankheitstag zur Aufnahme. Starke Schwellung der Halsdrüsen und des Unterhautzellgewebes der seitlichen Halspartien. Foetor ex ore. Schluckbeschwerden. Dicke, zum Teil abgelöste Beläge von grauer oder weißlicher Farbe erstrecken sich von der stark geschwollenen, rechten Mandel auf die entsprechende Seite des Zäpfchens. Etwas beschleunigter Puls.

Lokalbehandlung. (Konzentrierte Salzsäure, 80 Tr., 4 Gran Honig.)

4. Tag: Die Schwellung des Unterhautzellgewebes hat sich zurückgebildet. Die Lymphdrüsen sind noch geschwollen.

Die Tonsille ist weniger geschwollen. Ihre Beläge haben zum großen Teil die schmutzige Verfärbung verloren. Nach drei weiteren, einmal täglich wiederholten Salzsäureanwendungen bleibt im Pharynx nicht die geringste Spur einer Entzündung zurück. Am 6. Tag vollständige Heilung. Patient wird entlassen.

147. Weitere Krankengeschichten dieser Art dürften ohne Interesse sein. Die diphtherische Angina kann, sich selbst überlassen, hin und wieder sich auf den Pharynx beschränken, ohne die unteren Luftwege zu befallen. Sie kann, wie ich gesehen habe, in diesem Falle eine so abschreckende Gestalt annehmen, daß sie Brand vortäuscht.

Der davon befallene Soldat gab an, erst seit 10—12 Tagen Schluckbeschwerden zu haben. Daß das Übel im Rachen während einer so kurzen Zeit so großen Umfang hatte annehmen können, war kaum zu verstehen. Ein Tumor von beträchtlicher Größe nahm die Stelle der linken Mandel ein und schob das Gaumensegel nach vorn. Der livide Farbton und die zerklüftete Oberfläche ließ die Geschwulst einer carcinomatösen Wucherung gleichen. Die viel weniger geschwollene rechte Tonsille war mit schmutzigweißen Belägen bedeckt. Die Lymphdrüsen der seitlichen Halspartien waren stark geschwollen besonders rechts.

Nach Aussage des Kranken, der nur mit großer Mühe sprechen konnte, war die Schwellung am linken Kieferwinkel noch viel stärker gewesen.

Ich gestehe, daß ich die maligne Angina unter diesem ungewöhnlichen Bilde leicht hätte verkennen können, wenn nicht schon andere, während der Epidemie gemachte Erfahrungen mich die enormen Schwellungen, die manchmal die Rachendiphtherie begleiten, hätten kennenlernen lassen. Lokale Behandlung des Tumors mit konzentriertem Arg. nitr. hatte seine rasche Volumenabnahme zur Folge. Der Foetor ex ore verlor sich. Die geschwollene Mandel bedeckte sich mit weißen oder gelben Belägen und bot das gewöhnliche Bild der Pharynxdiphtherie. Die der rechten Seite blieb unverändert. Die Stimme wurde artikulierter, und der Kranke klagte kaum mehr über Schluckbeschwerden. Zugleich nahmen die Lymphdrüsen an Umfang ab, und am 10. Tage der Behandlung blieb als einziges Zeichen dieser so ernst erscheinenden Erkrankung eine leichte Vergrößerung der linken Mandel, die sich nach mehreren Wochen noch nicht verändert hatte und zweifellos auch weiter bleiben wird.

Über die Diphtherie der Trachea.

Krankengeschichten. — Anatomische Befunde.

Sektion von 5 in derselben Woche an Krupp verstorbenen Kindern — Ende November 1819 —.

11. Fall.

Über Krankheitsverlauf und Therapie habe ich nur ungenaue Angaben erhalten können.

N. Léper, 4 Jahre alt, gute Konstitution. Krankheitsdauer 34 Stunden. Keine Schluckbeschwerden. Alle Symptome des Krupps. Tod an Asphyxie. In den letzten Augenblicken wurde Foetor ex ore festgestellt.

Behandlung. Wiederholte Gaben von mineralischem Kermes. Erbrechen. Darmentleerungen. Kettenförmig um den Hals gelegte Blasenpflaster.

Sektion 36 Stunden p. mortem. Der Teil der Tonsillen und des Gaumensegels, der beim Öffnen des Mundes übersehen werden kann, zeigt außer leichter Schwellung keinen pathologischen Befund. Ein membranöser, gelbweißer Belag bedeckt alle jenseits des Isthmus faucium liegenden Partien. Die Membranen erreichen auf den zueinander gewandten Seiten der Tonsillen ihre größte Dicke und Konsistenz. Sie sind hier schon grau verfärbt, ein Zeichen, daß diese Partien der Ausgangspunkt der Krankheit waren. Sie finden sich in dünnerer Schicht auf der Rückseite des Gaumensegels und reichen bis zu den Choanen herauf. Nach unten steigen sie in den Pharynx bis zum Oesophagus herab, bedecken die beiden Seiten der Epiglottis und machen bei den Ventriculi laryngis Halt.

Die Trachea ist mit weißen, opaken, leicht koaguliertem Schleim belegt[1]). Der gleiche Schleim verstopft die Bronchien.

Die Schleimhaut der Trachea ist weder rot noch geschwollen, nur leicht injiziert; die der Bronchien und ihrer Hauptverzweigungen zeigen nur geringe Entzündungszeichen. Nichts deutet auf eine Entzündung der Lungen, deren abhängige Teile mit Blut überfüllt sind.

Die Beläge lassen sich mehr oder weniger leicht von der Unterlage abheben. Sie sind durch feinste, elastische Fäden mit der Schleimhaut verbunden, die sich anspannen und in die Länge ziehen, bevor sie reißen. Auf der so entblößten Schleimhautoberfläche Veränderungen festzustellen, ist schwer. Nur, wo die Beläge fester hafteten, sieht man kleine Erosionen. Die Unterfläche der Beläge, die diesen Stellen entsprechen, ist mit Blut befleckt.

Eine oberflächliche Inspektion würde eine tiefe Ulceration der Tonsillen annehmen lassen. Die Beläge senken sich tief in die Schleimhautfurchen

---

[1]) Im Verlauf der Epidemie habe ich oft diese Beobachtung gemacht. Die Koagulation des Schleimes, der aus der diphtherisch erkrankten Oberfläche austritt, ist ein charakteristisches Merkmal, durch das sich diese Exsudation von dem klebrigen und zähen Produkt katarrhalischer Entzündung unterscheidet.

ein. Schält man sie stumpf von den vorspringenden Punkten der Mandel ab, könnte man die weiße Masse, die in den Schleimhautlacunen zurückbleibt, leicht für Eiter ansehen. Aber der seitliche Druck läßt anstatt Eiter Membranfetzen zutage treten. Es ist kaum glaublich, daß die so gereinigte Schleimhaut der Sitz eines pathologischen Prozesses gewesen ist.

12. Fall.

149. N. Arch., 4 Jahre alt, Krankheitsdauer 48 Stunden. Alle Kruppsymptome vorhanden. Bei der Racheninspektion werden Beläge auf den Mandeln festgestellt. Der Tod des Kindes wird jedoch von dem behandelnden Arzt Askariden zugeschrieben.

Behandlung. Blutegel am Hals, Brech- und Wurmmittel.

Sektion 36 Stunden p. mortem. Gleicher Befund von Pharynx, Tonsillen und Gaumensegel wie bei den vorhergehenden Fällen. Die Beläge erstrecken sich dünner werdend bis zu den ersten Verzweigungen der Bronchien. In der Trachea lassen sie sich leicht ablösen, im Larynx und im Rachen haften sie etwas fester.

13. Fall.

150. Em. Nasl, 7 Jahre alt. Zarte Konstitution. Seit 3—4 Tagen hinter einer der Mandeln weißer Fleck[1]).

Unpäßlichkeit, keine Schluckbeschwerden.

Der Fleck nimmt an Ausdehnung zu. Am 4. Tage heftiger Ausbruch aller Kruppsymptome. Während der Nacht verstärkte Anfälle. Am 5. und 6. Tage Auswurf von Membranen. Freiere Atmung. Die Besserung erweckt die größten Hoffnungen. Am 7. oder 8. Tage Exitus.

Kurz vor dem Tode Feststellung von Membranen im Rachen.

Behandlung. Bäder, Fußbäder, Cochenille in starken, häufig wiederholten Gaben. Kettenförmig um den Hals gelegte Blasenpflaster, die bis unterhalb der Clavikel reichen. Senfpflaster auf Füße und Beine.

Sektion. Die Eröffnung der Leiche konnte erst 6 Tage p. mortem stattfinden.

Äußerer Befund. Die grüne Verfärbung der Bauchdecken ist auf den ganzen Rumpf übergegangen. Die Epidermis der vorderen Halspartien ist vom Kinn bis unterhalb der Clavikel abgehoben, desgleichen durch Senfpflaster auf dem unteren Drittel beider Beine.

Ein dicker, membranöser Belag bedeckt den Rachen und den hinteren Teil der Nasengruben. Auf den prominenten Punkten ist er zweifellos infolge Fäulnis erweicht, in allen Vertiefungen aber noch fest.

Wenn nicht schon frühere Erfahrungen gelehrt hätten, sich nicht durch den Anschein täuschen zu lassen, würde man glauben, ulcerierte, von reichlichem Eiter überspülte Oberflächen vor sich zu haben. Nachdem aber die Membranreste entfernt und aus den Schleimhautfalten ausgedrückt sind, sieht man, daß im ganzen Pharynx von einem wirklichen Substanzverlust keine Rede sein kann. In der Trachea zerfließt der Belag nur auf der freien Oberfläche. Er haftet plaqueartig auf der kaum geröteten Schleimhaut. Im Larynx ist er sehr viel dicker[2]).

---

[1]) Die Krankheit scheint durch eine Amme, die kurz zuvor zwei erwachsene, an Diphtherie verstorbene Brüder gepflegt hatte, übertragen zu sein. Zu bemerken ist jedoch, daß der Säugling nicht infiziert wurde.

[2]) Obwohl man in diesem Falle während des Lebens nach Belägen im Pharynx gesucht hatte, hatte man sie mit der nackten Schleimhautoberfläche verwechselt. Gewiß wird die Erkrankung der Tonsillen und des Rachens noch häufiger übersehen, wenn die Symptome des Krupps das Krankheitsbild beherrschen, da sich in diesem Falle wahrscheinlich alle Untersuchungen auf die Feststellung von Membranen in den unteren Luftwegen beschränken werden.

14. Fall.

151. Paul, 5 Jahre alt. Gleich zu Beginn der Erkrankung werden Membranen im Rachen festgestellt.

3. Tag: Krupphusten, geringer Foetor ex ore, keine Schluckbeschwerden. Tod im Erstickungsanfall am 4. Tage.

Sektion. Ausbreitung der Membranen bis in die kleinsten Bronchien. (Starke Lymphdrüsenschwellung wie in den drei vorhergehenden Fällen.)

15. Fall.

152. 3 Tage nach dem Tode dieses Kindes Indisposition seiner 8 Monate alten Schwester. Schreien, Unruhe, Fieber. Verweigerung der Brust. Am anderen Tage Zunahme aller Symptome.

3. Tag: Husten, Atemnot, trübe Augen, Schwellung der Parotisgegend. Der Rachen bedeckt sich mit grauen Belägen. Konzentrierte Salzsäureapplikationen im Rachen mit Hilfe eines Schwammes. 2 Blutegel auf die Processi mastoidei. Inhalationen.

Am anderen Tage hellerer Blick, geringes Fieber. Fortsetzung der Behandlung während 3 Tagen. Morgend- und abendliche Anwendung der Salzsäure. Keine Zunahme des Hustens. Verstärkte Atemnot. Kleiner frequenter Puls, Tod am Morgen des 6. Tages.

Man vermutet, daß die Salzsäureapplikationen zu häufig und zu energisch gewesen seien.

Sektion. Die Zungenschleimhaut scheint durch die lokale Behandlung ziemlich tief verändert zu sein. Die weiße, einheitliche Verfärbung der vorderen Fläche des Gaumensegels und der Mandeln ist sicherlich auf die Kauterisation zurückzuführen. Membranen werden erst jenseits des Isthmus faucium gefunden. Sie steigen bis zu den Choanen herauf, wo sie sehr dick sind. Im Larynx gehen sie nicht über die Epiglottis hinab. Keine Rötung der Trachealschleimhaut, kein Belag und keine Veränderung der Bronchien. Die derbe Infiltration des hinteren Teiles des linken Unterlappens scheint teils einer entzündlichen Anschoppung, teils einer kadaverösen Veränderung zuzuschreiben zu sein. Ein membranöser, sehr dicker, aber wenig adhärenter Belag erstreckt sich vom Pharynx bis zur Kardia. Die Oesophagusschleimhaut scheint unter diesem Belag intakt zu sein. Es ist unwahrscheinlich, daß diese Membranbildung durch Salzsäure zustande gekommen ist, da jede Kauterisation Erbrechen ausgelöst hatte.

153. Diese 3 Kinder waren in gutem Ernährungszustand und verfügten über die ihrem Alter entsprechenden Kräfte. Bei keinem ergab die genaue Untersuchung der Abdominalorgane einen pathologischen Befund.

16. Fall.

154. Jen. T., 11 Jahre alt, klagt seit 3 Tagen über Halsschmerzen. Keine Schluckbeschwerden. Am 4. Tage Erhöhung der Temperatur und Abgeschlagenheit, die bis dahin nicht vorlag. Abkühlung der Extremitäten, Stimmänderung, Dyspnöe, Krupphusten.

Der zugezogene Arzt diagnostiziert im Rachen hinter der geschwollenen, mit gelblich-membranösen Belägen bedeckten linken Tonsille einen weißen Fleck. Heftige Schmerzen in der Sternalgegend. (Ipecacuanha in großen und wiederholten Dosen. Senffußbäder. Ein Gemisch von Salzsäure und Honig wird mit einem Leinwandbausch nach Reinigung der befallenen Stellen eingerieben. Dreimalige Wiederholung dieser Behandlung.)

Die Dyspnöe steigt von Minute zu Minute, und der Tod tritt 18 Stunden nach den ersten Anzeichen einer Beteiligung der unteren Luftwege und wenige Stunden nach der lokalen Behandlung ein.

Sektion 10 Stunden p. mortem. Die touchierten Oberflächen sind durch die Einwirkung der Salzsäure weiß verfärbt. Auf den Mandeln keine Beläge. Der Larynx, die Glottis und die obere Hälfte der Trachea sind hingegen mit Membranen ausgekleidet.

Dunkelroter, kurz ante mortem verabfolgter Wein ist in die Trachea zurückgeflossen und hat den Belag rot gefärbt.

Tiefer in den Bronchien nimmt die diphtherische Entzündung an Stärke zu. Hier und dort finden sich unregelmäßige, wenig erhabene Fleckchen, die durch das Zusammentreten von kleinen, gelblichen, den Belägen gleichen Körnchen entstanden und offensichtlich tief in das organische Gewebe eingebettet sind.

17. Fall.

155. V. F., 27 Monate alt.

Am 4. Dezember 1819 leichter Schnupfen. Am gleichen Tage geringe Stimmänderung.

Am 5. und 6. verstärkte Heiserkeit. Appetit jedoch wenig gestört.

Am 7. erschwerte Atmung. Arzt wird zugezogen. (Therapie: Blutegel am Hals, Sirup von Gummi und Ipecacuanha.) Erbrechen.

Am 8. und 9. Status idem. Stuhlgang. Gleiche Behandlung.

Am 10. Verschlechterung. (Inhalationen von Schwefeläther, Betupfen des Zäpfchens mit Rosenhonig.)

Am 11. zunehmende Atemnot, Bellhusten und Kruppstimme. Tod am 12. Tage.

Nach Aussage der Eltern hat das Kind am letzten Tage bei der Atmung ein glucksendes Geräusch ausgestoßen.

Sektion am 14. Dezember 1819, nachts. Die Tonsillen sind sehr blaß, kaum geschwollen und ohne pathologischen Befund. Desgleichen das Gaumensegel und der ganze Pharynx.

Das Innere der Trachea ist mit einer dünnen Schicht weißgelben, koagulierten Schleims überzogen, der die Konsistenz und das Aussehen geronnener Milch hat. Weiter herauf gegen den Larynx, der von dem gleichen Coagulum verstopft ist, wird diese Schicht dicker und konsistenter. Sie bedeckt einen membranösen Belag, der den ganzen Larynx mit Ausnahme der Epiglottis auskleidet und bis zum unteren Drittel der Trachea herabreicht. Die Schleimhaut ist blaß, ohne Erosionen. Unter dem koagulierten Schleim ist sie rot gepunkt. Die Oberfläche hat unter den Belägen ihren spiegelnden Glanz eingebüßt. Zum ersten Male schienen nicht die Tonsillen der Ausgangspunkt der Erkrankung zu sein, wie das im allgemeinen der Fall ist. Oder hatten sich etwa die Beläge, die im Anfang der Erkrankung vielleicht doch die Tonsillen bedeckt hatten, durch Husten abgelöst? Es scheint wenigstens, daß die dem Larynx zugewandte Fläche der Epiglottis, die jetzt keine Beläge mehr aufweist, befallen gewesen ist, da sie Veränderungen zeigt, die denen noch befallener Stellen gleich sind. Wie dem auch sei, die Identität dieser Erkrankung mit der epidemischen Diphtherie und dem Krupp der Autoren des letzten Jahrhunderts ist nicht zu verkennen.

Geringe Rötung der größeren Bronchien. Lungen lufthaltig.

In der rechten Lunge 7—8 kleine, weiße und feste Herde. Die größten haselnuß-, die kleinsten hanfkorngroß. Kleine Granulationen derselben Art finden sich in den bronchialen Lymphdrüsen.

18. Fall.

156. N. D., Soldat der Vendée-Armee.

1. Tag: Leichte Halsschmerzen.

2. Tag: Unwohlsein, verstärkte Schluckbeschwerden.

3. Tag: Husten, reichlicher, schaumiger Auswurf. Abends Heiserkeit, Dyspnöe, Membranfetzen im Auswurf.

4. Tag: Abends Aufnahme ins Krankenhaus. Diagnose: Bronchialkatarrh.

5. Tag: Heiserkeit, häufiger Husten. Reichlicher, seröser, rötlich gefärbter, fleischwasserähnlicher Auswurf. Darin 2 Membranfetzen. Die erste der Abdruck von Epiglottis, Larynxventrikel, Innenfläche des Schildknorpels, die zweite, drei Daumen lang und 16 Ligne breit, hat offenbar das vordere Drittel der Trachea bedeckt. Weicher und frequenter Puls. Auf den geröteten und geschwollenen Tonsillen dicker Belag. („Ruber et

tumor crustam circumveniunt", sagt Aretius.) Lokale Behandlung mit Salzsäure. Inhalationen von Chlor. Auswerfen großer Membranfetzen. Besseres Allgemeinbefinden.

6. Tag: Morgens Besserung, abends vermehrte Dyspnöe. Im Anschluß an ausgedehnten Dampfspray Beklemmungen, zunehmende Atembeschwerden, livide, blauviolette Verfärbung des Gesichts, offenbar einer langsamen Asphyxie zuzuschreiben; Halsschmerzen, die in Höhe des Kieferwinkels lokalisiert werden. Keine Schmerzen in der Trachea. Aderlaß, leichte Besserung der Atmung; Aphonie, Stupor.

Wirkten die Chlorinhalationen vielleicht schädlich? Man weiß es nicht, gibt sie aber auf. Gegen Abend wird die Atmung zunehmend angestrengter und lauter. Tod in der Nacht.

Sektion. Tonsillen fast zur normalen Größe abgeschwollen. In den Lacunen noch einige Überreste von Belägen. Die blassen, geblähten, lufthaltigen Lungen zeigen äußerlich keine Anzeichen von Entzündung. Die verdünnten Ränder der einzelnen Lappen sind von ungewohnter Durchsichtigkeit, die sich auch längs der Verzweigung der Bronchien auf die Lungenoberfläche fortsetzt.

Beläge kleiden den Larynx und die Trachea aus und reichen tief in die Luftwege herab, rechts bis zu den Bronchien vierter Ordnung, links bis zu ihren letzten Verzweigungen.

Die diphtherische Entzündung und ihr Produkt, der Belag, weisen in den verschiedenen Teilen der Luftwege bemerkenswerte Unterschiede auf. In den oberen Teilen sind sie sehr adhärent und müssen hier schichtweise abgetragen werden. Die letzte Lage scheint tief in die Schleimhaut einzudringen. Sie ist von unregelmäßigen, weißgelben Streifen gebildet, die man weder mit der Pinzette noch mit der stumpfen Seite des Skalpells abheben kann, und die das Produkt der geronnenen Exsudation sind.

In dem oberen Drittel der Luftwege, wo eine Neubildung von Membranen stattgefunden hat, finden sich oberflächliche Erosionen. Die Schleimhaut der Trachea ist hochrot, die der Bronchien blasser, zeigt hier aber noch die für die diphtherische Entzündung so charakteristische Stichelung.

Die Beläge werden nach unten weniger ahhärent, bewahren jedoch eine solche Zusammenhangskraft, daß sie im Zusammenhang durch kräftigen Zug aus den Verzweigungen der Bronchien herauszuziehen sind. Ihre Oberfläche zeigt den Abdruck der trachealen Längsstreifen und die weniger tiefen der Bronchien, auf denen sie entstanden sind. Im Wasser entfaltet, scheinen sie mit feinen Borsten über und über besetzt zu sein. Diese Borsten sind die in die Schleimfollikel eindringenden Fortsätze der Beläge.

Beim Herausziehen der Membranen ergießt sich aus den Bronchien eine farblose, transparente Flüssigkeit. Es handelt sich dabei zweifellos um die in den Alveolen zurückgehaltene und kondensierte Perspiratio pulmonalis.

Die transparente Schwellung der freien Lungenränder ist auf lokale Ansammlung dieser Flüssigkeit zurückzuführen, welchen Ursprungs sie auch sein mag.

Die aus den Luftwegen dieses Erwachsenen herausgezogene tubuläre und verzweigte Membran wird, in einer alkoholischen Flüssigkeit konserviert im Museum der Medizinischen Fakultät in Paris aufbewahrt.

19. Fall.

157. P. V., 5 Jahre alt.

Die schwere Diphtherie der Mutter war mit Salzsäure behandelt und geheilt worden. Das Kind, das fremden Händen anvertraut war, kam erst am 9. Tage in ärztliche Behandlung.

Die Tonsillen sind geschwollen und mit grünlichen Belägen bedeckt, die sich auf den ganzen Mund ausgebreitet haben. Behandlung mit gesäuertem Honig, der mit einem Charpietupfer auf die befallenen Stellen gebracht wird. Foetor ex ore. Keine Dyspnöe. (Inhalationen.) Temperaturabfall, besseres Aussehen.

Einige Stunden später häufiges Erbrechen. Verfall, wachsende Schwäche. Tod am 16. Tage.

Sektion 30 Stunden p. mortem. Normaler Befund in der Trachea und im Larynx; desgleichen im Oesophagus, Magen und im ganzen Verdauungstractus. Pharynx, Choanen und hintere Fläche des Gaumensegels sind mit grauen Belägen bedeckt. Auf den Mandeln anscheinend schmierige Ulcerationen, die sich aber nach Entfernung der Membranreste aus den Lacunen nur als geringe Schwellung und oberflächliche, rot umränderte Erosionen erweisen. Die Lymphdrüsen sind geschwollen. Ihre Farbe und Konsistenz gleicht der einer Niere.

Das häufige Erbrechen und das Fehlen von Kruppsymptomen hatten den Verdacht erweckt, daß sich die Diphtherie vom Pharynx in den Oesophagus und vielleicht bis zum Magen ausgebreitet hätte. Diese Annahme wurde durch die Sektion umgestoßen, die übrigens keine erklärliche Todesursache aufdeckte, da sich die einzigen feststellbaren organischen Veränderungen auf die in chronischen Zustand übergegangenen diphtherischen Prozesse im Pharynx und in den Nasengruben beschränkten.

Die geschwollenen Lymphdrüsen waren nicht wie bei den vorhergehenden Fällen erweicht sondern hatten, wie oben erwähnt, eine nierenartige Farbe und Konsistenz angenommen, eine Absonderheit, die auf das lange Bestehen der Entzündung zurückzuführen ist.

Dieser Fall war der einzige, bei dem die Beteiligung der unteren Luftwege nicht die unmittelbare Todesursache war.

20. Fall.

158. H. B., 9 Jahre alt. Stark ausgeprägte Kruppsymptome. Tod nach einer mehrere Stunden anhaltenden Remission am 5. Krankheitstage.

Behandlung. Blutegel; breite kettenförmige Anordnung von Blasenpflastern; keine Lokalbehandlung.

Sektion 30 Stunden p. mortem. Die große Blässe der Rachenschleimhaut läßt die den Pharynx austapezierenden Beläge zunächst nicht erkennen, da sie sich hinsichtlich der Farbe und des Aussehens so wenig von der Schleimhaut unterscheiden, daß sie selbst nach Reinigung des Rachens leicht übersehen würden, wenn sie sich nicht mit Pinzetten aufheben und fetzenweise entfernen ließen. Rechts reicht die Membran, die in der Trachea noch sehr dick ist, bis in die kleinsten Verzweigungen der Bronchien.

Die Schleimhautoberfläche ist nur im Larynx und dem oberen Drittel der Trachea, deren Wand leicht rot gestichelt ist, getrübt. In den großen Bronchien ist sie etwas stärker entzündet besonders links, wo die Beläge weniger tief herabreichen. Die Cervicaldrüsen sind geschwollen; einige mandelgroß und von weicher, homogener, rotweißer Substanz.

21. Fall.

159. R. P., 4—5 Jahre alt, Kruppsymptome.

Während der Krankheit Feststellung weißer Beläge auf den Tonsillen. Applikation von Chlorwasser. Sichtliche Besserung. Absetzen der Behandlung. 4. Tag: Aufflackern aller Symptome, Inhalationen. Tod am 6. Tage.

Sektion: Die Sektion ergibt die gleichen Resultate wie die vorhergehenden. Die gestichelte Rötung der Bronchialschleimhaut ist nur ein wenig ausgesprochener.

22. Fall.

160. A. P., 6 Jahre, an Krupp gestorben (Dezember 1819).

Die *Sektion* konnte erst am 6. Tage p. mortem vorgenommen werden.

Der ganze Pharynx ist von einer dicken, membranösen Kruste überzogen. Die organischen Gewebe sind unter dem zerfließenden Belag tiefrot verfärbt.

Die Beläge überschreiten nicht die Bifurkation. In der Trachea sind sie sehr dick aber weniger fest. Die dunkle Verfärbung der Schleimhaut ist augenscheinlich ein durch Blutaustritt hervorgerufener postmortaler Prozeß.

In der rechten Lunge findet sich inmitten eines festen, blassen, fibrinösen, anscheinend infolge Vernarbung entstandenen Knotens eine mandelgroße Cyste, die mit einer rahmähnlichen, weißgelben Masse von talgartiger Konsistenz gefüllt ist. Mehrere ähnliche Knötchen finden sich hier und da im verdichteten Lungengewebe zerstreut, desgleichen in einer Lymphdrüse.

161. Ich konnte mehrere Male analoge Veränderungen in Lungen von Kindern feststellen, die mehrere Monate vor ihrem Tode an Diphtherie oder anderen Erkrankungen schwere Masern durchgemacht hatten.

In den Mesenterialdrüsen werden häufig Cysten mit ganz ähnlichem Inhalt gefunden, wie ich in einem demnächst erscheinenden Buche berichten werde.

Zweifellos ist in diesen Fällen die talgartige Substanz der Überrest einer eingedickten, eitrigen Masse. Da ich das Fortschreiten dieses Prozesses durch vergleichende Untersuchungen bei einer großen Anzahl Leichen habe verfolgen können, hege ich an dieser Art der Entstehung keinen Zweifel.

Eine tuberkulöse Erkrankung lag nicht vor. Wenigstens fand ich in keinem Organe tuberkulöses Gewebe im frischen Stadium. Außerdem bezeugte die akute Entzündung des Darmes, die die Lymphdrüsenerkrankung hervorgerufen hatte, offensichtlich den nichttuberkulösen Ursprung dieser Veränderung. Zu beweisen bleibt, daß diese Knoten, obgleich sie eingeschmolzenem, tuberkulösem Gewebe gleichen, nichtsdestoweniger weit von ihm verschieden sind.

Meiner Ansicht nach ist ein Teil der talgartigen, mehr oder weniger festen Massen, die von einer Cyste umschlossen sind und sich mit alten tuberkulösen Veränderungen vermischt finden, nur auf die Resorption des Eiters zurückzuführen, der in Lymphdrüsen und in Herden, die oft sehr weit von dem Ort der Eiterung entfernt sind, deponiert und gespeichert wird.

23. Fall.

162. E. S., 30 Monate alt. Tod 4 Tage nach Auftreten der ersten Kruppsymptome. Der Fall bietet Besonderheiten hinsichtlich der langen, nach Aushusten von Membranfetzen und röhrenförmigen Belägen beobachteten Remissionen.

Behandlung. Blutegel am Hals. Blasenpflaster am Arm, Senfpflaster an den Beinen. Brechmittel, Pottasche.

Sektion. Sehr guter Ernährungszustand. Die Lymphdrüsenschwellung der lateralen Halspartien ist geringer als gewöhnlich.

Der Pharynx ist gerötet. Die Tonsillen von einer dicken und derben Membran vollständig eingehüllt. Der Glottiseingang ist stark gerötet und der Ausgangspunkt einer dünnen, bis zur Bifurkation reichenden Membran. Unter dem Belag stärkere Rötung der Trachealschleimhaut. Dickere, nur leicht haftende Beläge im Larynx. Bronchien mit dickem zähen Schleim vollgestopft. Die linke Lunge hinten unten leicht angeschoppt.

163. Der behandelnde Arzt, der die Affektion des Larynx intra vitam nicht erkannt hatte, wohnt zufällig der Sektion des Kindes bei, konnte es aber nicht erkennen, da das Gesicht mit einem Tuche bedeckt war.

Er erzählte von einem an Krupp gestorbenen, gleichaltrigen Kinde, bei dem eine gleiche, mit Belägen einhergehende Entzündung der Tonsillen nicht bestanden habe. Das besagte Kind war das, was wir vor Augen hatten.

24. Fall.

164. T. C., 5 Jahre alt. Ausgesprochene Kruppsymptome. Tod am 5. Tage.

Der behandelnde Arzt gab an, daß er im Auswurf membranöse, röhrenförmige Beläge beobachtet, im Rachen aber intra vitam keine gefunden habe.

Sektion 20 Stunden p. mortem. Die Tonsillen sind von einer dicken, sehr festen Membran bedeckt, die sich aber so leicht abheben läßt, daß sie sehr wohl durch Husten abgelöst werden konnte, ohne merkliche Spuren zu hinterlassen. Die Epiglottis ist rot gefleckt und runzlig. Ungefähr in der Mitte der Trachea findet sich im Zentrum eines dunkelroten Fleckens ein kleiner Belag. Die entzündliche Injektion der Bronchialschleimhaut ist einheitlicher und ausgesprochener. Die Bronchien sind mit zähem und fadenziehendem Schleim gefüllt. Der Oberlappen der rechten Lunge ist deutlich infiltriert und die ganze Lunge mit Blut überfüllt.

165. Zur Zeit der beiden letzten Todesfälle wütete die Epidemie schon lange, und eine große Sektionsreihe hatte den Beweis erbracht, daß im allgemeinen das Zahnfleisch oder die Mandeln der primäre Sitz der Erkrankung sind. Wie sollte man aber die Erkrankung der Tonsillen erkennen, wenn man sie nicht vermutete, da man nicht einmal in den Fällen, wo die Tonsillen sicherlich der Ausgangspunkt der Erkrankung waren und man besonders darauf geachtet hatte, die Erkrankung feststellen konnte.

25. Fall.

166. P. St. 30 Monate. Im Anschluß an eine leichte katarrhalische Infektion heftige und rasch fortschreitende Kruppsymptome. Tod am 4. Tage.

Der in der Agonie zugezogene Arzt fand den Pharynx vollständig mit membranösen Belägen ausgekleidet.

Sektion 30 Stunden p. mortem. Glänzender Ernährungszustand. Beträchtliche Schwellung der seitlichen Halsdrüsen besonders am Kieferwinkel. Ihr Volumen überschreitet das einer Nuß. Ein membranöser, sehr derber, leicht gelblicher Belag erstreckt sich ohne Unterbrechung und ohne Farbwechsel von den Choanen und der ganzen Oberfläche des Pharynx bis zur Bifurkation. In der Trachea zum Teil abgelöst zeigt er genau den Abdruck des befallenen Gewebes, auf dem sich einige rote Flecke zeigen. Sonst keine weiteren pathol. Befunde.

Die Lungen sind in den abhängigen Teilen mit Blut überfüllt.

26. Fall.

167. B. C., 6 Jahre alt. Dyspnöe, Krupphusten. Der Tod wird von dem behandelnden Arzt auf eine Bronchopneumonie zurückgeführt.

Sektion 30 Stunden p. mortem. Im Pharynx bandartige Beläge, deren Farbe nur wenig mit der blassen Schleimhaut kontrastiert. Die Tonsillen sind mit membranösen Belägen bedeckt. In der Trachea findet sich ein membranöser, dünner, flottierender, röhrenförmiger Belag, der sich bis in die Bronchien erstreckt.

Die wenig ausgesprochene, diphtherische Entzündung überschreitet jedoch noch die Beläge und nimmt weiter unten an Stärke zu. Sie ist gekennzeichnet durch kleine rote Punkte, die mit gelbweißen, prominenten Fleckchen, dem in die Interstitien des organischen Gewebes ausgetretenen Eiweiß, untermischt sind. Auf der dem Larynx zugewandten Seite der Epiglottis in geraden und unregelmäßigen Streifen angeordnete Beläge. Thorax- und Bauchorgane ohne pathologischen Befund.

*

27. Fall.

168. P. M., 30 Monate. Der im Augenblick der Agonie zugezogene Arzt stellt die Diagnose „Krupp“, erhebt aber Zweifel über das gleichzeitige Befallensein von Rachen und Trachea.

Sektion 30 Stunden p. mortem. Auf der vorderen Fläche des Gaumensegels und der Gaumenbögen kein pathologischer Befund. Auf den einander zugewandten Seiten der Tonsillen und den seitlichen Rachenwänden dicke, gelbweiße, graugesprenkelte Beläge.

Auf der hinteren Fläche des Gaumensegels ebenfalls Membranreste. Ein röhrenförmiger, sehr dicker Belag, der im Larynx stärker, in der Trachea weniger adhärent ist, erstreckt sich von der Unterfläche der Epiglottis links bis in die letzten Verzweigungen der Bronchien, rechts weniger tief.

Starke Rötung der Epiglottisränder. Geringe diphtherische Entzündung unter dem Belag.

(Dieses Kind diente als Vorlage zu der zweiten Tafel, die die Anatomie des Pharynx und der Trachea, von hinten gesehen, wiedergibt.)

169. Die Großmutter des Kindes erkrankte gleich darauf an diphtherischer Angina wurde aber durch lokale Behandlung geheilt.

28. Fall.

170. P. N., 3 Jahre alt, gute Konstitution, guter Ernährungszustand. Anfänglich ziemlich starke Angina, Schluckbeschwerden. Schwellung der Tonsillen. Auf der rechten Mandel weißer Belag. Nach 24 Stunden ist der ganze Pharynx mit Belägen austapeziert, die sich nach unten dem Blick entziehen. Geringe Stimmänderung. Ein Gemisch von Salzsäure und Honig wird mit Mühe in den Rachen gebracht, obwohl nur wenig Hoffnung besteht, dadurch die rasche Ausbreitung der von soviel Orten zu gleicher Zeit auf den Larynx zuschreitenden Entzündung verhindern zu können. Hohe Pulsfrequenz, trüber Blick. Kein Symptom sagt jedoch mit Sicherheit den Tod voraus. Plötzlich einsetzender Krupphusten. 15 Stunden später Tod an Erstickung.

Sektion 20 Stunden p. mortem. Starke Schwellung der cervicalen Lymphdrüsen. Die des Kieferwinkels erreichen die Größe einer ausgewachsenen Samenblase. Beläge kleiden den ganzen Pharynx und die hinteren Teile der Nasengruben aus und erstrecken sich bis zur Bifurkation. Sie haben in den oberen Abschnitten ihre Konsistenz bewahrt werden aber weiter nach unten zu breiig.

Unter den Belägen zeigt sich eine gerötete, mit dunkleren Pünktchen versehene Schleimhaut.

Der Oesophagus ist durch eine dicke, feste, röhrenförmige Membran verdoppelt, die im oberen Abschnitt festhaftet, nach unten zu fast ganz frei wird und etwas oberhalb der Kardia endet.

Außer der diphtherischen Rötung in dem oberen Drittel des Oesophagus keinerlei pathologische Befunde in den übrigen Teilen.

29. Fall.

171. M. F., 6 Jahre alt. Vor 4 Tagen Auftreten von Kruppsymptomen. Behandlung durch die Eltern. Brechmittel in großen Dosen. Um den Hals in Weinessig zerlassener Talg.

Sichere Symptome verraten den Krupp. Die Inspektion zeigt den Rachen fast ganz mit Belägen ausgekleidet. Von Zeit zu Zeit werden Membranfetzen ausgehustet. Kurze Ruhepausen nach starker Dyspnöe. Bis dahin normale Temperatur. Am Abend winkt der aufrecht sitzende Kranke in einem dieser beschwerdefreien Augenblicke noch einem Spielkameraden zu, der sich an einem Fenster der gegenüberliegenden Straßenseite zeigt. 2 Stunden später Tod in einem Erstickungsanfall.

Sektion 15 Stunden p. mortem. Fast vollständiger Verschluß der Glottis. Ein mehrschichtiger, membranöser Belag haftet im oberen Drittel der

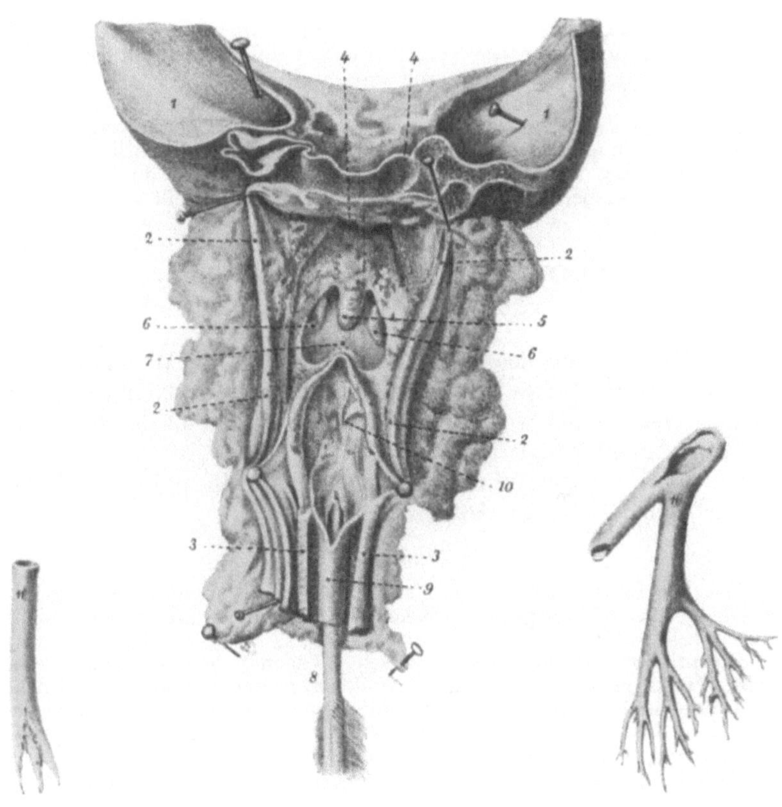

Abb. 2. In dieser Abbildung sind der Pharynx, der Larynx und die Trachea von den übrigen Teilen des Gesichtes und des Halses abgetrennt. Die hintere Wand des Atems und oberen Verdauungsweges ist durchtrennt, sodaß man das Innere, das von einer diphtherischen Membran ausgekleidet ist, übersehen kann.

1. Mittlere und seitliche Schädelgruppen. 2. Wände des Pharynx, mit Häkchen auseinandergehalten. 3. Hintere Teile der Trachea, gleichfalls gespreizt. 4. Hintere Nasenöffnung. 5. Hintere Fläche des Zäpfchens und des Gaumensegels von Belägen bedeckt. 6. Tonsillen ebenfalls belegt, besonders rechts. 7. Zungenbasis. 8. Federkiel in den membranösen Ausguß der Trachea eingeführt. 9. Membranöser Ausguß der Trachea. 10. Adhärentäre Beläge gleicher Art im Larynx. 11. Membranöser Ausguß der Bronchien. Ausguß gleicher Art.

Trachea, wird zur Mitte hin frei und endet daselbst. Unter- und oberhalb des Belages ist die Schleimhaut gerötet und mit kleinsten, dunkelroten Punkten besetzt. Abdominalorgane o. B.

Könnte die von Caillaut beobachtete Steigerung der psychischen Fähigkeiten in den letzten Stadien des Krupps nicht die Folge einer Art Rausch sein, der durch die beginnende Asphyxie hervorgerufen wird?

172. Unmittelbar nach dem Tode dieses Kindes erkrankte seine Schwester, die sehr zart war, schwer an maligner Angina. Als ich mit der lokalen Behandlung begann, waren die Tonsillen schon vollständig mit Belägen bedeckt. Wiederholte Behandlung mit Salzsäure.

Der Husten und die Stimmänderung veranlaßten mich sogar, Inhalationen anzuwenden. Langwierige, erst am 8. Behandlungstage einsetzende Rekonvaleszenz. Die Behandlung wurde vermutlich erst am 3. Krankheitstage begonnen, da der genaue Zeitpunkt der Erkrankung wegen des schleichenden Beginnes nicht sicher festgestellt werden konnte.

Über die Quecksilberbehandlung.

Krankengeschichten.

173. Nach Abzug der Vendée-Armee wurde die Westkaserne mit den 44ern belegt. Einige Tage später erkrankten 3 Soldaten an maligner Angina. Bei zweien wurde die Krankheit durch lokale Behandlung gleich im Anfang coupiert.

Der dritte, der zur Aufnahme kam, wurde in einem der Krankensäle untergebracht (Dezember 1821).

30. Fall.

174. Der Patient ist 23 Jahre alt, groß, von blühendem Aussehen und bester Gesundheit. Beläge bedecken die Tonsillen und verlieren sich im Pharynx.

Die primär erkrankte, aber erst seit 4 Tagen befallene, rechte Tonsille stößt mit der gleichfalls stark geschwollenen linken zusammen und drängt das Gaumensegel nach vorn. Gelbweiße Beläge überschreiten die Zwischenfläche und fassen das Zäpfchen ein. Wenn man die Basis der Zunge stark nach unten drückt, als ob man Brechen auslösen wolle, zeigen sich bei Eröffnung des Isthmus die einander berührenden Oberflächen des Rachens schmutziggrau verfärbt. Unerträglicher Foetor ex ore. Starke Schwellung der seitlichen Halspartien in Höhe der Kieferwinkel. Gedunsenes Gesicht, gespannter und frequenter Puls. Seit dem Vorabend katarrhalischer Husten. Schleimiger, transparenter, schaumiger Auswurf.

Wenn auch unter Umständen Aderlässe noch indiziert zu sein scheinen, so wäre es doch, wie die Erfahrung gelehrt hat, nutzlos und selbst gefährlich, sie in diesem Falle anzuwenden. Statt dessen wird ein Gemisch von Honig und konzentrierter Salzsäure zu gleichen Teilen mit einem Schwamm, der an einem kurzen, biegsamen Stäbchen befestigt ist, vorsichtig zwischen die Tonsillen gebracht.

Der unveränderten Stimme nach zu urteilen, haben sich in der Trachea noch keine Membranen gebildet. Die Fülle und die Durchsichtigkeit des ausgeworfenen Schleimes läßt jedoch schon auf eine Reizung und eine der Exsudation vorangehende Entzündung in den unteren Luftwegen schließen.

Da bei der Diphtherie stets ein Absteigen in die unteren Luftwege und damit die Verstopfung des Larynx und die Obliteration der Bronchien droht, ist mit einer Besserung des Pharynxprozesses durch lokale Behandlung allein wenig gewonnen.

Von einer allgemeinen Behandlung ist, wie die während der Epidemie gesammelten Erfahrungen lehren, nichts zu erwarten. Nur die Behandlung mit Quecksilber, die weniger gefährlich als Salzsäureinhalationen ist, bietet noch einige Aussicht auf Heilung.

Zunächst 3 Gran Kalomel stündlich. Die bis dahin dick belegte Zunge beginnt gegen Abend feucht zu werden und sich an der Spitze zu reinigen. Verminderung der Drüsenschwellung. Abnahme des Foetor ex ore, dagegen Auftreten von rauhem Bellhusten. Für die Nacht werden Quecksilbereinreibungen abwechselnd auf Hals, Brust und Arme verordnet.

Am Morgen des 5. Tages keine Anzeichen von Quecksilberstomatitis. Zunge weiterhin gereinigt. Im schleimigen, durchsichtigen, reichlichen Auswurf Membranfetzen, die sicher nicht aus dem Pharynx sondern aus der Trachea stammen und wie gerade Bänder mit ausgezackten und spitzenartigen Rändern aussehen. Einige haben eine Länge bis zu 3 Zoll und eine Breite von 2—$2^1/_2$ Ligne. Sie haben noch nicht die Struktur älterer Membranen sondern zeigen, gegen das Licht gehalten, im Substrat kleine, runde Poren, oder besser gesagt, transparente Bläschen von etwa $^1/_4$ Ligne Durchmesser, kurz, sie weisen alle Merkmale einer gerade entstehenden Membran auf. Die Natur und der Ursprung dieser durchscheinenden Bläschen in dem gerade fest werdenden Exsudationsprodukt scheint mir keineswegs zweifelhaft. Es sind kleine Klümpchen unveränderten Schleimes, die von den Schleimfollikeln, die noch nicht im gleichen Maße wie die umgebende Oberfläche erkrankt sind, abgesondert werden. Die von einigen Autoren zu Beginn der malignen Angina auf der Oberfläche der Tonsillen beobachteten Bläschen scheinen mir ebenso auf die bläschenartige Abhebung der dünnen, unvollkommenen Membran durch noch nicht koagulierten Schleim zurückzuführen zu sein.

Die Quecksilbereinreibungen werden in längeren Intervallen wiederholt. Eine schmerzhafte und konfluierende Entzündung an den Haarfollikeln wird auf Ranzigkeit der Quecksilbersalbe zurückgeführt. Die Einreibungen werden mit frisch bereiteter Salbe an anderen Stellen fortgesetzt, wo die Absorption durch die entzündliche Veränderung der Haut nicht gehindert wird. Kalomel in gleichen Dosen wie tags zuvor. Der Husten ist am Abend weniger rauh. Der Auswurf ist geringer und unterscheidet sich durch größere Undurchsichtigkeit von dem des Vorabends.

Auch bildet er nicht wie tags zuvor eine homogene Masse sondern bleibt in dem zur Aufnahme dienenden Gefäß inmitten flüssigen Schleimes geformt. Membranfetzen finden sich in größeren Mengen darin, können aber nur schlecht davon getrennt werden. Sie sind kürzer und weniger porös wie die vom Tage vorher. (Dunkelgrün gefärbte Stuhlentleerung.)

6. Tag: Nach 8 Einreibungen und Einnahme von $1^1/_2$ Gros Kalomel keine Quecksilberschädigungen an Zahnfleisch und Zunge. Die fast vollständig abgestoßenen Beläge zeigen den größten Teil der erkrankten Schleimhaut in fast normalem Zustand.

Der Auswurf bleibt weiter geformt und undurchsichtig. Die eng damit verbundenen Membranfetzen sind nur schwer davon zu trennen. In Wasser gebracht, löst sich der Schleim auf und die membranöse Masse, die nur noch kleine Fetzen bildet, fällt zu Boden. Die Quecksilbereinreibungen werden abgesetzt und die Kalomeldosen auf 2 Gran zweistündlich reduziert.

7. Tag: Pharynx vollständig gereinigt. Katarrhalischer, dumpfer Husten. Der geformte, undurchsichtige, schleimig-eitrige Auswurf scheint keine Membranfetzen mehr zu enthalten. Mittels der oben angegebenen Methode setzt sich jedoch aus einem Gemisch von 2 Litern Wasser und einigen Unzen Auswurf noch eine große Menge Membranfetzen ab, die der Farbe nach grober Weizenkleie gleichen.

3—4 Stuhlentleerungen im Verlauf von 24 Stunden. Absetzen der Quecksilberbehandlung. Seit gestern starke Abmagerung. Im Verlauf von

2 Tagen wurde eine Unze Quecksilbersalbe als Einreibung und gleichzeitig in weniger als 72 Stunden $2^1/_2$ Gros Kalomel per os verabreicht.

Frequenter Puls, starker Durst.

In den nächsten Tagen starke Abnahme des rein katarrhalischen Hustens. Der Auswurf wird spärlicher und durchsichtiger. Heißhunger. Eintritt in die Rekonvaleszenz.

Die Strenge der Jahreszeit verhindert die Überführung des Kranken in die Kaserne. Während des Monats weiteren Krankenhausaufenthaltes keinerlei Anzeichen von Quecksilberstomatitis. Gute Gewichtszunahme, gutes Allgemeinbefinden. Nach einigen Monaten Nachuntersuchung. Wohlbefinden.

31. Fall.

175. M. Tex., 8 Jahre alt. Schwache Konstitution. Seit 3 Tagen Halsschmerzen mit Fieber. Schwellung der seitlichen Halspartien. Schwellung und Rötung der von weißen Belägen bedeckten Tonsillen. 3mal täglich schwache lokale Behandlung[1]).

4. Tag: Leichte Besserung. Normale Temperatur. Am Abend im Hintergrunde des Pharynx membranöser Belag, der parallel den hinteren Gaumenbögen sich nach unten den Blicken entzieht.

5. Tag: Gleicher Befund im Pharynx. Lokale Behandlung. Im Augenblick der Berührung der Tonsillen krampfhafte Inspiration. Husten, der auf das Eintreten einer kleinen Menge Behandlungsflüssigkeit in die Trachea zurückgeführt wird. Gegen Abend häufiger, kruppartiger Husten. Quecksilbertherapie tritt an Stelle der lokalen Behandlung.

Während der Nacht stündlich 2 Gran Kalomel. Mäßiger purgativer Erfolg.

6. Tag: Besserung des Hustens. Schwellung der seitlichen Halspartien verringert.

7. Tag: Kein Husten mehr. Kalomel wird weniger häufig verabfolgt. Membranen stoßen sich in großen Fetzen ab.

8. Tag: Nur noch geringe Membranüberreste in den Furchen der Tonsillen. Kalomel wird abgesetzt. Normale, ungestörte Rekonvaleszenz. Obgleich die Eltern sorgfältig darauf bedacht waren, das Kind vor den Unbilden der Jahreszeit zu schützen, erkrankte es wenige Tage nach der Entlassung an Bronchialkatarrh, der mehrere Wochen anhielt.

32. Fall.

176. Vr. Juc., 30 Monate alt. Durch Krupp hervorgerufene Erstickungsanfälle, deren Ursache erst nach 3 Tagen erkannt wurde. Fieber und Beschwerden wurden auf Zahnen zurückgeführt. Schwellung der seitlichen Halspartien. Krupphusten. Auf den Tonsillen und im Rachen weiße Beläge. Halbstündlich 2 Gran Kalomel. Es besteht wenig Hoffnung, das Leben bis zum folgenden Tage zu verlängern.

4. Tag: Leichte Besserung der bedrohlichen Symptome. Fortsetzung der Behandlung. Mäßiger purgativer Erfolg. Von Zeit zu Zeit starke Erstickungsanfälle. Stupor, Coma, Cyanose des Gesichts. Erschreckende Zunahme der Asphyxie. Leichte Besserung im Anschluß an einen Hustenanfall. Der in der Nacht feuchte, katarrhalische Husten wird rauh und trocken. Stündlich abwechselnd 5 Gran Polygala seneca und 2 Gran Kalomel.

Fast augenblicklich einsetzende Brechwirkung.

Länger anhaltende Remissionen zwischen den Erstickungsanfällen. Der Husten löst sich.

---

[1]) Zahlreiche Beobachtungen haben ergeben, daß die Häufigkeit der Anwendung ihre energische Ausführung nicht ersetzen kann.

Während der Nacht bedrohlicher Erstickungsanfall. Husten. Krampfhafte Schlingbewegung und augenblickliches Sistieren der Kruppsymptome[1]). Erbrechen von Flüssigkeiten unmittelbar nach der Aufnahme.

Absetzen von Kalomel und Polygala, nachdem schon vorher die Intervalle zwischen den einzelnen Gaben verlängert waren.

Das Kind hatte im Verlauf von 60 Stunden 3 Gros Kalomel und 1 Gros Polygala bekommen und schien schon wiederhergestellt zu sein.

Zwei Tage später stärkere Abmagerung und Blässe. Nach einigen weiteren Tagen ungestörter Rekonvaleszenz Auftreten eines katarrhalischen, häufig auftretenden Hustens ohne Fieber, wie beim vorhergehenden Fall. Hernach vollkommene Heilung.

33. Fall.

177. P. Jall., 6 Jahre alt. Sehr guter Ernährungszustand. Seit 2 Tagen Schluckbeschwerden. Starke Schwellung der seitlichen Halspartien. Heiße, ausdünstende Haut. Frequenter Puls.

3. Tag: Vermehrte Schluckbeschwerden. Membranöse Beläge von weißgelbem Farbton und unregelmäßiger Gestalt bedecken einen großen Teil der geröteten und geschwollenen Mandeln. Lokale Behandlung mit Salzsäure. (Die mit mehreren Teilen Honig versetzte Säure hatte kaum die Hälfte der üblichen Konzentration.)

Abnahme der Schwellung der lateralen Halspartien besonders links.

4. Tag: Die Beläge haben sich auf die Ränder des Zäpfchens ausgedehnt. Erneute Salzsäureanwendung. Stücke von membranösen Belägen bleiben am Schwämmchen hängen. Husten. Ersatz der lokalen Behandlung durch Quecksilbertherapie.

Weißes, durch Fällung des Quecksilbernitrats durch Ammoniumhydrochlorat erhaltenes Präcipitat wird versehentlich statt englischen Kalomels verabfolgt und verursacht Übelkeit, die von drei von Koliken begleiteten Stuhlentleerungen gefolgt wird. Während des übrigen Tages häufig auftretender katarrhalischer Husten.

5. Tag: Die Beläge stoßen sich nicht weiter ab, regenerieren sich vielmehr und sind von einer oedematösen Schwellung umgeben. Touchieren der Tonsillen mit 2 Gran mit Honig vermischten Präcipitats. Einreibung der rechtsseitigen Halspartien mit $^1/_2$ Gran Quecksilbersalbe. Der Husten bleibt katarrhalisch. Am Abend erneute Anwendung von weißem Präcipitat.

6. Tag: Die Beläge nehmen an Ausdehnung und Dicke ab und stoßen sich ab, ohne sich zu erneuern. Die umgebende Rötung blaßt ab. Der Husten bleibt katarrhalisch, wird feuchter und weniger häufig. Die Lymphdrüse der rechten Halsseite hat an Volumen verloren, bleibt jedoch hart und druckempfindlich und bildet während der Rekonvaleszenz die einzige Beschwerde. Seit einigen Tagen befriedigender Appetit, Rückkehr der Farbe und des guten Ernährungszustandes. Ziehende Schmerzen in der geschwollenen Drüse, die an Volumen zunimmt und langsam abszediert.

Nach Entleerung des „pus bonum et laudabile“ durch Incision baldige Wiederherstellung der Gesundheit.

Nachtrag. Daß die Quecksilberbehandlung häufig ernste und schwerwiegende Folgen gezeitigt hat, darf nicht verheimlicht werden.

34. Fall.

178. E. D., 13 Jahre alt, durch Quecksilberbehandlung vor einem Monat von Krupp geheilt, wurde infolge Armut und Sorglosigkeit der Eltern allen

---

[1]) Man hat geglaubt, daß eine röhrenförmige, aus dem Larynx ausgestoßene Membran mit dem Schleim, den so junge Kinder nicht ausspeien, heruntergeschluckt worden ist. Trotz eifrigsten Suchens hat man sie im Erbrochenen nicht entdecken können. Das gleiche gilt von den Belägen des Pharynx, die sich gelockert und abgestoßen haben, ohne daß man Membranfetzen gesehen hat.

Unbilden der Witterung Tag und Nacht ausgesetzt. Tod nach 2—3 Tagen. Speichelfluß, Lockerung der Zähne und Ausfall von 3 oder 4 war vorausgegangen.

Gleich zu Beginn der Rekonvaleszenz Klagen über Seitenstechen, das sich auf antiphlogistische Maßnahmen in 2 Tagen legte.

Am 3. Tage klagte das Kind über unerträgliche Schmerzen im rechten Bein, schrie die ganze Nacht und starb dann plötzlich.

Sektion 30 Stunden p. mortem. Thorax: Rechte Lunge lufthaltig. Auf der rechten Seite ist die Pleura des Unterlappens leicht gefältelt und von ungewöhnlich grünlicher Farbe. Ein Drittel der linken Lunge ist infiltriert. In der Pleurahöhle dieser Seite findet sich ein dunkelgelbes, schätzungsweise 5 Unzen messendes Exsudat. Die Trachealschleimhaut ist verdickt und lebhaft gerötet bis zur Teilungsstelle der Bronchien, die nicht mit Schleim verstopft sind. Am Herzen und den anderen visceralen Organen kein pathologischer Befund. Sorgfältige Untersuchung des erkrankten rechten Beines. Keine Geschwulst. Das Unterhautzellgewebe scheint im Vergleich zum normalen leicht injiziert. Keine wahrnehmbare Läsion der Nerven, noch des Plexus lumbalis. Lockerung mehrerer Zähne. Keine weiteren Zeichen einer Quecksilberentzündung.

Bei näherer Untersuchung erweist sich die obenerwähnte Läsion als schwerer, als auf den ersten Blick zu vermuten war. Das Zahnfleisch haftet nicht mehr am Collum der Zähne fest, die daher dem geringsten Zug nachgeben. Beim vorsichtigen Abheben des Periost ergibt sich eine vollkommene Nekrose des Alveolarfortsatzes.

Die schon begonnene Sequestrierung wird durch eine unregelmäßig gezackte Linie angedeutet, die innen und außen, den Rändern des Alveolarfortsatzes folgend, sich dem Corpus maxillae mehr oder weniger nähert. Hätte die Kranke länger gelebt, würden sich die Alveolarfortsätze sicherlich abgestoßen haben.

Giftige Wirkungen des Quecksilbers.

Die Quecksilberverbindungen, die oft schon bei der Bekämpfung nur vermeintlicher, dem Mindestmaß von Reinlichkeit weichender syphilitischer Symptome angewandt werden, können ulceröse, schwere und hartnäckige Entzündungen der Haut und Schleimhäute verursachen, ja sogar die Knochen befallen.

Gewöhnlich werden die Quecksilberentzündungen mit weiteren Quecksilbergaben behandelt. In gewissen Fällen werden bei dieser Therapie durch Überführung der Erkrankung aus dem chronischen in das akute Stadium die Symptome vielleicht zum Schwinden gebracht; meistenteils aber wird die Krankheit nur dadurch verschlimmert.

180. Diese verschiedenartige Wirkung des Quecksilbers scheint mir auf die Art und Weise der Anwendung zurückgeführt werden zu müssen und hängt davon ab, ob sie rasch und energisch oder langsam und vorsichtig ausgeführt wird.

Bei den vorhergehenden Fällen hat man gesehen, daß große Mengen Kalomel in einer sehr kurzen Spanne Zeit gegeben worden sind, ohne schädliche Folgen hervorzurufen. Diese verschiedene Wirkung ist für den Praktiker äußerst wichtig. Ich weiß aus Erfahrung, daß 3 Gran Kalomel Speichelfluß verursacht haben. 5 Gran der gleichen, sorgfältig hergestellten Substanz, in 3 ungleiche Teile geteilt und im Verlauf von 6 Tagen verabfolgt, haben gleichfalls Speichelfluß und Ulcerationen auf dem Zahnfleisch, den Zungenrändern und der Wangenschleimhaut hervorgerufen, die während mehrerer Wochen allen therapeutischen Bestrebungen hartnäckig widerstanden haben.

181. Die chemische Zusammensetzung der Verbindung, die Temperatur, die Lebensbedingungen, das Alter sind dabei von großem Einfluß, weniger jedoch als die Disposition des organischen Gewebes, das der unmittelbaren und direkten Einwirkung des Medikamentes ausgesetzt ist. So kann z. B. die Einnahme weniger Gran Kalomel Salivation bewirken, wenn eine Verstopfung gleichzeitig vorliegt, oder noch sicherer, wenn durch eine Zahncaries oder durch irgendeine andere vorhergehende Affektion schon entzündliche Veränderungen bestehen. Diese Umstände trafen bei dem obenerwähnten Falle zu.

182. Oft zeigen sich die Folgen einer lange durchgeführten Quecksilberbehandlung erst nach Jahren. Die gefürchtetste ist vielleicht eine Art Kachexie, die in gewisser Hinsicht dem Skorbut der Seefahrer gleicht, sich aber durch spezifische Merkmale, besonders durch ihre Resistenz gegen therapeutische, beim Skorbut wirksame Maßnahmen unterscheidet. Das Zahnfleisch wird selten aufgelockert und bei Berührung entstehen nicht gleich Blutungen. Die Beläge auf dem Zahnfleisch verschwinden und erneuern sich schubweise. Bei allen von mir beobachteten Fällen bestand frequenter (100 bis 110) und gespannter Puls.

183. Es ist hier nicht der Ort, über die pathologische Anatomie dieser Veränderungen zu berichten. Ich füge nur hinzu, daß bei 2 an Quecksilberkachexie verstorbenen Individuen, die intra vitam einen Teil der oben angeführten Symptome aufgewiesen hatten, keine viszeralen Veränderungen nennenswerter Art aufgefunden wurden.

184. Ich habe in Tierversuchen den Wirkungsgrad verschiedener Quecksilberverbindungen besonders der von den Chemikern unter dem Namen Protochlorüre zusammengefaßten festzustellen versucht. Zunächst hieß es zu erforschen, ob der bei den Tieren erhaltene Effekt dem bei den Menschen beobachteten analog sei. Mein Hauptziel war jedoch festzustellen, ob den Knochenveränderungen immer eine Entzündung des bedeckenden Gewebes voranging.

185. Im Winter 1820 wurden diese Experimente an Hunden von mittlerer Größe ausgeführt. Es ergaben sich dabei deutliche Differenzen zwischen der Wirkung des Kalomels, das in einem Falle durch Sublimation, im anderen Falle durch Präcipitation des Quecksilbernitrats durch das Hydrochlorat des Sodas oder des Ammoniaks gewonnen war.

Die Quecksilbersalze haben eine ausgesprochene Brech- und Abführwirkung.

Das durch Sublimation durch Wasserdampf entstandene und unter dem Namen Englisches Kalomel bekannte Protochlorür wirkt am wenigsten brechenerregend und ist in seiner Wirkungsweise von großer Einförmigkeit. Die Resultate der Versuche wichen wenig von den bei den Kruppkindern beobachteten ab. Nur beantworteten selbst kräftige Hunde schon den dritten Teil der selbst jüngsten Kindern in geteilten Dosen verabfolgten Kalomelmengen mit Durchfällen.

186. Nach 12—15tägiger, mit Unterbrechung ausgeführter Behandlung mit Protochlorür Auftreten einer Mundaffektion: schankerartige, wuchernde Ulcerationen an der Innenfläche der Lippen, symmetrisch und den Vorsprüngen der Zähne entsprechend angeordnet. Dazu beginnende Erosionen am Zahnfleisch der Eckzähne. Der Versuch, diese Veränderungen weiterzutreiben, hatte trotz größter Vorsicht in der Versuchsanordnung nur starke Diarrhöe zur Folge.

187. Ich versuchte an Stelle des Protochlorürs das Protooxyd des Quecksilbers zu setzen, aber die frisch damit bereitete und in kleinen Dosen verabfolgte Salbe wirkte ebenfalls stark abführend.

Der diesen Versuchen ausgesetzte Hund magerte stark ab. Er ließ sich nicht weiter täuschen und merkte die kleinste Menge Quecksilber, unter welcher Form es auch seiner Nahrung zugesetzt wurde.

Der Durchfall dauerte auch nach Absetzen der Behandlung fort. Häufige, schleimige, mit Blut vermischte Entleerungen traten auf. Das jede Nahrung verweigernde Tier starb an Marasmus.

Die gastro-intestinale Schleimhaut war in einem großen Teil ihrer Ausdehnung gerötet. Diese Verfärbung war nur schwer von der kadaverösen Veränderung zu unterscheiden, die bei der kachektischen Verwässerung des Blutes besonders stark und rasch auftritt. Sie stand jedoch in keiner Beziehung zu der ulcerösen und gangränösen Veränderung der Mundschleimhaut. Eine den Beginn der Nekrose andeutende Farbveränderung machte sich in der Umgebung der Eckzähne bemerkbar.

188. Ein zweiter Hund ging auf die gleiche Weise zugrunde, ohne daß Veränderungen am Knochensystem aufgetreten wären. Bei einem dritten Hunde, bei dem die Quecksilberbehandlung jedesmal bei Eintritt blutiger Stühle ausgesetzt wurde, kamen die Ulcerationen des Mundes zur Vernarbung. Das Fell dieses Tieres blieb lange Zeit struppig. Extremste Abmagerung. Im folgenden Frühling aber gute Gewichtszunahme und anscheinend vollkommene Wiederherstellung der Gesundheit.

189. Nach Abschluß dieser Untersuchungen habe ich noch mehrere Hunde der Quecksilberbehandlung unterworfen, um die Folgen einer langwährenden Reizung der Intestinalschleimhaut zu studieren. In einer späteren Arbeit werde ich über die wichtigsten Resultate dieser Untersuchungen berichten. Ich beschränke mich hier darauf hervorzuheben, daß sich in bezug auf die Wirkung des Quecksilbers bemerkenswerte Unterschiede ergeben haben.

Der erste dieser Hunde (ausgewachsener großer Wachtelhund) verweigerte die Nahrung und ging am 22. Tage an Marasmus zugrunde. Am Vorabende seines Todes kalte Extremitäten. 10 Atemzüge in der Minute. Der Bulbus schien vollkommen eingeschmolzen, ließ sich jedoch noch unter einer dicken Schicht von eitrigem Schleim auffinden, war aber derartig atrophisch, daß er nur noch die Hälfte der Orbita einnahm.

Safrangelbe, schleimig-blutige Stühle wurden in kleinen Mengen unter heftigen Tenesmen entleert. Trotz Absetzen des Kalomels am 14. Tag hatten sich die Ulcerationen, die sich nach und nach gegenüber den Eckzähnen und auf allen Reibungen ausgesetzten Stellen der Schleimhaut gebildet hatten, bis zum Zungenrande vorgeschoben. Die dem letzten Molar gegenüberliegende Ulceration legte den Masseter bloß. An vielen Stellen war die Schleimhaut in einen grauen, schmierigen Brei verwandelt. 342 Gran Kalomel waren in ungleichen, immer größer werdenden Dosen verabfolgt worden.

Der zweite Hund (Hühnerhund von gleicher Größe und gleichem Alter) kam in demselben Zustand, nur viel früher, zum Exitus. Vom 11. Tage an verweigerte er jede Nahrung, obgleich die stärkste Dosis 16 Gran nicht überschritten und er im ganzen nur 152 Gran bekommen hatte.

Der dritte Hund, ein junger, kaum ein Jahr alter Wachtelhund, hat viel länger der Einwirkung des Kalomels widerstanden, das zunächst in kleinen, stufenweise gesteigerten Dosen von 2, 4, 6, 8, 12, 14, 16, 24, 48 Gran $1^1/_2$ Monate verabfolgt wurde. Als er die Nahrung, der man das Kalomel beisetzte, verweigerte, ließ man es in kleinen Brotkügelchen schlucken, die man in den Pharynx, jenseits des Isthmus faucium einführte. Dieses Tier bewahrte trotz extremster Abmagerung große Gefräßigkeit und ausgesprochene Vorliebe für faulendes Fleisch. Die oberflächlichen Ulcerationen, die sich zunächst an der Innenfläche der Oberlippe gegenüber den Eckzähnen gezeigt hatten, wurden niemals wuchernd und krebsartig. Wenige Tage vor dem Tod verschwanden sie sogar fast vollständig.

Zu gleicher Zeit ließ ein eitriger Ausfluß aus dem Präputium eine ausgedehnte, gangränöse Erosion der Glans entdecken. Der rasche Fortschritt dieses Gangräns schien die unmittelbare Ursache des Todes zu sein. Zu erwähnen ist, daß dieses Tier zur Zeit, wo es die Wirkungen des Kalomels zu spüren begann, häufiger eine etwas größere Hündin zu decken versuchte. Gewicht ist auch auf die Verschiedenheit der Temperatur zu legen. Während der letzte Hund der Quecksilberbehandlung ausgesetzt war, war es anhaltend trocken und heiß (Mai und Juni 1825).

Die anderen beiden Hunde hingegen sind in einer regnerischen Jahreszeit (September 1824) der giftigen Wirkung des Quecksilbers oder vielmehr der durch Kalomel verursachten Entzündung der Mundhöhle erlegen.

Zuzugeben ist jedoch, daß die Verschiedenheit der Umstände die verschiedenen Resultate nicht restlos erklärt, besonders wenn man bedenkt, daß beim letzten Fall Kalomel längere Zeit und in größeren Dosen als bei den vorhergehenden verabfolgt wurde. Die intestinale Schleimhaut war nicht rot sondern extrem blaß und gleich den muskulären und peritonealen Wandschichten derartig atrophisch, daß die Darmwand fast so durchsichtig wie Gaze geworden war.

Die angeführten Experimente sind nicht zahlreich genug, um alle Fragen in bezug auf die Variationen zu beantworten, welche zufällige Umstände in der Wirkungsweise des Quecksilbers hervorbringen können. Aber sie genügen, um die delitäre, bei den Menschen beobachtete analoge Wirkung zu zeigen. Man sieht fast in allen Fällen eine Verwässerung und Entfärbung des Blutes dazukommen, einen gänzlichen Verfall aller Körperkräfte, Marasmus und Tod. Wenn auch beim Menschen diese Wirkung weniger ausgesprochen ist, und wenn beim Kinde die Mundschleimhaut durch den Gebrauch des Quecksilbers, das beim Erwachsenen leicht Speichelfluß hervorruft, seltener affiziert wird, so darf man dennoch nicht ohne Grund, ohne Maß und Vorsichtsmaßregeln diese Therapie zur Anwendung bringen.

Nur der Praktiker, der die Gefahr kennt, wird ihr zuvorkommen, sie früh genug aufhalten oder die nicht vermeidbaren Folgen heilen können.

35. Fall.

189. G. N., 15 Monate alt. Dicke, milchweiße Beläge auf der Basis des Zäpfchens, den Gaumenbögen und der Pharynxwand. Erstickungsanfälle. Seit 2 Tagen Störung des Allgemeinbefindens. Zweistündlich 2 Gran Kalomel. Tod am 3. Tage an Asphyxie.

Sektion 15 Stunden p. mortem. Die Beläge haben sich nicht weiter auf das Gaumensegel verbreitet, sind zum Teil abgelöst und reichen nur bis kurz unterhalb des Larynx. Der Belag auf der Epiglottis ist so dick, daß man bei flüchtiger Betrachtung die daraus resultierende Volumenvergrößerung leicht mit einer ödematösen Schwellung verwechseln kann. Ziemlich starke Entzündung unter den Belägen und in ihrer Umgebung. Auf der Hinterfläche des Gaumensegels Beläge von mehr als einer Ligne Dicke. Die ganze Nasenhöhle ist von Belägen ausgekleidet.

36. Fall.

190. L. F., 13 Jahre alt. Schwache Konstitution. Seit dem 9. Jahre chronischer Bronchialkatarrh, der sich mit dem Wetter ändert, niemals aber ganz geschwunden ist. Ständig schleimig-eitriger, sehr reichlicher Auswurf, der zur Zeit einer Exazerbation noch an Menge zunimmt.

1. Tag: Halsweh, in der Nacht starkes Fieber, Delirien. Kaum wahrnehmbare Schwellung der Lymphdrüsen. Schwellung der Tonsillen, keine Beläge.

2. Tag: Auf der Mitte der rechten Mandeln ein ausgehöhlter, weißgelber Fleck, dessen Aussehen die Diagnose noch nicht mit Sicherheit stellen läßt.

Die rechte Tonsille zeigt fast in ganzer Ausdehnung die Verfärbung eines blanchierten Fleischstückes.

3. Tag: Der abends zuvor bemerkte Fleck verlängert sich und bildet jetzt eine tiefe, graue, eitrige Furche. Auf einem vorspringenden, einzelstehenden Punkt im Gaumenbogenwinkel ein kleiner, weißgelber, membranöser Belag. Auf der linken Tonsille mehrere unregelmäßig runde, durchscheinende Beläge. Der größte wird durch flüssigen Schleim aufgetrieben und bildet eines der Bläschen, die von Marteau mit dem Namen ‚Hydatide“ bezeichnet werden. 2 Stunden später sind die Beläge undurchsichtig geworden und die Stellen, die bis dahin nur eine leichte Farbveränderung zeigten, sind mit frischen Belägen bedeckt.

Schwellung der seitlichen Halslymphdrüsen. Lokale Behandlung. 40 Tr. Salzsäure, 1 Unze Honig.

Wiederholung der Behandlung am Abend. Schwellung der rechtsseitigen Halsdrüsen stark zurückgegangen. (Fortsetzung der Therapie während zweier Tage. Die Krankheit bleibt stationär.)

5. Tag: Während der Nacht häufiger Husten.

6. Tag: Husten häufiger, nicht mehr feucht und katarrhalisch wie gewöhnlich. Veränderter Auswurf, schaumig, reichlich und durchscheinend.

Die Beläge im Pharynx nehmen an Ausdehnung zu. Erneute und starke Schwellung der Lymphdrüsen und des Unterhautzellgewebes an der rechten Halsseite. Gegen Abend Krupphusten und Erstickungsanfälle. Trüber, ängstlicher Blick.

7. Tag: Pfeifende Atmung, Somnolenz, Cyanose. Einhalbstündlich 2 Gran Kalomel. Somnolenz wird durch eine Tasse Kaffee behoben. In der Nacht verstärkte Dyspnöe. Klares Bewußtsein bis zum letzten Augenblick. Der kleine Kranke schöpft aus der Religion Trostgründe für seine Eltern und bittet, ihre Trauer zu mäßigen. Er sagt seiner Mutter, daß er bald bei Gott und den Engeln sein und dort für sie beten werde. Am Morgen Exitus an fortschreitender Asphyxie. Bewußtsein bis zuletzt ungetrübt.

191. Die gleich zu Beginn der Erkrankung angewandte und sorgfältig fortgeführte lokale Behandlung hatte nicht den geringsten Erfolg. Die Schlüsse, die man daraus für ihre Unwirksamkeit bei schweren Fällen ziehen könnte, wären jedoch falsch. Meiner Ansicht nach haben in diesem Falle zwei Umstände den Erfolg der Therapie vereitelt: 1. hatte die alte katarrhalische Entzündung zweifellos die Ausbreitung der Diphtherie beschleunigt und begünstigt[1]); 2. hatte die in kleinen Dosen verordnete Salzsäure nur die Hälfte der erforderlichen Konzentration. Ich habe mich selbst davon überzeugt, daß das Aerometer nur 12° anzeigte, während es bei der gewöhnlich angewandten konzentrierten Salzsäure fast 24° anzeigt.

192. *Sektion* 18 Stunden nach dem Tode. Mittlerer Ernährungszustand. Schwellung der seitlichen Halspartie geringer geworden. Kopfsektion wurde nicht gemacht.

Thorax. Pleura ohne pathologischen Befund. Beide Lungen sind lufthaltig. Keine Anzeichen von frischer oder alter Infiltration und trotz gewissenhaftester Untersuchung keinerlei tuberkulöse Veränderungen. Die Bronchiolen sind mit zähem, opakem, gelbem Schleim gefüllt, der in allem dem seit Jahren ausgehusteten gleicht. Die Beläge reichen links bis zu den Bronchien vierter Ordnung, rechts etwas weniger tief. Weiter oben in den Luftwegen findet man eine sehr adhärente Membran, die in der Trachea an Dicke und Konsistenz abnimmt. Dieser ungewohnte Befund rührt zweifellos von der Verstärkung der diphtherischen Entzündung durch die katarrhalische her, die ihren Hauptsitz in den Bronchien hatte.

193. 3 Tage nach dem Tode des Kindes klagte die Mutter, eine zarte Frau von 38 Jahren, über Halsschmerzen. Auf der rechten Tonsille ein grauer Fleck, der am Morgen des folgenden Tages sich nicht vergrößert hatte. Es war unwahrscheinlich, daß dieses der Anfang einer malignen Angina sei. Nichtsdestoweniger teilte ich der Frau mit, daß das Übel schlimmer werden könnte und einer sorgfältigen Beobachtung bedürfte. In der Nacht vom 3. auf den 4. Tag traten heftige Schmerzen auf. Hohes Fieber kam hinzu. Um den ersten Fleck gruppierten sich weitere, gelbweiße Fleckchen. Die rechte Tonsille war geschwollen. Eine engumschriebene rotblaue Verfärbung umgab den membranösen, das Zentrum der Flecke bildenden Belag. In Höhe des Kieferwinkels eine stark geschwollene Lymphdrüse.

Touchieren der Flecke mittels eines in Honig und konzentrierte Salzsäure getauchten Schwammes. Ein Teil der zähen, elastischen Beläge bleibt am Schwämmchen hängen und läßt eine stark gerötete Oberfläche zutage treten. Die folgende Nacht fieberfrei.

Am Morgen des 5. Tages Schwellung der Lymphdrüse verringert. Schluckbeschwerden gebessert. Lokale Behandlung wird am folgenden

[1]) Die Vermutung, daß die katarrhalische Entzündung die Ausbreitung der diphtherischen sehr gefördert hat, stützt sich auf eine große Zahl analoger Beobachtungen. Ich will hier nur eine berichten. Ich habe gesehen, wie die Blattern, die im Anschluß an septisches Fieber auftraten, besonders die Punkte der Haut befielen, die über den Knochenvorsprüngen der Trochanter, des Kreuzbeins, der Ellenbogen und Clavikeln der Reibung durch die Kleider ausgesetzt waren. Das Exanthem bildete hier, ohne Pusteln hervorzubringen, große Plaques, die sich in gangränöse Schorfe überall dort verwandelten, wo die Haut durch das fortgesetzte Scheuern rot geworden war.

Tage wiederholt, obgleich keine Beläge mehr da sind und Schluckbeschwerden nicht mehr bestehen.

194. Ist nicht anzunehmen, daß Mutter und Kind an der gleichen Krankheit litten, und erklärt nicht die Differenz des Alters und der Disposition zur Genüge, warum das Leiden sich bei dem einen weniger rasch als bei dem anderen ausbreitete?

37. Fall.

195. E. M., 9 Jahre alt, lymphatischer Habitus. Erst am 7. Tage der Erkrankung, die von den Eltern für eine katarrhalische Halsentzündung und eine leichte Indisposition angesehen war, ziehen Husten und Erstickungsanfälle die Aufmerksamkeit auf sich. Der Pharynx ist mit Belägen austapeziert. Einmalige lokale Behandlung mit wenig konzentrierter Salzsäure. 2 Gran Kalomel in verteilten Dosen. Am 3. Tage der Behandlung zwingt die drohende Gefahr zu wiederholten Quecksilbereinreibungen. 9 Gran neapolitanischer Salbe werden verbraucht.

Schnellster Rückgang aller Symptome. Leichte katarrhalische Expektoration.

2. Tag: Trockener Krupphusten. Fortwährender Würgreiz durch Kalomel oder vielmehr durch Askariden hervorgerufen, die im Oesophagus hochsteigen. 8—10 werden auf diesem Wege entleert, eine gleiche Menge in etwas vermehrten Stühlen.

3. Tag der Behandlung, 10. Krankheitstag: Krupphusten besteht fort. Aber die Atmung ist frei, regelmäßig und weicht kaum vom normalen Rhythmus ab. Desgleichen der Puls. Die Zunge reinigt sich. Das häufige Brechen gibt Veranlassung, das Kalomel abzusetzen. In der Nacht kein Erbrechen mehr. Einige Löffel Bouillon werden widerstandslos genommen.

11. Tag: Appetit. 2 Löffel Suppe werden genommen. Im Laufe des Morgens plötzliche Aphonie. Starker Erstickungsanfall ohne Röcheln. Die Asphyxie wird stärker und stärker, und der Tod tritt ein, bevor die Tracheotomie ausgeführt werden kann.

196. Obgleich die Quecksilberbehandlung sehr energisch gehandhabt wurde, trat keine merkliche Beteiligung des Mundes auf. Nur die Zunge war etwas feucht geworden und hatte sich gereinigt. Nach Abgang der Würmer und nach dem durch Kalomel hervorgerufenen Erbrechen wurde der Husten trocken und kruppartig.

Meiner Ansicht nach ist das Polygala, das ich seither in ähnlichen Fällen angewandt habe, nicht ganz erfolglos gewesen.

197. Es war wichtig, festzustellen, bis zu welchem Grade die Quecksilberbehandlung die Diphtherie beeinflußt hatte. Auch konnten anatomische Untersuchungen zeigen, ob die Tracheotomie in diesem Fall mit einiger Aussicht auf Erfolg hätte ausgeführt werden können.

Sektion. In den Falten der Tonsillen vereinzelte Überreste dicker Membranen. Auf der Oberfläche der rechten Tonsille eine kleine Erosion mit einer Ecchymose des submucösen Gewebes, die von einem weißen Fleck umgeben ist. Dieser Fleck wird von einer sehr dünnen Schicht der durchscheinenden, festhaftenden Exsudationsmasse gebildet. Ein ebenso feines Häutchen kleidet die Schleimhautgruben an der Basis der Zunge aus. Dieser dünne, schwer ablösbare Belag ist nur bei größter Aufmerksamkeit zu erkennen. Auf den ersten Blick glaubt man die normale, nur etwas blasse Schleimhaut vor sich zu haben. Die Bronchialschleimhaut zeigt keine pathologischen Veränderungen. Gegen Mitte der Trachea finden sich einige violette, blasse, trübe, verschwommene Flecke als einziger Überrest einer abgelaufenen Diphtherie. Der Larynx ist von einem weißgrauen Belag ausgekleidet, dessen Oberfläche sich zersetzt und in Fetzen abstößt. In der Höhe der Ventrikel verschließt einer dieser Membranfetzen die Glottis. Die Lungen und die übrigen Organe zeigen keinen pathologischen Befund.

Therapie.

Tracheotomie. — Praktische Erwägungen.

199. Wahrscheinlich hätte in dem vorhergehenden Falle die Tracheotomie keinen unmittelbaren Erfolg gehabt. Man hätte das Einführen einer Kanüle nicht vermeiden können. Aber man hätte mit einem feinen Schwamme, den man an der Spitze eines biegsamen Stäbchens durch die Wunde gegen den Larynx zu eingeführt hätte, die Ausstoßung der letzten Membranfetzen sicher leicht bewerkstelligen können. Der Luft wäre dadurch ein doppelter Zugang zu den unteren Luftwegen geschaffen worden. Selbst den Fall gesetzt, daß die erkrankte Schleimhaut weiter neue Membranen gebildet hätte, so wäre es doch möglich gewesen, durch Einblasen von feinem Kalomelpuder durch die Wunde diese Neubildung wirkungsvoll zu bekämpfen. Diese lokale Behandlung läßt nicht die bösen Folgen befürchten, die mit einer Inhalation von Säuredämpfen verbunden sind.

200. Um diese therapeutischen Maßnahmen zu erleichtern, ist es notwendig, den Schnitt durch die bedeckenden Schichten und die Trachea nach unten so weit als möglich zu verlängern, was die Gefahr der Operation nur wenig vermehrt. Die daraus resultierende Erleichterung, die Membranfetzen zu entfernen, die Kanüle einzuführen und einen Schwamm an einem biegsamen Stäbchen von unten nach oben durch den Larynx zu führen, kann erst nach Ausführung einer Tracheotomie an einem jungen Kinde voll gewürdigt werden. In der Kindheit ist die Fettschicht zwischen der Haut und der im Vergleich zu den Erwachsenen verhältnismäßig viel dünneren Trachea sehr dick. Wenn eine pathologische Schwellung noch die Wunde vertieft und der Schnitt nicht weit genug ist, kann die Einführung und die bequeme Befestigung eines Gummikatheters auf Schwierigkeiten stoßen. Noch schwieriger ist jedoch die Einführung einer Kornzange, selbst wenn sie noch so günstig gebogen ist.

201. Der unmittelbare Zutritt der Luft zu den Lungen ohne vorhergehende Erwärmung in Mund und Nase (man ist soweit gegangen, von einer Art Verdauung zu sprechen) wurde als eine besondere Gefahr der Operation angesehen. Für die Tiere ist diese Art der Atmung sicherlich belanglos. Ich habe 10 Tage lang einen elastischen Gummikatheter in der Trachea eines jungen Hundes gelassen. Er wurde nicht im geringsten davon belästigt und die Wunde heilte nach Entfernung des Katheters in wenigen Tagen.

202. Ich habe Gelegenheit, jeden Tag 2 Pferde zu sehen, die durch eine Kanüle von Weißblech von 12 Ligne Durchmesser atmen. Die Kanüle ist an einem Schild befestigt, das den vorderen Teil des Pferdehalses umfaßt und die Kanüle in der gewünschten Lage festhält. Diese beiden vor 3 oder 4 Jahren operierten Tiere arbeiten in einer Mennigefabrik. Die Operation wurde ausgeführt, um ihr Schnauben zu verhindern.

Da die Kanüle des zuerst operierten Tieres zu eng war, blieb die Atmung zunächst erschwert, wurde aber vollkommen frei, als man der Kanüle eine größere Weite gab.

Während der Ruhe genügte eine kleine Kanüle von 6—7 Ligne Durchmesser vollständig den Anforderungen der Atmung. Bei der Arbeit wurde das Pferd aber kurzatmig und erst arbeitsfähig, als man statt der kleinen Kanüle eine von 1 Zoll Durchmesser einführte.

203. Das beste Argument für den Nutzen der Tracheotomie würde ein Fall von Rettung aus dem letzten Stadium einer Kehlkopfdiphtherie sein. Im folgenden Falle hat sie das Leben nur um wenige Augenblicke verlängert.

38. Fall.

204. Paul C., 4 Jahre. Halsschmerzen. Am 2. Tage einer leichten Indisposition wurden vom Hausarzt Brechmittel verordnet.

3. Tag: Zur Konsultation zugezogen, erkannte ich Diphtherie und riet, die beiden belegten Tonsillen mit einem in Honig und Salzsäure getränkten Schwamm zu touchieren.

Während der beiden folgenden Tage wird die lokale Behandlung wegen Meinungsverschiedenheiten unterbrochen aber beim Auftreten von Stimmänderung und Krupphusten wieder aufgenommen.

6. Tag: Bedrohliche Asphyxie. Die Eltern wünschen die Tracheotomie. Während der Vorbereitungen zur Operation und vor Eröffnung der Trachea scheint der Kleine schon tot zu sein. Einströmen der atmosphärischen Luft durch die Wunde, künstliche Atmung. Alle Lebensfunktionen scheinen während 2 Minuten vollständig auszusetzen. Fragliche Atembewegungen dann tiefe, röchelnde, laute Inspiration von Krämpfen begleitet. Das Kind richtet sich auf und fällt zurück. Krampfhusten. Durch den eingeführten Katheter wird blutiger Schleim entleert. Rasche Entfernung der anscheinend verstopften Tube. Dünne und röhrenförmige Membranfetzen, mit Schleim vermischt, werden durch die Wunde ausgehustet. Die Atmung wird leichter und ruhiger. Die Cyanose des Gesichts und der Extremitäten macht einer rosigen Farbe Platz. Das Kind verlangt durch Bewegung der Lippen zu trinken. Regelmäßiger, etwas vermehrter Puls. Freie Atmung durch die Kanüle.

Am Abend beschleunigter Puls. Aufregung, Angst, angestrengte, etwas röchelnde Atmung. Der Puls wird immer kleiner und frequenter. Tod 12 Stunden nach der Operation. Bis zum letzten Augenblick unbehinderter Luftzutritt zu den unteren Luftwegen.

Sektion 16 Stunden p. mortem. Fast vollständiger Larynxverschluß. Die dicke, zähe Membran haftet fest in der Glottis, läßt sich aber oberhalb der Ventrikel leichter ablösen. In der Umgebung der Incision keine neuen Beläge. Die Schleimhaut der Trachea und der Bronchien ist hier und da leicht gerötet und mit dunklen Flecken besetzt. Bis weit in die Bronchien hinein zeigen sich im Zentrum der größeren Flecke kleine Beläge, die so leicht abwischbar sind, daß sie nur aufgelagert zu sein scheinen.

Eine Fliege ist bis in die Bronchien eingedrungen, die zweifellos in die Kanüle gelangt und von dort aus inspiriert worden war. Lufthaltige Lungen, am Rande eine emphysematöse Schwellung, die, den Zwischenräumen der Lappen folgend, sich auf der Lungenoberfläche weiter ausbreitet.

Gleich dem obenerwähnten Fall erklären auch hier die pathologischen Befunde keineswegs den raschen Tod. Hatte die Asphyxie, die noch zu der weiten Ausbreitung der Diphtherie hinzukam, die Gefahr so stark vergrößert?

Aderlaß. Zahlreiche Fälle haben mir bewiesen, daß Aderlässe den Fortschritt der Diphtherie nicht aufhalten. Aus dem oben angeführten Fall hat man ihr Unvermögen schon zur Genüge ersehen können.

Ich habe bei einer jungen Engländerin, die an einer anscheinend ganz leichten Diphtherie erkrankt war, unmittelbar im Anschluß an das Setzen von Blutegeln Kruppsymptome auftreten sehen. Der Blutverlust war so reichlich, daß das Gesicht, die Zunge und die Lippen abblaßten. (Die Menge des aufgefangenen und von der Wäsche aufgesogenen Blutes betrug etwa 1 Liter.)

Die Diphtherie der Luftwege machte rapide Fortschritte und endete tödlich.

206. 5—6 Tage später erkrankte ihre jüngere Schwester schwer an Pharynxdiphtherie. Der Übergang auf die Luftwege wurde durch lokale Behandlung verhindert und prophylaktisch Kalomel verabfolgt.

207. Die Lehrerin dieser jungen Mädchen war kurz vorher an Diphtherie gestorben. Zweifellos hat sie die Krankheit auf die beiden Schwestern übertragen.

208. Ich füge ein Beispiel hinzu, das unter vielen gleichartigen ausgewählt ist, um die Unwirksamkeit der Aderlässe deutlich zu demonstrieren.

Als Konsiliarius zu einem 6jährigen, an Angina erkrankten Kinde zugezogen, diagnostizierte ich Pharynxdiphtherie wegen der weißen membranösen Beläge, die die geschwollenen, geröteten Mandeln zu einem Drittel bedeckten. Starke Schwellung der Halslymphdrüsen. 12 Blutegel waren schon gesetzt worden. Nach reichlichem Blutverlust gemilderte Schluckbeschwerden. Tags darauf kleideten Beläge den ganzen Pharynx aus. Am Abend serös-schaumiger Auswurf. In der Nacht seltener aber rauher und kurzer Husten. Am anderen Tage waren die unteren Luftwege zweifellos befallen. Die linke Mandel überragte den linken vorderen Gaumenbogen und schien bis vor den aufsteigenden Unterkieferast vorgeschoben. Die letzten Symptome waren für epidemischen Krupp charakteristisch. Sie nahmen rasch an Stärke zu, und 45 Stunden nach ihrem Auftreten ging das Kind zugrunde.

Sektion. Die Beläge gingen nicht über die Bifurkation hinaus und reichten oben bis zur äußeren Nasenöffnung.

Der vorspringende Wulst, der für die geschwollene und mit Belägen bedeckte linke Mandel gehalten wurde, war nichts als ein Konglomerat von Belägen, die schichtweise aufeinanderlagen und mehr als 8 Ligne Dicke aufwiesen.

209. Die Symptome der Diphtherie werden nicht allein durch Aderlässe nicht gehemmt, sondern sie scheinen sich im Gegenteil bei kachektischen Personen, deren Blut durch vorhergehende Krankheit entfärbt und verdünnt ist, mit ungewohnter Schnelligkeit zu entwickeln.

39. Fall.

Allgemeines Krankenhaus, Saal X, Dezember 1820.

210. R. C., 62 Jahre alt, schwache Konstitution. Die Patientin, die seit Beginn der kalten Jahreszeit unter der Kälte und allen Entbehrungen der Armut gelitten hat, scheint an chronischem Lungenkatarrh zu leiden.

Bei der Aufnahme zeigt die Art des Auswurfes, die Perkussion und die gelbliche Blässe des Gesichtes an, daß eine Pneumonie zum Katarrh hinzugetreten ist. Gleicher Zustand während eines Monats. Anscheinend leichte Besserung. Leichte Halsschmerzen werden von der Kranken, die außer Bett ist, nicht beachtet. Schluckbeschwerden und Stimmänderung veranlassen endlich einen Assistenten, den Rachen zu inspizieren. Keine Rötung. Das Zäpfchen und das Gaumensegel scheinen etwas geschwollen.

Bei der Visite am anderen Morgen kleiner, unregelmäßiger, flackernder Puls. Oberflächliche Atmung ohne Röcheln und ohne Geräusch. Die Kranke beantwortet mit aphonischer Stimme aber richtig und zutreffend alle an sie gerichteten Fragen. Leichtes Brennen im Hals. Die Veränderung der Züge kommt zu den anderen Zeichen drohender Gefahr hinzu. Die Racheninspektion wird durch den Eintritt des Todes verhindert.

Sektion 24 Stunden p. mortem. In der linken Pleurahöhle eine große Menge gelbgrünen Exsudats. In der rechten sehr viel weniger. Die Gesamtmenge wird auf etwa 2 Liter geschätzt. Ödematöse, graue, ziemlich feste Infiltration eines großen Teiles der linken Lunge.

Auf den ersten Blick scheint die Schleimhaut der Trachea und des Larynx vollkommen blaß aber etwas geschwollen. Besonders die Ränder der Epiglottis sind auffallend verdickt. Gegen Mitte der Trachea eine der diphtherischen Entzündung analoge, dunkler gepunkte Rötung in Form von unregelmäßigen Streifen. Dieser Befund macht auf ein Häutchen aufmerksam, das leicht übersehen worden wäre, wenn es sich nicht am Schnittrand losgelöst und abgehoben hätte.

Dieses Häutchen läßt sich so leicht abstreifen, daß es sich augenscheinlich nur um einen dünnen, durchscheinenden Belag handelt, der im Larynx dicker wird und sich wieder verdünnend den ganzen Rachen auskleidet. Die scheinbare Schwellung der Epiglottisränder rührt von einem Überzug dieser Membran her. Obwohl der Belag überall dort, wo er dicker ist, wenig durchsichtig ist, geben ihm die stark geröteten Unterschichten und das eingelagerte Blut die Farbe und das Aussehen der Schleimhaut. Die ununterbrochene Kontinuität des Belages macht die Täuschung noch glaubwürdiger.

In der linken Pleurahöhle bestand seit einiger Zeit ein Erguß, der plötzlich stark zugenommen hatte. Welchen Einfluß die Diphtherie auch auf den Ausgang der primären Erkrankung gehabt haben mag, bemerkenswert ist die Schnelligkeit und Intensität, mit der sich die Diphtherie bei einer erschöpften und vollständig anämischen Patientin entwickelt hat.

Wahrscheinlich wäre trotz der Dicke und Ausdehnung der Membranen die diphtherische Natur der Veränderungen verkannt worden, wenn man nicht am Ende einer Epidemie gestanden und diese Veränderungen mit besonderer Sorgfalt studiert hätte.

40. Fall.

Allgemeines Krankenhaus, Saal X.

211. G. M., 9 Jahre alt. Seit 3 Wochen Rekonvaleszentin („d'une fièvre tiuce automnale"). Mager, blaß, schwach. Leichte Temperatursteigerung, die zunächst als ein Rezidiv der früheren Erkrankung angesehen wurde. Reichliche Expektoration eines rosa gefärbten, klaren und durchsichtigen Schleimes ließ den Verdacht auf Zahnfleischdiphtherie entstehen. Die Inspektion des Mundes ergab sehr blasses Zahnfleisch.

Die Epidemie war seit mehr als einem Monat erloschen, und die Furcht, die sie hervorgerufen hatte, begann schon zu schwinden.

Die lateralen Halspartien und die Kehle konnten betastet und gedrückt werden, ohne daß das Kind über Schmerzen klagte. Es schien mir unnötig, die Basis der Zunge herabzudrücken und den Pharynx zu inspizieren. Morgens fieberfrei, abends geringe Temperatur, katarrhalischer Husten.

3. Tag: Beträchtliche Schwellung hinter dem Kieferwinkel unterhalb des rechten Ohres. Aber anstatt sich dadurch warnen zu lassen, beruhigte man sich vielmehr, da man die Schwellung für eine epidemische und ansteckende Erkrankung der Parotis ansah, die unter dem Namen Mumps oder Ziegenpeter bekannt ist. Auch das Fieber wurde darauf geschoben. Nichtsdestoweniger wurden Kehle und seitliche Halspartien noch einmal gedrückt und betastet, ohne Schmerzen auszulösen. Keine Halsschmerzen. Nachts Erstickungsanfall. Der diensttuende Arzt fand die Tonsillen mit Belägen bedeckt. (Lokale Behandlung mit konzentrierter Salzsäure und Inhalation von Chlor.) Ein röhrenförmiger Ausguß von 3 Zoll Länge im ausgeworfenen Schleim.

Die Erstickungsanfälle wiederholten sich 3mal im Laufe von 24 Stunden waren aber schwächer.

4. Tag: Die Behandlung wurde fortgesetzt. Lange Intervalle zwischen den einzelnen Anfällen. Die Schwellung des Halses war merklich zurückgegangen.

5. Tag: Tonsillen nicht mehr geschwollen. Die Stimme blieb heiser. (Am Morgen Einatmen von Chlor.) Die Kranke blieb den ganzen Tag außer Bett und ging am Abend mit anderen kleinen Mädchen in die Nachbarschaft, um einen Feststrauß zu überbringen. Zurückgekehrt ging sie zu Bett, ohne Atembeschwerden zu zeigen, schlief friedlich bis 3 Uhr morgens und ging in einem neuen Erstickungsanfalle in einigen Minuten zugrunde.

Sektion 12 Stunden p. mortem. Tonsillen und Gaumensegel zeigen normalen Befund. Die Beläge reichen bis zur Bifurkation. Im unteren Teile der Trachea sind sie dünn und flottierend. Geringe Adhäsionen im Larynx. Die Erstickung scheint weniger durch den vollständigen Verschluß der Glottis als vielmehr durch eine wie ein Ventil wirkende, freie Membran herbeigeführt zu sein. Die gestichelte Rötung der Schleimhaut tritt wenig hervor.

211. Schon früher waren Inhalationen im Krankenhaus versucht worden unter anderem mit besserem Erfolg bei einer Waise gleichen Alters, bei der der Krupp schon weit in die Trachea abgestiegen war. Nachdem zunächst eine lange, röhrenförmige Membran ausgehustet worden war, rief jede Inhalation den Auswurf weiterer großer Membranfetzen hervor. Am 3. Tage der Behandlung, nach 5 Inhalationen von Chlor, traten keine Erstickungsanfälle mehr auf. Nur die Stimme blieb rauh und verschleiert während mehreren Wochen.

41. Fall.

212. Zélie L., 28 Jahre alt. Epileptikerin, Idiotin, Rekonvaleszentin von septischem Fieber.

Die Kranke war durch die erste Krankheit sehr geschwächt und verfallen, begann sich aber zu erholen, als Schluckbeschwerden bemerkt wurden, obgleich sie selbst ohne Klagen und mit Heißhunger die ihr gebrachten Speisen verschlang. Am anderen Tage Schwellung der seitlichen Halspartien, livide Rötung der Tonsillen, des Gaumensegels und der Uvula. Unregelmäßige, weißgraue, membranöse Beläge auf den geschwollenen Partien. Häufiger, rauher, kurzer Husten. Reichlicher Auswurf von durchsichtigem, schaumigem Schleim. Foetor ex ore. Unveränderter Appetit. Kühle Haut. 60 Pulsschläge in der Minute.

Diagnose: Diphtherische Angina des Pharynx und der Trachea. Quecksilberbehandlung.

Prognose: Infaust.

Am Morgen des folgenden Tages war das vordere Drittel der Zunge feucht und gereinigt. Am Abend Dyspnöe. Husten weniger häufig. Aphonie. Schwellung und Cyanose des Gesichts. Tod in der Nacht.

Sektion. Beträchtliche Schwellung der Halslymphdrüsen. Die die Trachea auskleidende Membran läßt ihr unteres Drittel frei und endet in unregelmäßigen, von diphtherischer Röte umgrenzten Fortsätzen. Starke Rötung aller befallenen Stellen. Die Beläge des Pharynx und der Trachea lassen sich leicht ablösen. Beläge umhüllen die Uvula.

Die 3 letzten Fälle zeigen zum mindesten, daß die Diphtherie bei Individuen, die durch vorangegangene Krankheiten geschwächt sind, nichts an Intensität einbüßt.

Blasenpflaster.

213. Die so oft während der Epidemie festgestellte Insuffizienz der allgemeinen Mittel hat mich veranlaßt, fast nur spezifische Therapie zu treiben. Aber wenn die Ersteren auch ungeeignet sind, die diphtherische Entzündung zu beseitigen, so können sie doch immerhin als Hilfsmittel von einigem Nutzen sein.

214. Könnten zeitweise aufgelegte Blasenpflaster mit ihrer starken Wirkung auf die entzündliche Schwellung des Zellgewebes nicht vielleicht auch die Schwellung der seitlichen Halspartien, sowie die ödematöse Gewebsschwellung in der Umgebung von Larynx und Trachea verringern, die sich im gleichem Sinne wie die unmittelbare Erstickungsursache auswirkt? Zwar wird dadurch die Weite der Luftwege wohl nur wenig verringert, aber schon die geringste Zunahme der Verengerung dürfte von größter Wichtigkeit sein.

Man kann sich leicht davon überzeugen, wenn man versucht, durch einen Federkiel mit enger Öffnung zu atmen. Schon eine kleine Differenz im Durchmesser macht einen großen Unterschied aus sowohl in bezug auf die Möglichkeit, die Dyspnöe, die jenseits eines gewissen Grades der Verengerung immer manifest wird, zu ertragen, als auch in bezug auf die Schnelligkeit, mit der die Erstickung fortschreitet, die das Experiment zu unterbrechen zwingt[1]).

Die meisten an epidemischem Krupp Verstorbenen trugen noch am Hals die Spuren von Blasenpflastern, deren Vereiterung man provoziert und unterhalten hatte. Aber vielleicht hat man sich gerade dadurch von dem erwünschten Ziel entfernt.

215. Unter zeitweisen Blasenpflastern verstehe ich diejenigen, die man bei Beginn der Blasenbildung entfernt. Ich habe mich oft überzeugt, daß eine die Oberfläche der Epidermis überschreitende Reizung die Entzündung, die man beeinflussen will, nur vermehrt.

Ich sage „beeinflussen", und es geschieht mit Absicht, daß ich mich eines so unbestimmten Ausdruckes bediene. Denn ich kann mir nicht erklären, wie ein Blasenpflaster in wenigen Stunden die Rötung eines Erysipels zum Schwinden bringen kann, und dabei die Schwellung und Schmerzhaftigkeit der entzündeten Oberfläche in dem Maße nachläßt, wie die Epidermis sich abhebt, im Gegensatz dazu aber im anderen Falle die etwas längere Anwendung desselben Mittels eine erysipelatöse Entzündung hervorrufen kann. Anscheinend unwichtige Umstände führen einen so großen Unterschied in den therapeutischen Erfolgen herbei, daß die entzündliche Röte des Papillarkörpers durch die zufällige Abhebung der Epidermis hervorgerufen, öfters den schon erreichten Erfolg wieder zunichte macht.

216. Die Art der Anwendung erfordert somit die gewissenhafteste Aufmerksamkeit. Die Applikation in der nächsten Nähe des Entzündungsherdes ist die wirksamste. Nur ist dafür zu sorgen, daß die Reizung der Haut nicht auf die schon entzündeten Stellen übergreift. In diesem Falle besonders ist die Stärke der Blasenbildung in entsprechenden Grenzen zu halten.

217. Die Wärme, der gesunde oder kranke Zustand, die Trockenheit oder Feuchtigkeit der Haut, die Dicke der Epidermis und individuelle Besonderheiten anderer Art, die nicht in der Hand des Arztes liegen, rufen starke Variationen in der Wirkung der Blasenpflaster hervor.

[1]) Diese Überlegung ist für die Wahl der Kanüle bei der Tracheotomie von größter Wichtigkeit.

Die Art der Pflastergrundlage und die Applikationsweise sind weitere Ursachen der verschiedenartigen Wirkungen, können aber leichter abgeändert werden.

218. Überzeugt von der Wichtigkeit, sich über den Grad der gewünschten Irritation Rechenschaft zu geben, habe ich die Stärke der gebräuchlichsten, blasenziehenden Mittel, deren gleichmäßigere Wirkung die Dosierung leichter macht, durch vergleichende Untersuchung festzustellen versucht.

Man verdankt Robiquet die Erfahrung, daß die blasenziehende Substanz der Canthariden in Fettkörpern sehr leicht löslich ist. Die von ihm veröffentlichte Analyse hat mich veranlaßt, mit Öl versetzte Blasenpflaster zu verwenden. Ich habe die Erfahrung gemacht, daß ihre Wirkung schneller und energischer einsetzt, und daß sie selbst durch eine Umhüllung von Papier nicht merklich vermindert wird, da die wirksame Substanz das Papier leicht zu durchdringen vermag.

Diese Art der Anwendung, die, wie ich glaube, in England üblich ist, scheint mir in der Absicht gewählt zu sein, die Wirkung des Pflasters abzuschwächen. In Wirklichkeit aber tritt ein nur noch sicherer und rascherer Erfolg auf. Der wirkliche Vorzug dieses Mittels ist die Möglichkeit der besseren Dosierung.

219. Die Epidermis, die weder mit der wirksamen Substanz noch mit der Pflastergrundlage in Berührung kommt, ist trocken und haftet bei der Entfernung des Pflasters nicht daran fest. Es ist somit leicht zu handhaben und die Rötung der Epidermis zu umgehen, da man einerseits den Einfluß der Luft, andererseits die längere Einwirkung der blasenziehenden Substanz ausschaltet, die bei dem gewöhnlichen Verfahren oft schwer zu entfernen ist. Ich habe schon erwähnt, daß die entzündliche Rötung der Haut nicht im gleichen Sinne wie eine oberflächliche Blasenbildung wirkt sondern die Entzündung, die man bekämpfen will, verstärken kann. Es ist eine ganz andersartige Reizung, die von der nur durch die isolierte Einwirkung der Canthariden hervorgerufenen sehr verschieden ist. Bei der letzteren nimmt die Rötung des Erysipels anfänglich nicht zu sondern schwindet immer mehr und erlischt in dem Maße, wie die Blasenbildung voranschreitet. Man darf daher dem Blaseninhalt nur durch kleinste Öffnungen Abfluß verschaffen. Ein anderer Vorteil dieser Methode ist die Vermeidung der fahlen, mehr oder weniger dunklen, oft unauslöschlichen Flecke, die die Blasenpflaster nur hinterlassen, wenn die Epidermis gerötet gewesen ist.

220. Da die von „Joseph“-Papier eingehüllten Blasenpflaster nicht mehr kleben, müssen sie jedesmal, wenn sie nicht mit einer Binde fixiert werden können, mit einem Stück Heftpflaster befestigt werden, das gut klebt und das Blasenpflaster an Größe überragt.

Man muß sorgfältig vermeiden, den Ölanteil zu groß zu nehmen, da es sonst auf der Haut auseinanderfließt und eine zu ausgedehnte Blasenbildung hervorruft. 6—7 Stunden genügen gewöhnlich, um eine sehr markante Wirkung zu erzielen. Wenn aber eine oberflächliche

Blasenbildung genügt, braucht man die Abhebung der Epidermis nicht einmal abzuwarten. Eine leichte Fältelung der Hautoberfläche genügt, damit etwas später eine Blase entsteht[1]).

Wirkung der Polygala.

221. Die Wirkung dieser medikamentösen Substanz ist sehr energisch. In der Dosis von einigen Gran wirkt diese Droge abführend und brechenerregend. Sie übt auch eine spezifische Wirkung auf die entzündete Schleimhaut der Luftwege aus, deren Sekretion sie anregt und verändert. Viele Beobachtungen haben mir bewiesen, daß unmittelbar nach Verabfolgung von Polygala in dosi refracta das schleimig-eitrige, für chronischen Katarrh — mit oder ohne Lungentuberkulose — charakteristische Sputum flüssiger und reichlicher geworden ist.

222. Die Absetzung des Medikamentes hat eine so unmittelbare Änderung im entgegengesetzten Sinne bewirkt, daß mir über die Art der Wirkung kein Zweifel geblieben ist. Gerade dieser Effekt hat mich bewogen, die Polygala dem Kalomel beizugeben, wenn die Trockenheit der Schleimhaut, die sich im trockenen Husten äußert, das Haupthindernis für die Abstoßung der Membranen zu sein scheint.

Lokale Behandlung. — Salzsäure.

223. Konzentrierte Salzsäure auf gesundes Gewebe gebracht ruft eine mit Belägen einhergehende Entzündung hervor. Eine oberflächliche Touchierung verfärbt das Epithel, das sich abstößt und erneuert, ohne Erosionen zu bilden. Wenn die Einwirkung der Salzsäure aber länger anhält und in kurzen Abständen wiederholt wird, ruft sie eine Ulceration hervor, die sich mit weißen Belägen bedeckt und nur langsam vernarbt.

224. Es ist wichtig, diese Wirkung zu kennen, wenn man zur Heilung der Diphtherie durch Salzsäurebehandlung greift, damit man nicht die Folgen der Behandlung mit der Krankheit selbst verwechselt. Andernfalls würde man die Behandlung leicht unnötigerweise in die Länge ziehen. Es ist besser, anfangs die ersten Anwendungen energischer und weniger oft vorzunehmen. Ich habe verschiedene Methoden ausprobiert. Die folgende hat sich mir als die beste erwiesen.

Um die Salzsäure in den Pharynx und auf die Tonsillen zu bringen, bediene ich mich eines feinen Schwammes[2]). Dieser ist am Ende eines biegsamen Fischbeinstäbchens befestigt, dem ich durch Erhitzung und

---

[1]) Seit 6 Jahren ist die oben beschriebene Anwendungsweise im Allgemeinen Krankenhaus ausgeführt worden, und noch nie ist selbst bei ausgedehnter Blasenbildung Ischurie aufgetreten. Der Grund dafür wird hoffentlich durch einige Experimente aufgedeckt, die die Feststellung der Wirkungen der Canthariden und der verschiedenen Prinzipe der „Litta vesicatoria“ zum Gegenstand haben. (S. Les recherches sur la Dothinentérie.)

[2]) Für einen Erwachsenen muß der befeuchtete und darauf gut abgetrocknete Schwamm die Größe eines Taubeneies haben. Durch die Einwirkung der Säure zieht er sich zusammen und schrumpft, ausgedrückt, fast auf die Hälfte seines Volumens ein.

Erweichung im Feuer eine angemessene Biegung gegeben habe. Vor dem Touchieren tränke ich den Schwamm mit konzentrierter Salzsäure und presse ihn so aus, daß er nur noch feucht bleibt. Ich treffe diese Vorsichtsmaßregel, damit beim krampfhaften Zusammenziehen des Isthmus faucium die ausgedrückte Flüssigkeit nicht die zu kauterisierende Stelle überschreitet.

225. Bei dieser Methode ist es leicht, den Ort der Kaustik zu umgrenzen und die Stärke der Einwirkung durch Vermischen der Salzsäure mit Honig beliebig zu verringern. Wenn die Konzentration aber zu gering ist, verhindert die große Menge, die dann angewandt werden muß, die Wirkung auf einen bestimmten Ort zu beschränken. Die Masse zerfließt dann und breitet sich auch über die erkrankten Punkte hinaus aus. Nur wenn sich die diphtherische Entzündung des Pharynx schon über Sehweite hinaus ausgebreitet hat, ist diese Art der Behandlung anzuwenden.

226. Die lokale Behandlung verleiht der beginnenden Diphtherie zunächst ein schwereres Aussehen. Die Beläge scheinen zunächst dicker und ausgedehnter. 24 Stunden später ist die Auswirkung der Kauterisation zum Stillstand gekommen. Wenn sich die Beläge dann nicht von neuem ausbreiten sondern anfangen, sich zu lösen, kann man sicher sein, daß die spezifische Entzündung schon beeinflußt ist. Von da ab dürfen die Intervalle zwischen den einzelnen Behandlungen größer gewählt (von 24 auf 30 Stunden) und die Behandlungen hinsichtlich ihrer Zahl, (2 oder 3 genügen) Stärke und Dauer eingeschränkt werden.

227. Die Autoren des 16. Jahrhunderts tadeln einstimmig das Abreißen der Beläge, Scarificationen, gewalttätige Einreibungen und rohes Betasten. Mehrere Male hatte ich Gelegenheit, mich von der Berechtigung dieser Vorschriften zu überzeugen. Durch jede mechanische Reizung habe ich die Diphtherie sich verschlechtern sehen.

Wenn das Übel nach 2 energischen Applikationen innerhalb 24 Stunden nicht stationär geworden ist und sich Zeichen der beginnenden Beteiligung der Luftwege zeigen, bietet die lokale Behandlung wenig Hoffnung auf Heilung, und es wäre Leichtsinn, sie nicht zugunsten der Quecksilberbehandlung aufgeben zu wollen.

Krankheiten, die der diphtherischen Angina gleichen.

228. Der Name Krupp, der durch Franz Home der malignen Angina gegeben wurde, ist die Quelle vieler Verwirrungen geworden, die selbst durch die Arbeiten tüchtiger und berufener Männer, die zu diesem Thema Stellung nahmen, nicht geklärt wurden; eines der zahllosen Beispiele von der Prestige des Wortes. In gleicher Weise war der Name „gangränöse Halsentzündung", dessen man sich zur Bezeichnung derselben Krankheit bediente, Schuld daran, daß man sie bei Rachenaffektionen, die kein Zeichen von Brand aufwiesen, oft nicht erkannte.

229. Unter einem neuen Namen ist die maligne Angina, die seit Jahrhunderten bekannt ist, eine neue Krankheit ganz anderer Natur geworden, die eine der früheren ganz entgegengesetzte Behandlung verlangt.

Als die Verfasser einiger zum Kongreß 1809 erschienener Arbeiten durch Tatsachen dazu gedrängt wurden über die Fragen der Identität des Krupp und der malignen Angina zu diskutieren, war der endgültige Entscheid ein negativer. Vergeblich waren seit Jahrhunderten die positivesten Beweise für die Identität gesammelt worden; der Name siegte, und alles blieb beim alten.

230. Allerdings konnten zu einer Zeit, da die Wichtigkeit der anatomischen Untersuchungen zur Aufdeckung pathologischer Veränderungen noch nicht allgemein eingesehen wurde, die Veränderungen, die den Krupp so furchtbar machen, nur schlecht erkannt werden. Die Gesamtheit der Symptome, die epidemische Ausbreitung auf dem Wege der Kontagiosität und die Gefährlichkeit der absteigenden Diphtherie aber waren schon sehr genau in den Schriften der Ärzte des 16. Jahrhunderts behandelt worden.

Auch haben die während der mörderischen Epidemie in Spanien und in Italien im Großen gesammelten Erfahrungen die Unwirksamkeit einer allgemeinen, selbst der vernünftigsten Therapie bewiesen.

231. Kaum war die neue Krankheit von Home signalisiert, als sich jeder Arzt beeilte, sie zu diagnostizieren, aus Furcht, sie zu verkennen. Bald wurde sie so häufig, daß populäre Belehrungen den Eltern erteilt wurden, um sie auf der Hut sein zu lassen gegen die Gefahr, die ihren Kindern drohte.

232. Mehrere leicht ausführbare therapeutische Maßnahmen wurden ihnen sogar angeraten. Als ob technische Ausdrücke, deren Sinn unbestimmt ist, und die jeder Hörer nach eigenem Gutdünken interpretiert, die schwere Kunst, Krankheiten zu unterscheiden, zu sehen und zu vergleichen, ersetzen, kurz, an Stelle der ärztlichen Erziehung der Sinne treten könnte, deren Wert Corvisart so gut erkannte, und die er in hohem Maße besaß. Als ob eine Mutter, verwirrt durch die Unsicherheit, in die sie durch diese Arbeiten gestürzt ist, jede Indikation erfassen und entscheiden könnte!

233. Die Arbeiten über den Krupp haben sich vermehrt, und eine große Anzahl Sonderabhandlungen sind in den medizinischen Journalen oder in den Arbeiten ex professo publiziert. Man hat unterschieden einen sthenischen und einen asthenischen, einen akuten und einen chronischen, einen variolösen, einen morbilösen und einen scarlatinösen Krupp.

234. Es ist nicht zu bezweifeln, daß die diphtherische Angina oft genug unter den mit Stridor einhergehenden Erkrankungen verborgen war, besonders wenn sie tödlich ausging, während im Gegenteil in anderen Fällen, in denen antiphlogistische und ableitende Behandlung einen ebenso schnellen als deutlichen Erfolg gezeitigt haben, wahrscheinlich eine andere Entzündung maligner oder benigner aber andersartiger Natur mit dieser furchtbaren Krankheit verwechselt worden ist.

235. Die diphtherische Angina des Pharynx wird durch die Scharlachangina, die gewöhnliche, mit Belägen einhergehende Angina und verschiedene Entzündungen der Larynx- und Trachealschleimhaut vorgetäuscht.

236. Ich habe schon im zweiten Teile dieser Arbeit (97) davon gesprochen, wie schwierig die Differentialdiagnose der malignen Angina ähnlichen Krankheiten gegenüber ist.

237. Nur mit Hilfe aufmerksamster Beobachtung gelingt es, die Grenzen zwischen den einzelnen Krankheiten festzustellen. Ich möchte diesen Teil meiner Untersuchungen etwas weiter ausführen, beschränke mich aber auf die hauptsächlichsten Unterschiede, die zwischen den einzelnen Krankheiten bestehen und die die Scharlachangina und die gewöhnliche, mit Belägen einhergehende von der malignen Angina und einige laryngeale Anginen von dem Trachealkrupp unterscheiden. Ich unterlasse es absichtlich, von der phlegmonösen Tonsillitis, von der aphthösen Entzündung des Rachens und der katarrhalischen Angina zu sprechen, da diese drei Krankheiten zu charakteristische Kennzeichen aufweisen, um mit der Diphtherie verwechselt zu werden.

238. Die mit Belägen einhergehenden Entzündungen der Schleimhaut sind übrigens so vielseitig, daß ich in meiner Praxis sicherlich nicht allen, die Diphtherie vortäuschen können, begegnet bin.

Die Scharlachangina.

239. Wenn auch die Scharlachangina meistenteils an dem begleitenden Exanthem zu erkennen ist, so kommt sie doch auch ohne weitere Scharlachsymptome vor. In diesem Falle kann die mit Belägen einhergehende Entzündung der Tonsillen leicht mit der diphtherischen Angina verwechselt werden, mit der sie häufig eine täuschende Ähnlichkeit haben kann.

240. Einige charakteristische Merkmale tragen jedoch zu ihrer Unterscheidung bei. Bei der Scharlachangina ist die oberflächliche Ulceration der Tonsillen mehr von einer schwartigen, äußerst festhaftenden Exsudation überzogen, anstatt von einem membranösen Häutchen bedeckt zu sein. Die weiße, opake, käseartige Sekretion, die nach lebhafter Rötung das Gaumensegel und den Pharynx bedeckt, läßt sich leicht furchen und nimmt niemals das membranöse Aussehen und die Zähigkeit der diphtherischen Beläge an. Die Mandeln sind zwar der Hauptsitz der Entzündung, aber der Rachen und die Nasenhöhle sind zu gleicher Zeit mitbefallen. Der Ausgangspunkt ist nicht wie bei der Diphtherie zunächst eng begrenzt und umschrieben. Dazu kommt ein noch wichtigeres Unterscheidungsmerkmal: die Scharlachangina zeigt keinerlei Tendenz, auf die unteren Luftwege überzugreifen[1]).

Ich möchte hier nicht näher auf meine Erfahrungen eingehen. Es genügt mir zu versichern, daß ich mich dreimal durch die Autopsie von der Intaktheit des Larynx und der Trachea überzeugt habe, obwohl

[1]) Während mehrerer Scharlachepidemien, die ich im Verlaufe von 20 Jahren beobachtet habe, und unter denen mehrere so schwer waren, daß eine große Anzahl Kranker starb, habe ich kein einziges Mal den Tod durch Übergreifen der Entzündung auf den Larynx oder durch Glottisverschluß gesehen.

die schmutzig belegten Ulcerationen der Tonsillen dem Rachenbrand täuschend glichen, und das lang anhaltende Röcheln und Gurgeln in der Agonie mich daran denken ließ, ob die erschwerte Atmung nicht doch vielleicht auf ein mechanisches Hindernis zurückzuführen sei.

Eine so kleine Zahl einzelstehender Fälle genügt natürlich nicht, um eine so wichtige Frage zu lösen. Aber eine Menge unwiderleglicher Zeugnisse sprechen im gleichen Sinne.

Nach Abschluß dieses Abschnittes sind die Ergebnisse meiner ersten Untersuchungen durch erneute Befunde bestätigt worden, die ich bei 6 an Scharlach Verstorbenen machen konnte. Es erwies sich mir mehr und mehr, daß der Tod durch keine wahrnehmbare Entzündung verursacht wurde. Das Blut war unregelmäßig in den Körperhöhlen verteilt, es bestand Blutfülle im Schädel, Überfülle in der Brusthöhle und Blutleere im Abdomen.

Die Gefahr dieser Krankheit steht in keinem Verhältnis zur Stärke der Halsaffektion. Ich habe den Scharlach 18 Stunden nach Beginn tödlich enden sehen, ohne daß die Rötung und Schwellung der Tonsillen bedeutend gewesen wäre. Selbst in Fällen, wo die Halsentzündung die größte Intensität erreicht hatte, habe ich mich überzeugt, daß dieses auffallende Symptom wenig Einfluß auf den Ausgang der Krankheit gehabt hat. Der Scharlach trat in mehreren Gemeinden dieses Departements sehr bösartig auf. Aber wie könnte der Tod durch eine Entzündung hervorgerufen werden, die sich oft auf eine leichte Tonsillitis beschränkt, während man nach einer mehr oder weniger leichten Rekonvaleszenz viele genesen sieht, bei denen die Entzündung des Rachens so stark war, daß sie kalten Brand im letzten Stadium vortäuschen konnte. Die pathologische Anatomie hat mir vollends alle Zweifel genommen. Die Entzündung, ob schwer oder leicht, die sich niemals über den Pharynx hinaus ausbreitet, ist nicht die Todesursache. Eine keine Spuren hinterlassende Vergiftung muß vielmehr dafür angesehen werden. Auf diese Vergiftung muß auch die frequente Atmung, die wachsende Atemnot sowie die Frequenz und Irregularität des Pulses, kurz diese äußerste Störung der Zirkulation, zurückgeführt werden, die es unmöglich macht, den Puls während einer Viertelminute zu zählen.

241. Es genügt, die gelehrte Dissertation FOTHERGILLS zu lesen, um zu erkennen, daß, wenn auch die diphtherische Angina der Gegenstand seiner historischen Betrachtungen ist, er in Wirklichkeit die Scharlachangina beobachtet und beschrieben hat. Die von ihm angeführte Krankheit weicht im Verlauf, Ausgang und Gesamtbild aller Symptome so weit von der wirklichen malignen Angina — als die er sie krampfhaft deuten will — ab, daß die Verkennung so auffallender Unterschiede erstaunlich ist.

In keiner Scharlachepidemie findet man die mit Stridor einhergehende Atemnot als Symptom erwähnt. Selbst wenn die mit Belägen einhergehende Entzündung der Tonsillen, die sog. „gangränöse Halsentzündung“, das Hauptsymptom war, gingen meistenteils Diarrhöen und hektisches Fieber dem langsamen Ende voraus.

242. Während der bösartigen Epidemie in Péruwelz trat bei einer großen Anzahl Kranker allgemeine Gedunsenheit auf. Die Kranken gingen langsam zugrunde. Bei einigen, die rascher ad exitum kamen, trat keine besondere Affektion der Atemorgane zu den gewöhnlichen Scharlachsymptomen hinzu. (Siehe die Beschreibung der in Péruwelz und Hainaut beobachteten epidemischen und gangränösen Halsentzündungen. Journal de Medicine, Bd. 31, Dezember 1769.) — Obgleich der Arzt, dem man diese Beobachtung verdankt, fest in dem Vorurteil befangen ist, daß es sich dabei um die von Marteau de Grandvilliers einige Jahre vorher unter gleichem Namen beschriebene, gangränöse Halsaffektion handle, erkennt man sofort, daß der aphthöse Belag, von dem Planchon spricht, „der", wie er sagt, „das entzündete Gaumensegel bedeckt und sich hinterher schmerzlos abstößt", nicht mit den zähen, membranösen, diphtherischen Belägen verwechselt werden darf, die von Marteau für Schorfe oder Exfoliationen angesehen wurden.

Die Differenz, die zwischen zwei so grundverschiedenen Affektionen besteht, erschütterte sogar in etwas das Vorurteil des Autors. Er bemerkt, „das wenig Kranke an der Krankheit zugrunde gehen", und fügt am Schluß hinzu: „Dieser Umstand, mit dem von Marteau berichteten verglichen, läßt einen auffallenden Unterschied zwischen den beiden Epidemien erkennen, deren Natur dieselbe, deren Genius aber verschieden ist. Die unserige ist gutartig, und die meisten Befallenen genesen."

Dieser Unterschied hätte ihn wahrscheinlich noch stutziger gemacht, wenn Marteau nicht in seiner Arbeit über die Genese die diphtherische und Scharlachangina zusammengefaßt hätte, Krankheiten, die er zunächst einzeln beschreibt, dann aber zusammenwirft, obwohl er in seiner Praxis zweifellos jeder für sich und einer nach der anderen begegnet ist. Seine Beobachtungen über den Charakter der malignen Angina, die zunächst ziemlich exakt sind, scheinen durch spätere Beobachtungen analoger Veränderungen bei der Scharlachangina beeinflußt worden zu sein.

245. Ebenso gibt Albers, Bremen, der mit Jurine, Genf, den Preis für die beste Arbeit über den Krupp erhalten hat, an, daß ihm oft die Kombination von Krupp mit Scharlach begegnet sei. Man liest wörtlich in dem von der Prüfungskommission dem Minister eingereichten Bericht, Paris 1812, S. 94[1]): „Die gefürchtetste Komplikation des Krupp ist die durch Scharlach. Sie zu beobachten, hatte der Autor leider häufig Gelegenheit, wovon er mehrere Beispiele bringt. Nur dreimal nahm der Krupp einen sthenischen Charakter an, gewöhnlich war er typhös. In den ersten dieser beiden Arten war die Entzündung sehr heftig, konnte aber durch rasches Eingreifen zum Stehen gebracht werden. Bei der zweiten Art der Erkrankung starben fast alle, und der Autor gibt an, bis zu 36 verloren zu haben. Die Symptome der gangränösen Angina fanden sich mit denen des Krupps kombiniert.

[1]) Ich habe mir die beiden preisgekrönten Abhandlungen, die nicht im Druck erschienen sind, nicht verschaffen können.

Ein stark ätzendes, seröses Excret floß aus der Nase und ulcerierte Naseneingang und Lippen. Starke Schwellung der Parotis, Sublingualis und Submaxillaris[1]).

Der Autor erwähnt ein 3jähriges Kind mit erschwerter, pfeifender Atmung, dumpfem, heftigen Husten ohne Expektoration, starken Schluckbeschwerden und sehr kleinem und ungewöhnlich frequentem Puls[2]). Er hat öfters gangränöse Schorfe auf verschiedenen Körperstellen beobachtet, aber die Sektion hat niemals eine bis zur Trachea herabreichende Gangrän aufgedeckt, wie einige Autoren behauptet haben."

246. Darf man aus diesen Worten ALBERS schließen, daß keine membranösen Beläge in den Luftwegen vorhanden waren? Er beschränkt sich darauf, zu versichern, daß die Gangrän sich nicht bis in die Trachea verbreitet habe. Es ist sogar wahrscheinlich, daß Beläge die Trachea auskleideten, da[3]) er selbst noch nach der Sektion die Krankheit als eine Komplikation von Krupp und maligner Angina ansieht. Woher käme sonst die Annahme einer kruppalen Erkrankung?

Eine Stelle des Berichtes (S. 80) beantwortet diesen Einwurf aufs klarste.

Man liest dort folgendermaßen: ,,Unter Umständen nimmt der Krupp gleich von Beginn die Formen der Adynamie an." Das ist die vom Autor als asthenische oder typhöse bezeichnete Form. Eine von Natur schwächliche Konstitution, vorangegangene Krankheiten, Komplikation mit irgendeiner exanthematösen Erkrankung sind die hauptsächlichsten Ursachen, die dem Krupp diesen Charakter verleihen. Die Krankheit tritt schleichend auf. Die Halsschmerzen sind kaum wahrnehmbar. Geringer Durst. Schwacher und langsamer Fieberanstieg. Wenig kalter und klebriger Schweiß. Bei dieser Art der Erkrankung tritt der Tod ruhig, ohne Todeskampf ein, und bei der Sektion findet man die Luftwege mit reichlicher, wäßriger Lymphe angefüllt."

247. Man ersieht aus dieser Stelle, daß für ALBERS das charakteristische Merkmal des Krupp nicht die Pseudomembran ist, was, beiläufig gesagt, beweist, wie variabel und ungenau die Berichte der Ärzte über diese Krankheit am Ende des vorigen Jahrhunderts und Anfang des jetzigen sind. Ich muß noch hinzufügen, daß ALBERS in seiner Dissertation den Krupp mit dem Namen ,,Tracheitis der Kinder" bezeichnet.

---

[1]) Sicherlich wurde die Schwellung der benachbarten Lymphdrüsen und des umgebenden Bindegewebes für Schwellung der speichelabsondernden Organe angesehen. Bei den von mir beobachteten Diphtherie- und Scharlachfällen habe ich mich überzeugt, daß die Speicheldrüsen, die intra vitam anscheinend der Sitz der Schwellung sind, nicht daran teilnehmen und sich in nichts vom normalen Zustand unterscheiden.

[2]) Diese anscheinend guttural bedingte Atemnot unterscheidet sich leicht selbst bei der malignen Angina, von der durch unvollständigen Larynxverschluß hervorgerufenen auch dann, wenn beide bei einem Individuum zu gleicher Zeit in Erscheinung treten.

[3]) Könnte man nicht sogar annehmen, daß der Belag, der zu der Zeit, als ALBERS schrieb, nicht mehr mit einem Schorf verwechselt werden konnte, ihm als das charakteristische Symptom der damals noch als gangränös angesehenen diphtherischen Angina galt?

248. Eine dünne Bleiacetatlösung[1]), die sich bei der Diphtherie wirkungslos erwiesen hat, beseitigt die schmerzhafte Pharynxentzündung und beschleunigt die Vernarbung der schmierig belegten Ulcerationen, die sich öfters während der ersten Scharlachwoche auf den Tonsillen zeigen.

Über die gewöhnliche, mit Belägen einhergehende Angina.

249. Die gewöhnliche, mit Belägen einhergehende Angina ist unter allen in der Praxis vorkommenden diejenige, die sich im Beginne am schwierigsten von der diphtherischen Angina unterscheiden läßt. Aretius sagt von ihr: „Ulcera in tonsillis fiunt, aliqua mitia familiaria, non loedentia; mitia sunt munda, exigua, non alte descendentia, non inflammata, dolorem non excitantia."

250. Mit Ausnahme dieser beiden letzten Eigenschaften[2]), die die gewöhnliche Angina nur zum Teil von der diphtherischen trennen, hat der aufmerksame Beobachter in seiner Beschreibung keines der charakteristischen Unterscheidungsmerkmale ausgelassen. Jeder Praktiker hat Gelegenheit gehabt, diese Krankheit, die sich oft auf eine leichte Indisposition beschränkt, zu studieren. Oft zeigt sich zu der Zeit, wo auf der Oberfläche einer Tonsille eine schmutzig belegte Ulceration entsteht, an Mund- und Nasenöffnung der von Willan beschriebene Herpes labialis. Eine Schwellung mittleren Grades und eine umschriebene Rötung umgibt die Ulceration. Wenn auch die entsprechenden Lymphdrüsen oft anschwellen und druckempfindlich werden, so erreichen sie doch niemals einen so großen und zur Ausdehnung und Intensität der Schleimhautaffektion in keinem Verhältnis stehenden Umfang wie bei der malignen Angina.

251. Trotz dieser Unterschiede ist zur Zeit einer Diphtherieepidemie die Differentialdiagnose zwischen diesen beiden Krankheiten oft sehr schwierig. Die Frage kann nur entschieden werden durch die gefährliche Neigung der diphtherischen Angina, in die unteren Luftwege abzusteigen. Glücklicherweise ist die lokale Behandlung, die die Ausbreitung der Diphtherie verhindert, wegen Abkürzung der Krankheit auch bei der gewöhnlichen Angina sehr empfehlenswert.

252. Diese Affektion ist gleich dem Herpes labialis fast immer symptomatisch, und das Fieber, die vagen Gelenkschmerzen und die sie begleitende Appetitlosigkeit weichen gewöhnlich einem Brechmittel. Die lokale Behandlung ist besonders zu empfehlen, wenn die Ulceration der Tonsillen sich schon vertieft hat, weil die Verabfolgung des Brechmittels entweder zu lange aufgeschoben wurde, oder die Entzündung von Anfang an sehr stark war. Eine energische aber oberflächliche Behandlung, die streng auf die befallene Fläche beschränkt werden muß, sowie der Gebrauch von Gurgelwasser, wie oben bei der Scharlachangina angegeben, führt eine rasche Heilung der Ulceration herbei.

[1]) Kristall. Bleiacetat 2 Gran, Alkohol 4 Gros,
Destill. Weinessig 2 Gros, Wasser 4 Unzen.

[2]) Aretius entgegen treten gewöhnlich ziemlich starke Schluckbeschwerden auf, und die Halsschmerzen strahlen oft bis in die Ohren aus.

253. Ich habe drei Arten von laryngealer Angina gesehen, die Larynxkrupp vortäuschen können.

Die erste ist sehr gutartig und gleicht der diphtherischen Angina nur durch den Husten, die Heiserkeit und die pfeifende Atmung. Ich möchte sie stridulöse Angina nennen.

Die zweite ist eine einfache Tracheitis, die in einer lebhaften und tiefen Entzündung der Trachealschleimhaut besteht. Wie bei der vorhergehenden Art entstehen dabei keine Beläge, wohl aber bei der dritten. Ich glaube, daß sie sich ihrer Natur und den begleitenden Umständen nach von der diphtherischen Angina unterscheidet, aber nur in wenig sicheren Symptomen von ihr abweicht. Die Bezeichnung membranös oder polypös scheint mir für sie angemessen zu sein.

Um die Konfusion der Bezeichnungen nicht noch durch neue Namen zu vermehren, entlehne ich der Synonymie des Krupp diejenigen, welche ich zur Unterscheidung von ähnlichen Krankheiten brauche, und beschränke mich darauf, ihren Sinn enger zu fassen und fest zu umreißen.

Die stridulöse Angina. — Pseudokrupp nach Guerfent.

254. Der anatomische Charakter dieser Affektion ist mir unbekannt. Die Veränderungen der Glottis und des Larynx, die den Husten hervorrufen und die Stimme verändern, sind zweifellos sehr gering, da die begleitenden allgemeinen Symptome sehr leicht und flüchtig sind. Ich vermute, daß sie in einer katarrhalischen Entzündung und einer einfachen ödematösen Schwellung der Schleimhautfalten des Larynxventrikels bestehen, eine Schwellung, die eine Art Stockschnupfen der Glottis hervorruft[1]).

255. Unter welcher erschreckenden Form diese Affektion auftritt, habe ich schon angedeutet. Vorübergehend zeigen sich Symptome, die einem bis zum letzten Stadium vorgeschrittenen Krupp täuschend ähnlich sind. Zu der Zeit, da in Tours viele Kinder an maligner Angina starben, trat bei einem kleinen, 4jährigen, unter meinen Augen aufgezogenen Mädchen, das ich morgens gesund verlassen hatte, abends derselbe Husten, dieselbe Dyspnöe und Heiserkeit auf, die bei einem anderen Kinde den raschen Fortschritt der Trachealdiphtherie angezeigt hatte und dem Tod einige Stunden vorangegangen war.

---

[1]) Eine brüske Kälteeinwirkung oder anhaltendes Schreien genügt, bei Erwachsenen eine in wenigen Tagen wieder verschwindende Heiserkeit ohne andere Beschwerden hervorzurufen. Ich habe selten gefunden, daß der Prozeß im Larynx und die Stimmänderung bei der pulmonalen Phthise einander entsprachen, selbst dann nicht, wenn starke Schmerzhaftigkeit und vollständige Aphonie die dominierenden Krankheitssymptome gewesen waren. Zu meinem größten Erstaunen habe ich oft nur eine oberflächliche Erosion mit oder ohne Verdickung der Ferreinschen Ränder gesehen. Bei einem Falle von chronischer Aphonie, bei dem sichere Veränderungen vermutet wurden, ergab sich überhaupt kein wahrnehmbarer pathologischer Befund im Innern des Larynx. Vielleicht hatte die Schleimhautoberfläche etwas von ihrem Glanz verloren, war aber nicht gerötet, sondern zeigte vielmehr einen mattweißen Farbton.

256. War die membranöse Entzündung, der nicht wie gewöhnlich mehr oder weniger starke Schluckbeschwerden vorangingen, heimlich schon bis in die unteren Luftwege fortgeschritten? Es bestand nicht die geringste Schwellung der Kieferwinkeldrüsen. Weder die Tonsillen noch der Pharynx waren gerötet und geschwollen. Es konnte sich nicht um Krupp handeln; denn selbst in dem Falle, daß der Larynx primär befallen wäre, mußten die seitlichen Halspartien geschwollen sein. Aber war diese sporadische, kruppöse, ihrer Natur nach von der Diphtherie verschiedene Affektion weniger zu fürchten? Das Kind klagte nicht über Halsschmerzen. Man traf Anstalten, Senffußbäder zu geben und Blutegel zu setzen. Während dieser Vorbereitungen schlief die Kleine ein. Puls und Atmung waren nicht beschleunigt. Die Inspiration pfeifend. Ein seltener, kurzer, rauher Husten unterbrach nur für Augenblicke den Schlaf. Er war dumpf und machte den Eindruck, als ob er aus weiter Entfernung herüberklänge. Bald löste er sich, was mich veranlaßte, das Setzen von Blutegeln zu verschieben. Ein leichter Schweiß, den man nicht unterbrechen wollte, verhinderte die Anwendung von Fußbädern. Der Husten wurde katarrhalischer, und am anderen Morgen unterschied er sich kaum von einer leichten Erkältung. Vom darauffolgenden Tage an ließ das Befinden des Kindes nichts mehr zu wünschen übrig.

257. Ich habe 4 weitere Kinder in gleicher Weise, allerdings weniger heftig erkranken sehen. Trotz der starken Unruhe der Eltern habe ich bei den 3 ersten keine Therapie eingeleitet. Als ich zu dem vierten gerufen wurde, waren schon Senfpflaster auf die Waden gelegt. Starke Rötung der Beine. Nach Ipecacuanha mehrmaliges Brechen. Der Husten fing an sich zu lösen. Anstatt diese leichte Besserung auf die Medikation schieben zu können, glaubte ich vielmehr, das entstehende, in der Nacht noch ansteigende Fieber darauf zurückführen zu müssen. Die Temperatur sank am Morgen des zweiten Tages zur Norm ab. Der Husten war vollkommen katarrhalisch geworden, und das Kind wäre wiederhergestellt gewesen, wenn die durch Senfpflaster hervorgerufene Schwellung der Beine es nicht am Gehen verhindert hätte.

258. Ich glaube nicht, daß eine spastische Kontraktur der Glottis diese Affektion hervorruft und verstärkt. Das Schwanken der Krankheitssymptome war der Grund, sie als nervös bedingt anzusehen[1]).

Die Autoren, die den kruppalen Erstickungsanfall auf einen Krampf der Trachea zurückführen, können der Struktur dieses Ganges unmöglich irgendwelche Aufmerksamkeit geschenkt haben. Man braucht nur sein Augenmerk auf die Knorpelringe zu lenken, um zu erkennen, daß die Wirkung der Muskelfasern, die sie zu einem Ringe vervollständigen, nur sehr gering sein kann, da sie der Kontraktion der umgebenden Muskeln und dem atmosphärischen Druck gleichen Widerstand entgegensetzen.

---

[1]) Nach den Experimenten LEGALLOIS' war der Glottisverschluß bei jungen Tieren das Ergebnis einer Lähmung, die durch Durchtrennung des Recurrens hervorgerufen wurde.

Die Ansicht, daß beim Krupp der Krampf eine Rolle spielt, findet sich in den meisten 1809 erschienenen Preisarbeiten vertreten. VIEUSSEUX, ALBERS und JURINE sind derselben Meinung, die von der Kommission geteilt wurde, wie sich aus folgender Stelle ergibt: „Man hatte allgemein den Einfluß des Krampfes beim Entstehen der Kruppsymptome erkannt. Aber man hatte bis dahin noch nicht so exakt die Rolle, die er dabei spielt, spezifiziert, und die Stärke der Wirkung genau festgesetzt. Der Autor weist nicht nur das Bestehen einer krampfhaften Reizung nach, sondern beweist auch, daß eben dieser Reizung im wesentlichen die Entstehung der Anfälle und die sie begleitende Atemnot zuzuschreiben ist.“ (Referat über die Abhandlung JURINE; Bericht der Kommission über die Arbeiten usw. s. 70.)

Noch zustimmender drückt sich die Kommission in dem Referat über die Arbeit ALBERS, Bremen, aus: „Die wahre Ursache dieser Atemnot ist ein Krampf der Trachea, der entweder aus sich selbst entsteht oder durch Entzündung der Schleimhaut, die in die Trachea einströmende Lymphe oder aber durch das Zusammentreffen mehrerer dieser Faktoren zustande kommt. Oft wird auch die geronnene Lymphe durch ihre Menge, ihre Konsistenz und die von ihr angenommene, membranöse Form ein rein mechanisches Atemhindernis sein. Aber diese Fälle sind äußerst selten. Gewöhnlich ist es der Krampf allein, der durch Kontraktion der Luftwege die Atmung verlegt oder beengt. Der Autor verteidigt diese letzte Auffassung mit Energie. Der Wechsel von Anfall und Remission erscheint ihm dafür ein unumstößlicher Beweis zu sein. Er unterscheidet jedoch nicht wie andere Autoren zwei Arten von Krupp, den entzündlichen und den durch Krampf bedingten. Diese Unterscheidung ist in seinen Augen nur eine vage, durch exakte Beobachtung der Krankheit völlig widerlegte Hypothese. Die Remissionen beweisen allerdings die Existenz eines Krampfes, aber dieser Krampf ist sekundär, nicht primär.“ (Referat über die Abhandlung ALBERS, Bremen; Bericht über die Arbeit usw. s. 78.)

259. Der Durchmesser des Naseneingangs kann durch keine Kontraktion erweitert oder verengert werden, und doch verstärkt und verringert sich der Stockschnupfen mehrere Male im Laufe einer Stunde. Geringe Temperaturänderungen genügen, um diese Schwankungen hervorzurufen. Zu Beginn des Schnupfens veranlaßt der plötzliche Wechsel von Kalt und Warm oft eine plötzliche Schwellung der Schleimhaut, die einen augenblicklichen Verschluß der Nase bewirkt. Nichtsdestoweniger ist in diesem Falle der der Luft zugängliche Weg doppelt und entschieden weiter als der schmale Glottisspalt, der durch den Schleim, der sich in mehr oder weniger großen Mengen an diesem Engpaß aufhäuft, weiter oder enger sein wird.

Man sieht also, daß auch ohne einen Krampf der Luftzutritt zu den unteren Luftwegen mehr oder weniger erschwert sein kann.

260. Die krampfhafte Anstrengung der Atemmuskulatur während der Erstickungsanfälle hat zweifellos glauben lassen, daß selbst in den Fällen, in denen ein mechanisches Hindernis bestand, die Dyspnöe zum Teil dem spastischen Glottisverschluß zuzuschreiben sei. Ich

sage nicht dem Verschluß der Bronchien, der überhaupt nicht in Frage kommt. Alles drängt im Gegenteil dazu anzunehmen, daß die Contractur der Larynxmuskulatur zusammen mit allen inspiratorischen Kräften dahin zielt, den Luftweg möglichst zu erweitern.

261. Die oben von mir beschriebene, mit Stridor einhergehende Angina ist wahrscheinlich gleich dem ersten Stadium des akuten, von MILLAR beschriebenen Asthmas[1]). Die historischen Erwägungen ALBERS' sind ein Beweis dafür, wie schwankend und unbestimmt die Diagnostik der stridolösen Angina geblieben ist, besonders aber, wie der Einfluß vorgefaßter Ideen die Ansichten über ihre Natur, Ursache und Behandlung umgewandelt hat.

Zur stridolösen Angina gehört auch der Fall von Krupp, den JURINE bringt und dessen spontane Heilung er berichtet. ,,Die Heilung kann in allen Phasen der Erkrankung erfolgen. Sie wird angedeutet durch Besserung aller Symptome, besonders aber durch Abschwächung der einzelnen Anfälle und größeren Intervallen zwischen ihnen. Sie tritt oft spontan ein. Der Autor (JURINE) führt dafür einen Fall eines seiner Kollegen an, der mit dem Krupp sehr vertraut sei. Zuzugeben ist aber, daß die spontane Heilung einer so gefährlichen Krankheit sehr selten ist, daß jedoch zu ihrer Heilung oft schon leichte Mittel genügen. Oft zeitigt schon eine einzige Applikation von Blutegeln diesen Erfolg. Der Autor selbst hat sie sogar schon durch eine einfache Inhalation von Malvenwasser, mit Schwefeläther überschichtet, geheilt.'' (Bericht über die den Krupp betreffenden, zum Wettbewerb eingesandten Arbeiten. Paris 1812.)

Nach Abschluß dieses Kapitels sah ich ein Kind, das unter den schwersten Symptomen an Pseudokrupp erkrankte.

2. September 1825. Madeleine Lac, 30 Monate alt. Guter Ernährungszustand. Lief und spielte nach einem lauwarmen Bad nackt und feucht in einem mittelmäßig erwärmten Zimmer. Am Abend Heiserkeit, in der Nacht Dyspnöe, vermehrte, röchelnde Atmung, pfeifende, mit Stridor einhergehende Inspiration, bei der der Kopf nach hinten geworfen wurde. Seltener rauher Husten, kürzer als bei der Diphtherie. Hustenfreie Intervalle. Mühsame und hohl klingende Inspiration, die von krampfhaftem Ausstrecken der Extremitäten begleitet wurde. Zu gleicher Zeit Cyanose

[1]) ALBERS, der Neffe ALBERS', dessen Arbeit über Krupp preisgekrönt wurde, hält das akute Asthma für eine kaum von Krupp verschiedene Krankheit. Er bezeichnet gleich seinem Onkel den Krupp mit dem Namen Tracheitis. In seiner Arbeit ,,Commentarius de diagnosi asthmatis Millari strictius definiendo'', zitiert er als Stützen seiner Ansicht RUSCH, CULLEN, CRAWFORT, UNDERWOOD, NOEL, JEFFRIDS, JELLOLY, ALBERS' Onkel. Er führt die Worte MILLARS an, der in der von HOME gegebenen Beschreibung des Krupp das letzte Stadium eines akuten Asthmas sieht. (,,Dr. HOME, describes the latter state of the asthma in his inquiry into the nature cause and cure of the croup or suffocatio stridula.'') Er schließt wie folgt: ,,Hac autem ratione, neutiquam absolute negare velim affectionem viarum respirationis mere spasmodicam existere posse, quae tamen adeo symptomatibus in tracheitide observatio similis fit; eo tamen jure, credo, mihi, contendere licet, nullam huc usque morbi descriptionem datam esse, casibus omnino eidem congruis satis firmatam, cum in omnibus huc usque narratis casibus itidem tracheitidis descriptio expeti potest.''

des Gesichts und der Lippen. Kühle Haut. Nicht beschleunigte Atmung. Das Kind spielte in den anfallsfreien Intervallen. Keine Schwellung der seitlichen Halspartien. Senffußbäder. Würde sich die Dyspnöe nicht auf Fußbäder hin bessern, sollten Blutegel den seitlichen Halspartien aufgesetzt und daran anschließend Blasenpflaster gelegt werden.

2. Tag: Die Tonsillen waren weder gerötet und geschwollen noch mit Belägen bedeckt. Die Lymphdrüsen hatten ihre natürliche Größe nicht überschritten. Während der Nacht mehrere Erstickungsanfälle, Aphonie. Der Husten glich dem des vorhergehenden Abend, war nur ein wenig feuchter. Verordnung: Die Applikation der Blutegel nicht mehr aufzuschieben (4 Gran Jalapwurzel, 2 Gran Kalomel, Ricinus in abführender Dosis). Guter Appetit, feuchter Husten. Gleichzeitig deutet jedoch frequenter Puls und Wärme der Haut auf Fieber hin.

Blutegel wurden nicht gesetzt, aber die beiden Pillen am Abend und Ricinusöl am Morgen des folgenden Tages verabfolgt.

3. Tag: Die Atmung war ruhiger und freier. Der Husten feuchter und weniger schmerzlich. Die Kleine blieb weiter der Kälte ausgesetzt. Der Husten wurde trockener und rauher, aber schon gegen Abend ließ die Abnahme aller Symptome eine rasche Genesung voraussagen

Am 6. Tage war von einem dem Anschein nach so bedrohlichen Zustand nichts als eine leichte Heiserkeit zurückgeblieben, die sich alsbald vollkommen verlor.

Ich bin niemals einer so schweren stridulösen Angina begegnet. Fieber, Intensität und Dauer der Anfälle nach zu urteilen, war die Schleimhaut des Larynx von einer starken katarrhalischen Entzündung befallen.

Die Tracheitis.

263. Ich habe im folgenden 3 Fälle von Tracheitis zusammengestellt. Der erste ist sehr unvollständig, da ich nur unbestimmte Angaben über Symptome und Therapie erhalten konnte. Die Sektion habe ich selbst gemacht.

1. Fall.

264. E. L., 3 Jahre alt, 6 Tage krank. Als Todesursache wurde vom behandelnden Arzt Krupp angegeben. Angeblich rauher Husten und Heiserkeit mittleren Grades. Brechmittel in wiederholten, brecherregenden Dosen. Blasenpflaster im Nacken.

Sektion 30 Stunden p. mortem. Die Basis der Zunge ist stark gerötet. Die Schleimhaut der Trachea und der Bronchien verdickt und gleichmäßig dunkelrot verfärbt. Der Rachen mit graugrünem Schleim ausgefüllt. Die gleiche Masse verstopft die Bronchien. Die Halslymphdrüsen sind leicht gerötet und kaum geschwollen. An den Tonsillen kein pathologischer Befund.

Glücklicher Ausgang der Erkrankung beim folgenden Fall.

2. Fall.

265. N. B., 6 Jahre alt. Kräftiges und vollblütiges Kind.

1. Tag: Schnupfen, der Einwirkung der Kälte zugeschrieben.

2. Tag: Kurzer, trockener, häufiger Husten, der bald rauh wurde. Trotz eifrigsten Suchens auf den Tonsillen und dem Pharynx keine Beläge, keine Schwellung. Lebhafter, in den Larynx lokalisierter Schmerz, der auf Druck stärker wurde. Die submaxillaren Lymphdrüsen waren nicht geschwollen. Vermehrter Puls (110 Schläge pro Minute). Der Husten wurde rauher und nahm erschreckende Ähnlichkeit mit Krupphusten an.

3. Tag: Dyspnöe, frequente Atmung. Bei der Inspiration merkwürdiges Pfeifen. 12 kräftige Blutegel auf die Seiten des Larynx. Reichlicher Blutabfluß. Verminderte Atembeschwerden. Der Husten blieb rauh und trocken.

(Ipecacuanhasirup und -pulver, stündlich 1 Eßlöffel.) Erbrechen. Der Husten löste sich und nahm katarrhalischen Charakter an. Schweißausbruch. Reichliche Stuhlentleerungen abends infolge eines Abführmittels.

4. Tag: Feuchter Husten. Geringer, schleimig-eitriger Auswurf. Appetit. Starke Hautausdünstung. (90 Pulsschläge pro Minute.)

Am folgenden Tage Status idem.

6. Tag: Der kleine Patient trat in die Rekonvaleszenz ein.

3. Fall.

266. N. E., 6 Jahre. Guter Gesundheitszustand. Seit 3 Tagen etwas Husten, wie bei einer leichten Erkältung. Der Husten wurde rauh und tief und löste einen heftigen, im Larynx lokalisierten Schmerz aus. Ich habe den Kranken erst wenige Stunden vor dem Tode gesehen. Am Abend hatten 40 Blutegel, die in zweimaliger Anwendung auf die Seiten des Larynx gesetzt waren, eine so reichliche und anhaltende Blutung hervorgerufen, daß die rosige Gesichtsfarbe einer tiefen Blässe gewichen war. Der Husten blieb unverändert, die Stimme wurde heiserer. Äußerst frequenter Puls. Erschwerte und beschleunigte Atmung. Keinerlei Schwellung der Kieferwinkeldrüsen und der seitlichen Halspartien. Keine Rötung und Schwellung des Pharynx und der Tonsillen. Der Husten schien mir lauter zu sein als bei der diphtherischen Angina. Ich fand ihn kürzer und weniger brüsk unterbrochen und diagnostizierte eine einfache Tracheitis. Die Behandlung war ausgesprochen antiphlogistisch. Der Kranke hatte etwas Harzsirup in Wasser genommen. Ein Senffußbad war bis dahin die einzigste ableitende Maßnahme gewesen. Einige Eßlöffel von Ipecacuanhasirup wurden wenige Stunden vor dem Tode gegeben, der durch die röchelnde Atmung sich schon voraussagen ließ.

Sektion 16 Stunden p. mortem. Auf der Rückseite des Körpers zahlreiche Totenflecke. Die Sektion bestätigt die Annahme, daß die Trachea frei von Membranen sei. Die Schleimhaut des Larynx und der Trachea ist verdickt und lebhaft gerötet. Eine kleine Menge eitrigen Schleims verstopft die Bronchien erster Ordnung. Die Lungen sind lufthaltig. In den anderen Organen kein pathologischer Befund. Ich habe leider versäumt festzustellen, ob die Weite der Glottis durch die Schwellung der Schleimhaut merklich verengt war. Der in den Bronchien angehäufte Schleim kann unmöglich ein unüberwindliches Atemhindernis gewesen sein.

Die sporadische, membranöse oder polypöse Angina.

Ich habe schon einmal (124) bemerkt, daß einige Fälle von membranöser Angina nichts mit der malignen zu tun zu haben scheinen. Auch habe ich einen Fall gebracht, der mir bewies, daß sich im Larynx auch Beläge nichtdiphtherischen Ursprungs bilden können. Die Hauptmerkmale einer solchen Membran, die von einer erwachsenen, an sporadischer, membranöser Angina erkrankten Frau ausgehustet wurde, habe ich schon oben aufgezählt. Bei Durchsicht der Literatur fiel mir auf, daß diese Erkrankung immer sporadisch auftritt und gewöhnlich die Folge bekannter Ursachen zu sein scheint. Die entzündlichen Begleiterscheinungen sind viel ausgesprochener als bei der diphtherischen Angina. Von Beginn der Erkrankung an starker Schmerz im Larynx, der sich nach Ausstoßen des Belages noch verstärkt. Der Belag selbst scheint sich nicht nach Art des diphtherischen weiter auszudehnen.

Ich möchte hier nur einen Fall von sporadischer, membranöser Angina bringen, den ich Marteau de Granvilliers, einem guten Beobachter der malignen Angina, entlehnt habe. In seiner Abhandlung über „die gangränösen Halsaffektionen" hat er folgenden Fall veröffentlicht:

Ein Fall von gangränöser Halsaffektion von Dr. med. M. MARTEAU, Professor der Medizinischen Akademie in Amiens[1]).

„Dum vivit sperare licet." (Petronii satyricon.)

„Die ärztliche Kunst bringt, von der Natur unterstützt, oft Wunder hervor, und Symptome, die Erfahrung und Überlegung nach sicher tödlich erscheinen, sind nicht immer unheilbar.

Ein starker und kräftiger Mann von 52 Jahren klagte am Freitag, den 7. Oktober 1768, einem kalten und regnerischen Tage, über Halsschmerzen. Seine Indisposition verhinderte ihn aber nicht, am Sonnabend seinen Geschäften nachzugehen. Er suchte jedoch wegen Schmerzen einen Chirurgen auf, der nichts Pathologisches im Rachen, wohl aber eine ödematöse Schwellung der Cartilago thyreoidea und cricoidea feststellte. Ziemlich hohes Fieber. Man schickte den Kranken ins Bett und entnahm ihm im Laufe des Tages vier Schälchen Blut und am anderen Morgen noch zwei. Dann wurde ich gerufen, war aber nicht zu Hause, und man begnügte sich mit den Ratschlägen des Apothekers. Maulbeersirup, Gurgelwasser und Klistiere besserten jedoch die Symptome nicht, die im Gegenteil von Minute zu Minute an Stärke zunahmen. Der Kranke hustete mit dumpfer Stimme. Am Montag infolge eines heftigen Hustenanfalls Auswurf einer gangränösen, aufgerollten Membran, die wenigstens die Größe eines Taubeneies hatte, aber leider von den Assistenten nicht näher untersucht wurde. Sie gaben sich mit der Feststellung zufrieden, daß die Masse fleischig war und sich nicht unter dem Fuße zertreten ließ. Sie wurde ausgefegt. Die Atmung schien erleichtert zu sein. Aber das war nur ein Waffenstillstand. Dienstag gegen Mitternacht drohte der Kranke zu ersticken. Ich wurde gerufen. Erstickungsnot wie beim heftigsten Asthmaanfall. Aphonie. Ziehende und pfeifende Atmung. Heftige Hustenanfälle. Dumpfer Husten. Reichlicher, aber schleimiger Auswurf. Rachen ohne pathologischen Befund. Keine Schluckbeschwerden. Voller, harter und frequenter Puls. Man tat der Expektoration vom Abend vorher keinerlei Erwägung, und erst in der Rekonvaleszenz erinnerte sich der Kranke selbst daran. Trotzdem stand meine Diagnose fest. Diese Angina war weder entzündlicher Art noch durch Krampf bedingt, da dabei keine Heiserkeit besteht. Alle Symptome sprachen vielmehr für eine gangränöse Affektion, die besonders die Respirationsorgane betroffen hatte. Die Aphonie infolge der Hustenanfälle ist ein pathognomonisches Zeichen dafür. Welche Prognose sollte ich stellen? Ohne Zögern sagte ich den weiteren Auswurf von weißen, gangränösen Schorfen und den unvermeidlichen Tod voraus[2]).

Als Stütze meiner Ansicht hatte ich ARETIUS und meine eigene Erfahrung. Um jedoch nichts zu versäumen, verordnete ich eine Latwerge von Eibischsirup mit stark gekampfertem, süßen Mandelöl, die sofortige Applikation eines Blasenpflasters am Hals und zwei Aderlässe im Verlaufe der Nacht. Welchen Indikationen hatte ich zu genügen? Erstens den Lungen Luft zu schaffen durch Entziehung von Blut, dessen übermäßige Verdünnung durch den vollen und harten Puls angezeigt wurde. Zweitens die heilsamen Vorgänge der Natur nachzuahmen und einen Teil des Giftes nach außen abzuleiten. Drittens die Ausbreitung von der Trachea auf die Bronchien zu verhindern. Es war höchste Zeit, diese Maßnahmen zu treffen. 6 weitere Stunden hätten das Schicksal des Kranken besiegelt und ihn sicher ins Grab gebracht.

---

[1]) Journal de Méd., Chirurg. etc.; Octobre 1769, tom. XXXI, p. 312.

[2]) Die Ausdrücke, deren sich MARTEAU bedient, bezeichnen deutlich die Natur der von ihm als Schorfe angesehenen Beläge und zeigen deutlich, wie gefährlich die von ihm beobachtete Diphtherieepidemie gewesen ist.

Der erste Aderlaß brachte eine 2 Stunden anhaltende Besserung, währenddessen das Blasenpflaster einen wunderbaren Erfolg zeitigte. Große Blasen sorgten für reichlichen Abfluß. Ein zweiter Husten- und Oppressionsanfall besserte sich auf einen zweiten Aderlaß weniger rasch. Abgelöste und flottierende Membranfetzen reizten zum Husten, desgleichen die Luft, die an den bloßgelegten Nervenendigungen vorbeistreifte. Mehrere Schorfe wurden in der Nacht ausgehustet. Am anderen Morgen noch ziemlich starkes Fieber, das durch einen dritten Aderlaß beträchtlich gedrückt wurde. Die Schorfe der Blasen wurden mit Pflastern aus Honigklee, die in Öl von St.-Johanniskraut aufgeweicht wurden, verbunden. Der Auswurf gangränöser Fetzen hielt bis zum 11. Tage an und hörte dann vollständig auf. Schleimig-eitriger Auswurf. Quälende Schlaflosigkeit infolge des ununterbrochenen Hustens, der jedoch zur Loslösung und Fortschaffung der flottierenden Beläge und des Eiters, der die geschundenen Oberflächen bedeckt, sehr erwünscht war. Infolge der Einwirkung der Luft ein Gefühl von Hitze und Trockenheit im ganzen Respirationstractus. Zwecks Besserung dieser Symptome Auslöschen des Feuers im Krankenzimmer und Inhalationen von lösenden Dekokten. Vom 6. Tage an Fieberabfall, kritischer und beinahe kontinuierlicher Schweißausbruch. Voller aber weicher Puls. Diese günstige Gelegenheit ergriff ich, um Pillen von Chinarinde mit Peru- und Canadabalsam zu verabreichen. Reichliche und erwünschte Vereiterung der Blasen. Am 11. Tage Sistieren des Auswurfes. Normale Temperatur. Verordnung einer Latwerge aus balsamischem Sirup mit Campheröl und Sirup von weißem Mohn. Absetzen der balsamischen Pillen und der Chinarinde. Nachlassen des Hustens und der Eiterung des Auswurfs und der Blasen. Wiedererwachter Appetit und besserer Schlaf. Die Stimme blieb jedoch aphonisch und wurde erst am 19. Tage weniger rauh und gebrochen. Von Tag zu Tag zunehmende Besserung der Stimme, die zweifellos mit der Ausheilung der Luftwege gleichen Schritt hielt. Man wird sich vielleicht wundern, daß ich bei der gangränösen Entzündung dreimal Blut abgenommen habe, ganz abgesehen von den drei Aderlässen vor meinem Eingreifen. Das scheint den Prinzipien, die ich in der Abhandlung über gangränöse Halsaffektion niedergelegt habe, zu widersprechen. Aber ich kann mich rechtfertigen. Ich habe dort den Aderlaß wegen des schlechten und kleinen Pulses und des schlechten Allgemeinbefindens verboten. In diesem Falle aber handelte es sich um eine Ausnahme von der Regel. Unverbrauchte Kraft, voller, harter und hebender Puls. Die Heftigkeit der Hustenanfälle und die Atemnot ließen mich Erstickung oder Ruptur eines großen Lungengefäßes fürchten. Mit einer so ausgesprochenen Plethora würde ich selbst in einem Falle von Pest nicht vor einem ausgiebigen Aderlaß zurückschrecken. Ich weiß nicht, ob schon einmal ein ähnlicher Fall beobachtet ist. Ich kenne keinen. Erstaunlich ist, daß der Kranke den Auswurf so vieler Membranen überlebt hat, und daß die ulcerierten Oberflächen vernarbt sind, ohne Strikturen zu hinterlassen. Hatte sich die Gangrän auf die Trachea beschränkt, oder hatte sie die Bronchien mit ergriffen? Ich habe die Beläge sorgfältig gesammelt. Sie hatten mindestens die Dicke einer halben Ligne. Ich habe sie zur Messung auf Papier ausgebreitet und Roux gebeten, ihr Bild in einer einfachen Skizze festzuhalten. Die Anatomen haben aus der Summe der einzelnen Teile geschlossen, daß die ganze Membran größer als die Oberfläche der Trachea eines mittelgroßen Mannes war, wobei man bedenken muß, daß die am Abend vor meiner Ankunft ausgehustete Membran nicht mitgerechnet wurde.

Man darf niemals an der Genesung eines Kranken, der noch atmet, verzweifeln und niemals den Grundsatz Hippokrates' vergessen: ‚Etiam in acutis non omnino tutae sunt praedictiones neque ad mortem neque ad sanitatem.' Aph. XIX, Sect. 2."

Die sporadische Diphtherie.

268. Zweifellos kann die diphtherische Angina, wie alle anderen epidemischen Erkrankungen, auch zuweilen isoliert auftreten.

269. So sieht man auch die Blattern, eine ausgesprochen ansteckende Krankheit, zuweilen nur ein einzelnes Individuum inmitten einer zahlreichen Bevölkerung befallen, ohne daß dieses Individuum die Krankheit auf ein anderes überträgt, weil ein Blatternfieber ohne Eruption, Kuhpocken, ungünstige atmosphärische Bedingungen oder andere, noch weniger leicht festzustellende Umstände die Umgebung des Kranken vor Ansteckung bewahren.

270. 1823 habe ich ein Kind von 5 Jahren an Kehlkopfdiphtherie sterben sehen. Die Krankheitssymptome entsprachen genau denen der Epidemie von 1819. Über die Identität beider Affektionen konnte kein Zweifel bestehen. Der Belag reichte vom Larynx bis in die letzten Verzweigungen der Bronchien. Vom 3. Krankheitstage an Behandlung mit Quecksilber. Der bis dahin seltene, kurze und rauhe Husten begann 8 Stunden nach der ersten Dosis Kalomel feuchter zu werden. An diesem Tage scheiterte die weitere Medikation an dem unüberwindlichen Eigensinn des Kindes. Der Husten wurde trockener und rauher, die Stimme aphonisch. Jeder Atemzug wurde von einem starken Pfeifen begleitet. Die Kalomeltherapie konnte später fortgesetzt werden. Auf den Hals Quecksilbereinreibungen. Zunächst geringe Besserung. Vom 6.—7. Tage an schien die Krankheit stationär zu werden. Etwas vermehrter Puls. Zu- und abnehmende Dyspnöe. Am 8. Tage kleiner und frequenter Puls. Somnolenz mit gewisser Aufregung verbunden. Der Schlaf wurde durch plötzliches, brüskes Auffahren unterbrochen. Die Atmung blieb behindert, und am 9. Tage trat ohne vorhergehenden Erstickungsanfall der Tod ein. Die geistigen Fähigkeiten blieben bis zuletzt ungestört. Das Kind prüfte mit dem Finger die Temperatur der angebotenen Getränke, und wenn man es gegen seinen Willen zum Trinken zwingen wollte, stieß es mit Kraft und Geschick das Gefäß einfach um. Das Kalomel, das in verschieden langen Abständen gegeben wurde, hatte anhaltende, abführende Wirkung.

271. Zur Zeit des Todes wies der Mund keinerlei Zeichen von Quecksilberschädigung auf. Die diphtherische Entzündung war überall dort, wo das Quecksilber längere Zeit und unmittelbar mit ihr in Berührung gekommen war, sichtlich beeinflußt. Die Beläge waren stark angegriffen und fast zerstört. Hinter dem Gaumensegel waren sie noch sehr dick und reichten in unregelmäßigen Fortsätzen bis zur äußeren Nasenöffnung. Die Membran, die in die Bronchien abstieg, reichte fast bis zu den letzten Verzweigungen und war sehr zäh und konsistent. Die Tracheotomie, die ernstlich erwogen wurde, hätte bei dieser Ausdehnung sicherlich kein günstiges Resultat ergeben. Der Gedanke, sie noch als letztes Mittel anzuwenden, war durch die Hoffnung hervorgerufen, die Neubildung von Membranen nach Abänderung der diphtherischen Entzündung durch Quecksilber verhindern zu können. Ich glaubte anfangs sichere Anzeichen für ein Absteigen der Diphtherie vor mir zu haben, wurde aber später an dieser Annahme irre.

Während der Epidemie von 1819 und 1820 waren 3 Kinder derselben Familie an Krupp gestorben. Hatte sich der Ansteckungskeim vielleicht erhalten, und war er noch nach so langer Zeit übertragen worden?

Chemische Analyse der kruppalen Beläge.

272. Ich habe durch verschiedene chemische Reaktionen differenzierende Eigenschaften der kruppalen Beläge, der albuminösen, die das Produkt einer Entzündung der serösen Häute sind, und der Fibrinschicht des Blutes festzustellen versucht, habe aber keinen Unterschied auffinden können.

Wenn man die Resultate der Analysen, die die Chemiker von Fibrin und Albumen ausgeführt haben, untereinander vergleicht, so sieht man, daß diese Unterschiede fallen, sobald das Albumen im festen Zustand zur Untersuchung kommt. Es bleibt dann nur noch eine Frage des Namens, und nur zwei verschiedenen Bezeichnungen zuliebe unterscheidet man identische Substanzen. Alle diese Produkte werden durch schwache Schwefel-, Salpeter- und Salzsäure zum Schrumpfen gebracht. Von Essigsäure, Ammoniak und den alkalischen Lösungen werden sie aufgelöst und in einen flüssigen, transparenten Schleim verwandelt, alle in der gleichen Zeit, bei der gleichen Temperatur und in dem gleichen Gefäß.

273. Einen Augenblick habe ich geglaubt, in der Lösung von Pottasche ein sicheres Unterscheidungsmerkmal gefunden zu haben. Ich hatte beobachtet, daß die meisten tierischen Organe in dieser Lösung von der putriden Zersetzung bewahrt bleiben, aber erweichen und zerfließen. Beim ersten Versuch schien es mir, als ob sich das Fibrin anders darin verhielte, wie die rasch sich auflösenden, pathologischen Beläge. Später aber habe ich erkannt, daß der Unterschied nur vom Grade der Konsistenz abhängt, und daß die erhaltenen Resultate leicht im entgegengesetzten Sinne verändert werden können.

So erweist sich eine weiche, ödematöse Membran löslicher als eine harte pleuritische Schwarte, deren Dichte durch Entziehung des gebundenen Wassers durch Pressen noch vermehrt ist. Öfters lösen sich aber auch Beläge leichter als eine transparente, wenig konsistente, fibrinöse Schicht, wie sie sich z. B. auf dem Blute von Kranken, die an chronischer Pleuritis leiden, bildet. Auch sind Unterschiede, die ich zuerst zwischen den pathologischen Produkten verschiedenen Ursprungs festgestellt habe, auf diesen Umstand einzig und allein zurückzuführen. Noch eine weitere Übereinstimmung habe ich zwischen dem Albumen und dem Fibrin entdeckt. (Das letztere ist leicht im flüssigen Zustand von der Oberfläche des durch Aderlaß gewonnenen Blutes abzuschöpfen[1].)

Wenn man es stärker erwärmt, verwandelt es sich, sobald es sich der Temperatur von kochendem Wasser nähert, in eine feste, wenig zu-

---

[1]) Das betreffende Blut wird nicht hellrot, da eine obere, mehr oder weniger transparente Schicht, die durch das Ausscheiden des flüssigen Fibrins entsteht, die Oxydation verhindert.

sammenhängende und elastische Masse, die mit Wasser vermengtem und koaguliertem Eiweiß ähnlich ist. Das Eiweiß der Vogeleier ist nichts anderes als dem Eileiter entstammender Schleim. Durch langsames, allmähliches Erwärmen des Wassers bis zum Kochen gerinnt es, wird weiß und undurchsichtig und erlangt im harten Ei gewisse Elastizität und größere Kohäsionskraft. In diesem Zustande ist es weder in Essigsäure, noch in Ammoniak, noch in Pottasche löslich. Durch langes Kochen verliert das Fibrin nach Aussage der Chemiker ebenfalls die Eigenschaft, sich in Essigsäure zu lösen.

Nachträge zum II. Abschnitt.

Juni 1825.

Epidemische Diphtherie.

Die beiden ersten Teile dieser Abhandlung waren schon gedruckt, als ich Gelegenheit fand, die folgenden Nachträge zu liefern und einen III. und IV. Abschnitt anzufügen.

274. Die diphtherische Angina wurde kürzlich in La Ferrière[1]), einem kleinen Flecken 7 Meilen nördlich von Tours, beobachtet. 9 Menschen gingen daran zugrunde. Die Krankheit wurde anscheinend von einem Menschen auf den anderen übertragen. Entstehen diese kleinen, auf so engem Raun beschränkten Epidemien durch Übertragung, oder kann die Diphtherie spontan entstehen und dann weiterverbreitet werden? Alle Fragen über die Übertragung der Diphtherie sowie anderer epidemischer Krankheiten werden wahrscheinlich noch lange ungelöst bleiben.

274 b. Zweifellos handelte es sich bei der von Jurine beobachteten Erkrankung um diphtherische Angina. Von ihr ist auch im Berichte der Kommission in folgendem Abschnitt die Rede: ,,Den Krupp von der tonsillären, der pharyngealen und selbst der gangränösen Angina des Erwachsenen zu unterscheiden, ist leicht. Aber es gibt noch eine andere Art der Angina, die gewöhnlich epidemisch auftritt und vielleicht kontagiös ist, die man die gangränöse, öfters auch aphthöse nennt, und die speziell die Kinder befällt. Sie vergesellschaftet sich so oft mit Krupp, daß es fast unmöglich ist, sie davon zu trennen. Der Autor möchte annehmen, daß es sich bei den meisten dieser Fälle nicht um eine gangränöse Angina, sondern um einen wirklichen, mit Aphthen komplizierten Krupp handelt, der hin und wieder unter der Form von Lähmungen und Ataxie auftritt, wenn die Epidemie gerade diesen Charakter aufweist. Er selbst hat zweimal Krupp mit Aphthen kombiniert gesehen. Keiner dieser Fälle zeigte das Bild einer wirklichen gangränösen Angina. Malouin, Bard, Lepecq, de la Cloture, Ramsey und einige andere Autoren berichten Fälle, die alle mehr oder weniger gleich zu beurteilen sind“ (s. 275). Bei dieser Kombination des Krupp und der aphthösen, angeblich gangränösen, gewöhnlichen epidemischen und

[1]) S. III. Abschnitt.

vielleicht kontagiösen Angina findet man alle charakteristischen Züge der Diphtherie. Man kann behaupten, daß diese Krankheit der Prototyp des Krupp der Modernen ist, um den sich die einfachsten Affektionen des Respirationstractus gruppiert haben, sofern ihre Symptome nur die geringste Analogie zu denen der gefürchteten Krankheit aufweisen.

Die sporadische Trachealdiphtherie.

Tracheotomie, Juli 1825.

275. 4 Jahre waren vergangen, seitdem ich an der Königlich-Medizinischen Akademie die beiden ersten Teile der Abhandlung über die Diphtherie gelesen habe. Mit Ausnahme des obenerwähnten Falles (270) hatte sich diese Krankheit nicht mehr in Tours gezeigt. Im Frühjahr 1825 starben 2 Kinder an einer Erkrankung, die alle Symptome der malignen Angina aufwies. Eins der Kinder sah ich kurz vor dem Tode und erkannte sofort, daß es sich um den 1819 und 1820 beobachteten epidemischen Krupp handelte. Zwischen den beiden Kindern hatte keinerlei Verbindung bestanden. Etwas später erkrankte noch ein drittes, das noch abgeschlossener wohnte. Ich wurde als behandelnder Arzt zugezogen. Die Krankheit machte so rasche Fortschritte, daß ich mich zum dritten Male zur Tracheotomie verpflichtet fühlte.

Es handelte sich dabei um eine der jüngsten Töchter des Grafen de Puységur, der schon 3 Kinder an Diphtherie verloren hatte. Ein Jahr nach dem Tode des ersten waren zwei innerhalb einer Woche gestorben, wenige Zeit, bevor ich die Untersuchungen begann, die das Thema dieser Arbeit bildet. Das Interesse, daß de Puységur meiner Arbeit entgegenbrachte, erhöhte noch die Vertraulichkeit unserer Beziehungen. Er hatte die Erfolge der lokalen Behandlung sowie der Quecksilbertherapie kennengelernt, wußte aber auch, wie oft meine Hoffnungen getäuscht waren. Er konnte sich die Gefahr dieser schrecklichen Krankheit, die ihm schon so traurige Verluste zugefügt hatte, nicht verheimlichen. Auch erkannte er nur zu leicht die Symptome der malignen Angina, da er sie schon zum vierten Male bei einem seiner Kinder auftreten sah.

36. Fall.

276. Elisabeth de Puységur, 4 Jahre alt, von zarter Konstitution. Nachdem das Kind im November 1824 von einem Fieber, dem Krämpfe vorangegangen waren, genesen war, fühlte es sich wohl, als im Juni 1825 nach einem leichten Unwohlsein, das von Koliken und Diarrhöen begleitet war, eine leichte Erkältung einzusetzen schien.

15. Juni 1825.

1. Tag: Morgens trockener Husten, der gegen Mittag häufiger und trockener wird. Schwellung der Tonsillen.

2. Tag: In der Nacht Fieber und Bellhusten.

3. Tag: Während des Schlafens schnarchende Atmung. Über Tag weniger Husten.

4. Tag: Überführung vom Lande in die Stadt. Die Kleine hatte auf einer Fahrt von 10 Meilen vielleicht ein wenig unter der Kühle der Nacht gelitten. Ich sah sie gleich bei der Ankunft. Das Kind machte einen wenig kranken Eindruck. Guter Appetit. Kein Fieber. In der Nacht anfänglich wenig Husten, später häufiger.

5. Tag: Auf der linken Mandel weißer, sehr deutlicher Fleck. (Brechmittel.) Abends geschwollene, gerötete Tonsillen. Die linke Mandel etwas größer. Auf der Mitte der Oberfläche ein länglicher, ausgehöhlter, gelber, rot umränderter Fleck. Schwellung der Kieferwinkeldrüsen. Rechts überschreitet eine die Größe einer Olive. Auf der zugehörigen Tonsille kein Belag. Rauher und kurzer Husten.

277. Die Schwellung der Drüsen und die Stimmänderung hätten keinen Zweifel an der Diagnose Diphtherie aufkommen lassen, wenn der Belag auf der linken Mandel typischer gewesen wäre. Während einer Epidemie vollends wäre ein Zweifel in dieser Hinsicht unbegründet gewesen. Bei dieser sporadischen Affektion glaubte ich aber, daß es sich um eine einfache, mit Belägen einhergehende Angina handelte, sollte aber bald eines anderen belehrt werden. Brechmittel, lokale Behandlung der Tonsillen mit konzentrierter Salzsäure. Weiße Verfärbung der behandelten Oberfläche infolge Säurewirkung. Schnelle und ausgiebige Brechwirkung.

6. Tag: Gegen Morgen rauher, häufiger Husten, der jedoch noch von reichlichen, schleimigen Auswürfen gefolgt war. Die starke Lymphdrüsenschwellung bestand fort. Bellhusten. (2stündlich 2 Gran Kalomel.) Mittags leichte Koliken ohne Stuhlgang. (4 Gran Ricinusöl, als Emulsion auf 2 Dosen verteilt.) Erbrechen. Zweimalige, reichliche Stuhlentleerung. Abends lockerer, seltenerer Husten. Keine Schluckbeschwerden. Normale Temperatur. Ruhige Nacht.

Guter Appetit. Das Kind ernährte sich von Brotsuppen, dicken Suppen und Marmeladenbroten.

Am Morgen mehrere Stuhlentleerungen. Seltener und feuchter Husten.

Über Tag nahm die Kleine Suppe und Kompott zu sich und blieb außer Bett.

Auf der linken Mandel war die Umgebung des Belages lebhaft gerötet. Die Lymphdrüsenschwellung war links etwas zurückgegangen, rechts aber noch sehr umfangreich, hart und druckempfindlich.

Abends erneut kurzer, trockener, rauher Husten. Blaßrote Rachenschleimhaut. Die Beläge der etwas abgeschwollenen Tonsillen waren nicht größer geworden.

Stimme wenig verändert. In der Nacht 3 Gran Kalomel auf 3 Dosen verteilt.

278. Erneuter Krupphusten wurde als schlechtes Zeichen gedeutet, sollte aber angeblich den Abend vor der Überführung noch ausgesprochener gewesen sein. Die Diagnose descendierende Diphtherie wurde abgelehnt, und die für die Nacht verordnete Dosis Kalomel stand in keinem Verhältnis zu der raschen Ausbreitung der Krankheit.

7. Tag: 4 Uhr morgens nach 2stündlichem Schlaf trockener Husten, pfeifendes Inspirium, Cyanose der Lippen und des Gesichts. Krampfhafter Husten wechselte mit Schreien ab. Auswurf einer Membran, die ziemlich dünn, durchscheinend, zäh, elastisch und etwa 18 Ligne lang war.

279. Gleicher Rachenbefund wie tags zuvor. Anscheinend stärkere Schwellung der rechten Lymphdrüse. Immer kürzer und rauher werdender Krupphusten. (2 Gran Kalomel stündlich.) Beschleunigte Atmung. Pfeifendes, krampfhaftes Inspirium. Starke Kontraktion des Sternocleidomast. und der anderen Hilfsmuskeln. Durch Luftdruck Vertiefung der Muskelzwischenräume. Halbstündlich Kalomel. 24 Gran wurden verabfolgt. Der Husten schien feuchter zu werden. Auswurf einer zweiten, dicken, elastischen, 14 Ligne langen und 5 Ligne breiten, spitz auslaufenden Membran, deren Ränder unregelmäßig gezackt waren. Form und Farbe verriet das jugendliche Alter dieser Membranen (45—174), und Größe und Gestalt ließen nicht daran zweifeln, daß sie aus der Trachea stammten, und der entzündliche Vorgang noch nicht darüber hinaus fortgeschritten war. Keinerlei Besserung der Atembeschwerden. Häufigere Kalomelgaben. (Quecksilbereinreibungen auf den Hals.) Verstärkter Stridor und stärkste Inanspruchnahme der inspiratorischen Hilfsmuskulatur. Tenesmen ohne Entleerungen. 2 Gran Polygala.

280. Blasenpflaster auf die Larynxgegend brachten trotz rascher Wirkung keine Besserung. Auf dieses therapeutische Mittel zurückzugreifen, sah ich mich aus den oben angeführten Gründen (214) veranlaßt. Wegen der Schwierigkeit, das Blasenpflaster zu befestigen, verwendete ich ein in Cantharidenöl getauchtes, mit Taffet bedecktes und befestigtes Papier. Ich hatte diese Vorsichtsmaßregel getroffen, um die Blasenbildung unterhalb der Thyreoidea zu vermeiden, die bei einer etwaigen Tracheotomie störend sein würde.

Nach jeder Dosis Kalomel einige Eßlöffel Ricinusöl. Der Husten wurde häufiger, kürzer und trockener. Wegen drohender Gefahr wurden Vorbereitungen zur Tracheotomie getroffen. Seit einigen Stunden kontinuierliche Somnolenz, die kaum durch Hustenanfälle unterbrochen wurde. Der Kopf wurde nach hinten geneigt. Der Hals war geschwollen. Livide Blässe des Gesichts (317, Ende des Abschnitts) zeigte den Fortschritt der Asphyxie und veranlaßte, die Operation zu beschleunigen.

281. Was konnte man sich in Anbetracht des letalen Ausganges der beiden obenerwähnten Fälle von einer Operation versprechen? Beim ersten hatte man das Leben kaum um 12 Stunden verlängern können, und auch beim zweiten Fall wurden die vielleicht besser begründeten Hoffnungen aufs bitterste enttäuscht. Durfte ich einem anscheinend unabwendlichen Übel noch die Qual einer unnützen Aufregung hinzufügen? Ich verhehlte mir nicht, daß kein erfolgreicher Fall diesen Versuch rechtfertigte. Aber ich hoffte von Maßnahmen, die der Operation vorangingen und ihr folgen sollten, die wirkungsvollste Unterstützung. Die oft von mir gemachte und oben (214) angegebene Erfahrung hatte mir zur Genüge bewiesen, daß, um den Anforderungen der Respiration zu genügen, ein freier Zutritt der Luft zu den Lungen allein nicht ausreicht, sondern daß dabei ein Luftaustausch in gegebener Zeit und freier Ausweg der gebrauchten Luft von großer Wichtigkeit ist.

Durch das Beispiel der mit so großem Erfolg operierten Tiere belehrt, nahm ich mir vor, meine Operationsmethode zu modifizieren. Der von mir beim zweiten Fall benutzte Gummikatheter war vermutlich von ungenügender Weite gewesen. Ich erinnerte mich, daß er an Weite durch seine Biegung und die Anhäufung von trockenem Schleim in seinem Innern verloren hatte, wodurch die einströmende Luftmenge immer kleiner wurde, während die an die Atmung gestellten Ansprüche durch Einströmen des Chylus ins Blut und die fieberhafte Pulsbeschleunigung wuchsen. Vergeblich hatte ich die Kanüle entfernt. Der Fortschritt der Asphyxie wurde nur für Augenblicke verzögert. Die Schwellung der Wundränder hatte bald die Wundöffnung verengt, und diesem Umstand vor allem schreibe ich den schlechten Ausgang meiner ersten Operation zu. Ich hatte darum beschlossen, die Weite der Kanüle der Trachea anzupassen. Um sie leichter einführen und festhalten zu können, gab ich ihr die Form eines etwas zusammengedrückten, der Länge nach gebogenen Cylinders mit abgeschrägten Endflächen. Andererseits hoffte ich auch, durch diese künstliche Öffnung Kalomel auf die befallenen Oberflächen zu bringen, und versprach mir von diesem Mittel, das die meisten ulcerösen Hautaffektionen so gut beeinflußt, großen Erfolg. Ich hatte schon die Erfahrung gemacht, daß selbst bei Versagen der Quecksilberbehandlung die diphtherische Entzündung noch durch lokale Behandlung mit Kalomel geheilt worden war. Auch würde ohne Tracheotomie die bis dahin so leichte und fast fieberfreie Erkrankung sicherlich tödlich enden und derselben Familie das vierte Kind rauben. Vergeblich waren vom Beginn der Erkrankung an die sonst wirksamsten Mittel zur Anwendung gekommen. Es blieb nur noch die Tracheotomie. Obgleich sie wenig Hoffnung auf Erfolg bot, fühlte ich mich unter diesen Umständen, bedrängt von unbegrenztem Vertrauen der Eltern, dazu verpflichtet.

282. *Operationsbericht.* Der Kopf wird durch einen Assistenten so weit nach hinten gebeugt, daß die vordere Halspartie vorspringt. Die hochgezogene Hautfalte wird einer vorgezogenen Linie nach vom freien Rand bis zur Basis durchtrennt, so daß die Incision vom unteren Rande der Thyreoidea bis zum Sternum reicht. Die Durchtrennung des Unterhautzellgewebes und der die Trachea bedeckenden Schichten wird durch krampfhafte Atmung und Stauung der Capillargefäße erschwert. Starke Blutung. Auf der Mittellinie zwei Venae thyreoideae, deren Dicke die einer Rabenfeder übersteigt. Sie können nicht umgangen werden und rufen bei jeder Exspiration eine unvorhergesehene, starke Blutung hervor. Die Trachea vor Stillung dieser Blutung zu öffnen, wäre leichtsinnig. Zwei Ligaturen werden vergeblich gelegt. Erst nach einer dritten und vierten mit einer gekrümmten Nadel zwischen Trachea und den durchtrennten Gefäßen gelegten Umstechung gelingt es, das Spritzen der Gefäße in leichtes Sickern umzuwandeln. Durchtrennung von 5 Trachealringen und Einführung einer auf einer Seite abgeplatteten, gekrümmten Silberkanüle. Die Atmung wird ruhiger und langsamer. Die Blutung versiegt langsam.

Die Kanüle wird durch einen gedrehten Faden fixiert, der um den Hals geschlungen wird und durch Ringe läuft, die nahe dem Kanüleneingang aufmontiert sind.

Die Menge des verlorenen Blutes wird ungefähr auf 6 Unzen geschätzt. Blässe, Abgeschlagenheit.

283. Das Kind verlangt unmittelbar nach dem Verbinden zu trinken und führt das Glas selbst an die Lippen. Bei jedem Hustenanfall Austreten blutigen Schleims durch die Kanüle. Ein bandförmiger Belag wird ausgeworfen, dessen Länge, Breite und ausgezackte Ränder ich mit großer Befriedigung feststelle (45—174).

Während der Nacht ruhige, beschleunigte Atmung.

Drei schleimige, grünliche, ziemlich reichliche Stuhlentleerungen, die von Koliken eingeleitet werden.

Bis zum Abend wird die ruhige Atmung nur selten durch Hustenanfälle unterbrochen, denen Auswurf von opakem, leicht gerötetem Schleim durch die Kanüle folgt. Im Expektorierten hin und wieder einige Membranfetzen. Während mehrerer Stunden Schlaf. 2 Eßlöffel Ricinusemulsion. Einläufe. Stuhlentleerungen von gleicher Beschaffenheit wie am Morgen.

Kalomeleinstäubung durch die Kanüle. (Später habe ich mich überzeugt, daß diese pulverisierte Masse an den Wänden der Kanüle haftenbleibt und ihre Verstopfung beschleunigt.)

284. 8. Tag: 2. Tag p. operat. Schnarchende, beschleunigte, alle Hilfsmuskeln in Anspruch nehmende Atmung. Stark beschleunigter Puls. Ist dieser ungünstige Befund auf das traumatische oder das zur Diphtherie gehörige Fieber zurückzuführen, oder genügt die zeitweise Verstopfung der Kanüle, eine solche Veränderung herbeizuführen? Die Kanülenöffnung ist durch Schleim verlegt, und die Weite auf die Hälfte verengt. Die Kanüle wird entfernt, gereinigt und ohne Schwierigkeit wieder eingeführt. Beruhigung und Abfallen der Puls- und Atemfrequenz zur Norm. Leichte Schwellung der Wundränder.

9. Tag: 3. Tag p. operat. Bis 2 Uhr morgens friedlicher Schlaf. Dann häufiger Husten und Auswurf von Membranen durch die Kanüle.

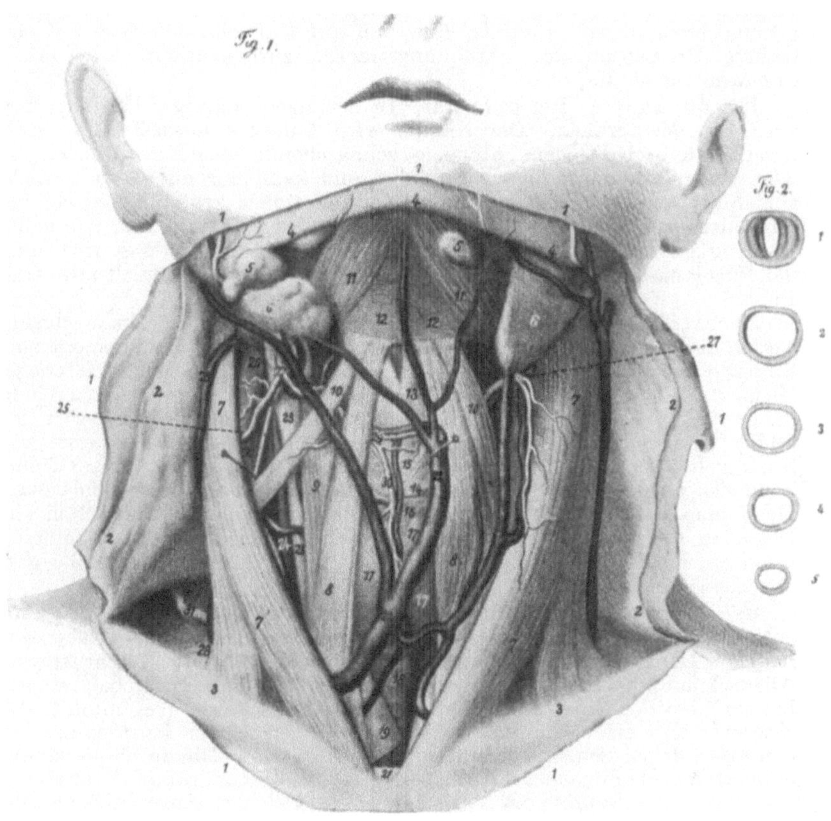

Abb. 3. Fig. 1. Partien ober- und unterhalb des Zungenbeins von vorne gesehen, die die Topographie aller Teile zeigen, die bei der Tracheotomie durchtrennt oder vermieden werden müssen.

1. Ränder der äußeren Haut. 2. Unterhautzellgewebe und Halsfascie. 3. Vordere Fläche der Klavikel. 4. Untere Fläche des Unterkiefers. 5. Submaxillare Lymphdrüsen, die bei der Diphtherie oft anschwellen. 6. Submaxillare Speicheldrüsen. 7. M. sterno-cleido-mastoideus. 8. M. sterno-hyoideus. 9. M. sterno-thyroideus. 10. M. omo-hyoideus. 11. M. genis-mastoideus. 12. M. mylo-hyoideus. 13. Cartilago thyroidea. 14. Cartilago cricoidea und m. cricothyroidea. 15. Membrana crico-thyroidea. 16. Trachea oberhalb der Thyroidea. 17. Thyroidea. 18. Trachea zwischen der Thyreoidea und dem Sternum. 19. Rechte Carotis. 20. Vena subclavia sin. 21. Obere Incisur des Sternum. 22. Vv. thyroid. inf. und Jugularis externa. 23. Carotis. 24. Vagus. 25. Phrenicus. 26. Jugularis int. 27. Arteria thyroidea sup., von der ein starker Ast zwischen dem M. sterno-mastoideus und der Jugularis int. verläuft. 28. Jugularis externa. 29. Arteria cricothyreoidea. 30. Absteigender Ast, der auf der Oberfläche der Thyroidea verläuft. 31. Arteria cervicalis post.

Zu bemerken ist, daß die Gefäße durch Injektionsmasse übermäßig gedehnt sind.

Fig. 2. Querschnitt durch die Trachea von 5 Kindern verschiedenen Alters.

1. Querschnitt durch den Larynx eines 10 jähr. Kindes, 4 ligne oberhalb der Glottis, der den Spalt zwischen den Stimmbändern zur Ansicht bringt. 2. Querschnitt durch die Mitte der Trachea eines 10 jähr. Kindes. 3. Querschnitt durch die Mitte der Trachea eines 6 jähr. Kindes. 4. Querschnitt durch die Mitte der Trachea eines 3 jähr. Kindes. 5. Querschnitt durch die Mitte der Trachea eines 1 jähr. Kindes.

Im Verlauf des Vormittags Verstopfung der Kanüle, die gereinigt wird und nur schwer wieder eingeführt werden kann. Erst nach mehreren vergeblichen Versuchen gelingt es, ihr abgeschrägtes Ende in die Trachealöffnung einzuführen. Häufige, zum Teil auf Kalomel, zum Teil auf eine frühere Disposition des Verdauungstractus zurückzuführende Koliken. Chinarindeneinläufe.

285. 10. Tag: 4. Tag p. operat. In der Nacht häufiger Husten. Auswurf von Membranen. Die Kanüle wird teilweise ausgestoßen. Stark beschleunigte, bei jedem Atemzug schnarchende Atmung. Die Kanüle wird vollends herausgezogen, gereinigt und kann nur mit Gewalt wieder eingeführt werden. Während dieser Manipulationen krampfhaftes Herausschleudern von Membranfetzen. Einer davon ist dick, fest, zäh, von gelber Farbe und zeigt das Abbild des Kehlkopfeingangs. Die Atmung wird ruhig, der Puls langsamer, das Gesicht belebt sich, und das Kind spielt mit seiner Puppe.

286. 11. Tag: 5 Tag p. operat. Nachts verschiebt sich beim Herumwerfen des Kindes die Kanüle. Dieses Mal gelingt das Rekanülement nach Spreizen der Wundränder durch eine Zange mit gebogenem Branchen leichter. Diese Maßnahme verhindert, daß die Trachealringe einander näher rücken und dadurch die freie Luftpassage zum Teil verlegen. Sie schützt ferner vor zwei weiteren Unannehmlichkeiten. Die Kanüle wird fester gefaßt und kann weniger leicht ausgestoßen werden. Ihre Öffnung kann sich nicht verstopfen, und gerade das ist von besonderer Wichtigkeit. Denn man hat schon öfters die Wahrnehmung gemacht, daß schon eine Beschleunigung der Atmung und infolgedessen auch des Pulses eintritt, wenn ein Hindernis den Zutritt der Luft nur einschränkt, ohne ihn ganz abzuschneiden.

287. Wenn man die Öffnung der Wunde verschließt und die Kanüle entfernt, beginnt die Luft sich schon einen Weg durch den Pharynx zu bahnen. Der Husten klingt allerdings noch, als ob die Glottis verengert wäre. Aber schon mischen sich Luftblasen den Schleimabsonderungen bei, während bei Anfällen der ganze Luftstrom noch den künstlichen Weg nimmt. Der Zustand läßt wieder hoffen. Gegen 2 Uhr vermehrter Husten, der von einer reichlichen Schleimabsonderung begleitet wird. Die durch die Kanüle entleerten Schleimmassen sind dünnflüssiger. Häufiger krampfhafter Husten veranlaßt, die Kanüle zu entfernen. Im gleichen Augenblick werden Membranstücke in großer Menge ausgeworfen. Sehr erschwertes Rekanülement mit Hilfe der gekrümmten Zangen. Unveränderter Husten. Nachts tritt Ruhe ein. Die Hustenanfälle rufen jedoch große Erschöpfung hervor. Freie Luftpassage durch den Pharynx. Die Fülle und Verflüssigung der expektorierten Massen und die Art des Hustens lassen jedoch befürchten, daß die diphtherische Entzündung von neuem aufgeflammt ist.

288. 12. Tag: 6. Tag p. operat. Nachts ziemlich ruhiger Schlaf. Dekanülement wegen Verstopfung der Kanüle. Die Luft geht zum Teil durch den Pharynx, so daß die Kleine ein Geräusch mit den Lippen hervorrufen und Schleimblasen aufwerfen kann.

289. Eingießen von einigen Tropfen wäßriger Kalomellösung in die Wundöffnung. Bei der zweiten Applikation wird sie nach einer tiefen Inspiration fast vollständig durch den Mund wieder ausgeworfen. Erst nach $1^1/_2$ Stunde Rekanülement. Während der Zwischenzeit leichte Atmung. Wundsekret färbt für Augenblicke den Auswurf blutig.

Zwei Ligaturen haben sich abgestoßen. Am Abend, nach einer langen Ruhepause, verschieben Hustenstöße die durch Schleim verstopfte Kanüle. Der Auswurf und das Wundsekret sind von neuem blutig tingiert. Eingießen von Kalomel durch die Kanüle in die Trachea.

290. 13. Tag: 7. Tag p. operat. Ziemlich ruhige Nacht. Unterbrechung des Schlafes etwa jede Stunde durch Hustenanfälle, wodurch gegen 7 Uhr morgens die Kanüle verschoben wird, ohne daß jedoch die Atmung sehr behindert ist. 8 Gran Kalomel werden in wenig Wasser gelöst und durch

die Kanüle in die Trachea eingegossen. Der Bronchialschleim und die Sekretion des Wundkanals, der durch ein Pflaster geschlossen ist, werden ohne Schwierigkeit durch den Larynx entleert. Die Stimme wird klangvoller, und plötzlich werden einige Worte sehr laut und deutlich geäußert.

Verabfolgung von 10 Gran Jalapwurzel und 2 Gran Kalomel in einem Eßlöffel Gerstensaft. (Eine einzige, ziemlich reichliche Stuhlentleerung.) Das Allgemeinbefinden scheint durch die starke Abführwirkung etwas gelitten zu haben.

Um 5 Uhr wird der etwas häufiger gewordene Husten durch eine neue Kalomelapplikation zunächst verschlechtert. Eine halbe Stunde später tritt, wie gewöhnlich nach diesem Mittel, Ruhe ein, die von einem die ganze Nacht anhaltenden Schlaf gefolgt ist.

291. 14. Tag: 8. Tag p. operat. Morgens 8 Uhr Dekanülement. Die Atmung vollzieht sich ruhig teils durch die Wunde, teils per vias naturales. Ein mit Watte gefülltes Batistsäckchen, dem man die Form der Kanüle gegeben hat, wird an Stelle der Kanüle eingelegt. Obgleich es mittels eines Stückes Taffet und einer Binde festgehalten wird, entweicht die Luft bei Hustenstößen doch noch durch die Wunde.

Die Kleine sitzt während des größten Teiles des Tages im Bettchen, und die Lebhaftigkeit, mit der sie sich ihren Spielen widmet, läßt hoffen, daß der künstliche Weg für die Atmung nicht mehr notwendig ist. Der Appetit meldet sich. Ein Butterbrot, ein Hühnerflügel und das Weiße eines Rebhuhns werden in drei Mahlzeiten verzehrt. Abends nach zweistündigem Schlaf exakter Verschluß der Wundöffnung durch Verband, der keine Luft mehr durchströmen läßt. Infolgedessen beschleunigte pfeifende Atmung. Der Husten bleibt rauh und erinnert noch an Krupphusten.

292. Leichtes Rekanülement mittels gebogener Zange. Augenblicklich ruhige und langsame Atmung.

Im Moment des Rekanülements werden dünne, rechtwinklige, am Rande halbzerstörte Membranen ausgestoßen. Dickere und konsistentere werden zu gleicher Zeit mit Schleimmassen vermengt zutage gefördert. Ist der Larynx immer noch durch Beläge verlegt? Hat die diphtherische Entzündung die Tendenz, chronisch zu werden, wie sie es bei der gleichartigen Gingivitis zu tun pflegt?

Die Unmöglichkeit, auf dem gegen die Bronchien zu gerichteten künstlichen Weg einen mit Salzsäure getränkten Schwamm in den Larynx zu bringen, ist Veranlassung, sich auch weiterhin mit den Kalomelinstillationen zu begnügen. 7—8 Gran Kalomel werden in wenig Wasser aufgelöst und in die Wunde gegossen, unter Hustenanfällen inspiriert und mit dem Trachealschleim vermengt, zum Teil durch die Wunde, zum Teil durch den Pharynx wieder expektoriert.

293. 15. Tag: 9. Tag p. operat. Ungestörte Nacht. Der schlechte und frequente Puls (100 pro Minute) und die erhöhte Atmung (28—30) lassen befürchten, daß die Erkrankung weder der allgemeinen Behandlung, die aus Furcht vor Vergiftung ausgesetzt wurde, noch der lokalen mit Quecksilber gewichen ist. Die Kanüle wird für 2 Stunden entfernt. Die Atmung bleibt röchelnd und pfeifend. Der Husten ist etwas weniger rauh. Einige Membranfetzen im schleimig-eitrigen Auswurf, der durch die Wunde expektoriert wird. Die Dicke und Konsistenz eines dieser Fetzen läßt vermuten, daß die lokale Behandlung von zu kurzer Dauer war. Die Wundränder ziehen sich so rasch zusammen, daß die Wiedereinführung der Kanüle dringend notwendig ist, um den künstlichen Weg offen zu halten, durch den das Kalomel auf die befallene Oberfläche gebracht werden kann. Um die Kanüle wieder einzuführen, muß der Wundkanal mit Gewalt gedehnt werden. Die Zange mit gekrümmtem Branchen erleichtert und dirigiert sicher ihre Einführung.

Die Wundränder sind inzwischen abgeschwollen, und die tiefer eintretende Kanüle ruft Reizhusten hervor, der von einer schleimig-serösen Expektoration begleitet wird.

Im Verlauf des Tages werden zweimal 9 Gran Kalomel, das in einigen Tropfen Wasser gelöst wird, bei entfernter Tube durch die Wunde eingeführt. Der Husten ist weniger rauh. Seitdem die Luftpassage durch die Wunde verhindert ist, werden Schleim- und Wundsekret ohne Schwierigkeit durch den Larynx expektoriert.

294. 16. Tag: 10. Tag p. operat. Sehr ruhige Nacht. Der qualvolle Zweifel macht endlich der Gewißheit einer Besserung Platz.

(Die beiden letzten Ligaturen haben sich noch nicht abgestoßen.) Während eines großen Teiles des Tages ist das Kind ohne Kanüle. Die Wunde zieht sich rasch zusammen, Luft- und Trachealschleim entweicht nur noch beim Husten auf diesem Wege. Die Pulsbeschleunigung bleibt jedoch bestehen (98—104). Die Anzahl der Atemzüge fällt bis auf 22 ab, beträgt aber gewöhnlich 25 pro Minute. Abends ruft die Kanüle einen starken Hustenanfall hervor, der ihre Entfernung erfordert. Vor dem Einschlafen wird sie wieder eingeführt. Die dabei erforderliche, starke Dilatation ruft eine leichte Blutung hervor. Zwei kleine, während des Rekanülements ausgeworfene Membranstückchen stammen zweifellos aus dem Wundgange.

295. Die auf dem natürlichen Wege vor sich gehende Atmung ist besonders während des Schlafes röchelnd und schnarchend. Die Eltern des Kindes geben jedoch an, daß dieses ein seit langer Zeit habitueller Befund sei.

17. Tag: 11. Tag p. operat. Nachts dreimalige Unterbrechung des Schlafes durch Hustenanfälle. Lautlose Respiration (22—26 Atemzüge pro Minute) durch die Kanüle. 90—102 Pulsschläge. Beschwerung der Ligatur durch ein kleines Gewicht, um ihre Abstoßung zu beschleunigen. Ein präpariertes Schwammstückchen, das anstatt der Kanüle zur Spreizung der Wunde benutzt wird, verursacht Mißbehagen. Nach 6stündlicher Anwendung wird es entfernt und durch einen weichen Tampon ersetzt. Die gute Stimmung des Kindes und die leichten und ausgelassenen Bewegungen sind der beste Beweis für die Schmerzlosigkeit der Wunde, da das Kind sonst gegen die geringsten Unbequemlichkeiten sehr empfindlich ist. Die Stimme bleibt tief und verschleiert. Die Kanüle wird endgültig fortgelassen.

296. 18. Tag: 12. Tag p. operat. Beim Erwachen wird die bis dahin ruhige Atmung gurgelnd. Ein noch feuchter Husten fördert reichlichen, weißgelben, opaken, schleimig-eitrigen Auswurf zutage. Heiserkeit. 19 bis 21 Atemzüge pro Minute. 102 Pulsschläge. Seit Wiederherstellung des natürlichen Atemweges zeigt häufiges Niesen an, daß ein leichter Schnupfen noch zu der Reizung des Rachens durch Wundsekret und Absonderung der erkrankten Oberflächen hinzugekommen ist. Der Appetit bleibt gut. Gutes Allgemeinbefinden.

Die Ligatur hat sich noch nicht abgestoßen. Hinzufügung eines zweiten Gewichtes zum ersten. Der Faden scheint eine hustenerregende Wundsekretion in die Trachea aufrechtzuerhalten.

297. 19. Tag: 13. Tag p. operat. Zweimalige Unterbrechung des Schlafes durch Hustenanfälle. Stimmung, Lebhaftigkeit und Appetit lassen nichts zu wünschen übrig. Unbehinderte und lautlose Atmung, wie niemals seit 6 Wochen (18 Atemzüge pro Minute). Häufiges Niesen. Heisere Stimme. Die Ligatur wird mühsam mit Hilfe eines „Serre-noed" entfernt. Die Wundöffnung schließt sich immer mehr. Ein kleiner, weicher Tampon wird einige Ligne tief eingeführt, um eine Vernarbung von innen nach außen zu bewirken.

298. 20. Tag: 14. Tag p. operat. Ein einziger Hustenanfall während der Nacht. Nach Auswurf schleimig-eitriger Massen wird die Atmung vollständig geräuschlos und unterscheidet sich in nichts mehr von der normalen. (84 Pulsschläge pro Minute.) Leichte Granulation der sich schließenden Wunde, die in ihrer Mitte nur noch einen engen, für eine strohhalmdicke Sonde durchgängigen Spalt aufweist.

Eine oberflächliche Ulceration ist bald vernarbt und die Gesundheit wiederhergestellt.

26. Tag: 19. Tag p. operat. Die Stimme hat ihren natürlichen Klang wiedererlangt. Beim Schlucken von Flüssigkeit tritt Husten auf. In den folgenden Tagen Besserung dieser leichten Unbequemlichkeit und bald vollständige Heilung.

299. Die sorgsame Pflege hat viel zu dem Erfolg der Operation beigetragen. Ich hätte in dieser Hinsicht nicht besser unterstützt werden können. Oftmals wurde die Atmung plötzlich beschleunigt. Eine Verstopfung der Kanüle durch Membranen oder eine Verengerung ihres Eingangs durch eingetrockneten Schleim genügten, um die Atmung zu erschweren. Diese Dyspnöe, die ich anfangs auf eine Weiterausbreitung der diphtherischen Entzündung oder ihr Absteigen in die Bronchien zurückführte, hat mich zuerst sehr beunruhigt. Später erkannte ich die wahre Ursache und war sorgfältigst darauf bedacht, die Durchgängigkeit des künstlichen Luftweges aufrechtzuerhalten.

300. Die angewandten Mittel hatten nicht den gleichen Erfolg. Zunächst bediente ich mich eines kleinen Schwammstückchens, das am Ende eines biegsamen und dünnen Fischbeinstäbchens befestigt war. Aber die von Schleim überzogene Oberfläche des Schwammes glitt meistenteils über die Kanülenwände hinweg, ohne die verstopfenden Massen mit fortzunehmen. Nichts hat sich mir seither besser bewährt, als eine kleine Bürste, die einer zum Flaschenspülen benutzten ähnelt. Sie hat sich mir beim Gebrauch so bequem erwiesen, daß ich ihre einfache Herstellungsweise hier anführen möchte.

301. Einige Büschel starker Pferdehaare werden im Abstand von 7—8 Ligne zwischen die zwei übereinanderliegenden Schenkel eines zusammengekniffenen Stahldrahtes gelegt. Sie dürfen sich berühren und selbst übereinanderliegen. Die beiden Drähte werden jenseits der Haare mit Zangen gefaßt und zu einer Spirale gedreht. Durch die Torsion mitgezogen, verlieren die Haare ihre parallele Stellung und konvergieren der Achse zu, auf der sie fixiert sind. Wenn sie auf diese Art zwischen den Umläufen der doppelten Schraubenlinie sicher befestigt sind, braucht man sie nur noch zu beschneiden, um der kleinen Bürste die Form einer Kugel zu geben, die auf einem Stiel sitzt, der durch die Drehung der beiden Stahldrähte umeinander entstanden ist. Mit diesem kleinen Instrument lassen sich Schleim und verstopfende Membranen so leicht aus der Trachea entfernen, daß man häufig, ohne den Schlaf des Kindes zu unterbrechen, diese Reinigung vollziehen kann. Ein cylindrischer Handgriff von 4—5 Zoll Länge und der Dicke etwa eines Federkiels, sowie eine rechtwinklige Knickung im Stiel verhindern eine zu tiefe Einführung der Bürste und machen ihren Gebrauch noch einfacher und ungefährlicher.

302. Diese Ausführungen sind etwas umständlich, aber ich bin so fest davon überzeugt, daß im letzten Stadium der malignen Angina der Erfolg der Tracheotomie von der weiteren Wegsamkeit des Luftweges abhängt, daß ich bei dem Mittel, das viel zur Erfüllung dieser schwerwiegenden Bedingung beitragen kann, so lange verweilen mußte.

Wenn man die meisten Autoren, die über den Krupp schreiben, befragt, stimmen sie in der Ansicht überein, daß der engste Weg genügt, um die zur Atmung notwendige Luftmenge durchtreten zu lassen. Umsonst haben sie sich überzeugt, daß selbst bei der schwersten diphtherischen Angina der Glottisverschluß niemals ein vollständiger ist, umsonst haben sie die Kranken bis zum letzten Augenblick mit schwacher, aber deutlicher Stimme sprechen hören. Ihrer Ansicht nach ist der Tod nicht auf seine wirkliche Ursache, einfach der Verengung der Luftwege, zurückzuführen, sondern auf einen Krampf, der nicht existiert. Wenn man sieht, daß das geringste mechanische Hindernis genügt, um einen Erstickungsanfall zu verlängern, zu erschweren, ja tödlich ausgehen zu lassen; wenn man sieht, wie lange Membranfetzen in der Öffnung der Kanüle auftauchen, heraustreten, wieder zurückweichen und dem greifenden Finger entschlüpfen, erkennt man, wie wichtig es ist, zu verhindern, daß der künstliche Weg sich verstopft und etwas von seiner Weite einbüßt.

303. Ein zweites, der Kanüle genau angepaßtes Rohr, das herausgezogen, gereinigt und sehr leicht wieder eingeführt werden kann, würde der kleinen Patientin die Beschwerden des Rekanülements, das zwar nicht sehr schmerzhaft, aber immerhin unbequem war, erspart haben. Ich habe diese Doppelkanüle von einem geschickten Arbeiter ausführen lassen, aber zu spät, um noch Gebrauch davon machen zu können. Sie war schon von anderer Seite vorgeschlagen worden. Der Autor des Artikels „Bronchotomie“ im „Dictionnaire des Sciences médicales“ fürchtet, daß die doppelte Kanüle einen zu großen Durchmesser erfordere. Aber das ist nicht der Fall. Die innere Kanüle des Instrumentes, das ich vor Augen habe, ist so fein und so genau der ihr als Etui dienenden Röhre angemessen, daß sie kaum merklich ihre Weite verringert. Um diese Genauigkeit zu erlangen, müssen beide Tuben sorgfältig auf demselben Mandrin geformt und getrieben werden.

304. Ich kenne keinen anderen Fall, bei dem die Tracheotomie, im letzten Stadium des Krupp unternommen, gut ausgegangen ist. Ich bin aber keineswegs darüber erstaunt, da die ungünstigen Umstände, unter denen man zu dieser Operation schritt, keinen guten Ausgang gestatteten. Ein Fall dieser Art, der mir zur Kenntnis gekommen ist, ist der von Borsieri berichtete[1]), dessen Geschichte ihm von Locatelli übermittelt worden ist.

[1]) „Tracheotomiae feliciter institutae in puero hac anginae specie periclitante exemplum mecum communicavit per litteras Londino ad me datos Jacobus Locatellius medicus magnae expectationis, qui eam vidit a celebri londinensi chirurgo Andree dexterrime adhibitam in hunc modum: primum sectione longitudinali a glandula thyroide versus sterni apicem producta, et tres circiter digitos latos longa, integumenta divisit.

Trachea deinde solerter detecta, transversim inter secundum et tertium ejus annulum nectentem membra nam disoecuit, et similem aliam incisionem inter quartum et quintum annulum fecit, sic ut duo annuli inter utramque incisionem transversalem comprehenderentur. Ex his qua anterius spectant duabus aliis lateralibus sectionibus frustulum quadrangulare exemit. Quo factum est ut hiatus satis idoneus tum aeri inspirando, et expirando, tum concretioni membraneae quae suffocationem intentabat expellendae, paratus esset. Ex hoc hiatu continuo prodiit non exigua puris vis, nulla vero membraneae concretionis pars. Duobus post diebus per se quaedam hujus portio erupit per artificiosum hujus modi hiatum; sic ut quod intus remanebat manu deinde extrahi potuerit. Puer autem intra quindecim dies perfecte convaluit.“

305. Dr. Valentin hat mir mitgeteilt, daß er mit Unrecht die Ausführung der Tracheotomie im letzten Stadium der pseudomembranösen Angina durch Andree geleugnet habe. Er habe inzwischen hinsichtlich dieser Frage Aufklärung erhalten, die auch von Locatelli lebhaft bestätigt sei. Andree führte 1782 diese Operation aus, und Dr. White aus Manchester tut ihrer in seiner Dissertation „Cynanche trachéale" 1784 Erwähnung[1]).

Er berichtet auch über den Krankheitsverlauf. Seine Erzählung weicht jedoch in mehreren Punkten von der Locatellis ab. Es ist nicht glaubhaft, daß ein Kranker, dessen Stimme kaum zu hören war, nach einem Luftröhrenschnitt, der doch die Luft breit ausströmen läßt, geschrien hat, daß er sich erleichtert und geheilt fühle[2]).

[1]) „Michaelis, me judice, recte monet, ne hocce auxilium, donec mors ipsa strangulatione impendeat, differatur. Aeger enim subito glottidis spasmo exoriente non raro extinguitur. Tracheam igitur tunc incidere oportet, quando sanguis satis detractus, atque vomitoria, bis vel ter devorata, nullum aut parvum levamen attulerint.

In hanc sententiam magis adducor ut irem cum ante oculos pono aegri historiam, mihi nuper communicatam a viro illo inginioso domino Andree, qui nunc apud Londinensis artem chirurgicam feliciter exercet. Quae mihi de hoc aegro innotuerunt, protinus dicam.

Pur quinque annorum per duos vel tres dies signis cynanches trachealis laboraverat, cum medicus advocatus fuit. Aegrum invenit anhelum, fere strangulatum; respiratio enim maxime fuit laboriosa, aque spiritus emissio adeo impedita, ut vix flamma facis, speculove, prope os admotis, sentiri posset.

Die februarii 11., anno 1782, rebus ita se habentibus, emeticum hora decima A. M. praescriptum fuit; atque omni hora repeti jussum. Quot emetica devoravit, quidve vomitione ejectum non didici; sed omnibus frusta usus est.

Hora undecima vespertina, nil remittente morbo mortesque ipsa minitante, complures chirurgici tracheam incidendam esse consentiebant; quod statim faciebat dominus Andree.

Incisione facta, aer magna vi proruebat; respiratio protinus facilius absolvebatur; atque aeger, cujus vox ante vix audiri potuerat, exclamabat se nunc levatum, se nunc sanum esse. Tussis vehementissima per canulam argentiam, aut tubam cavam flexilem, intra plagae oras immissam, excitata est; nec prius cessavit, quam ea penitus fuerit amota. Dein vulnus panno ex nebula linea confecto tegebatur.

Die febr. 12. delirium leve noctu supervenit. Spiritum nunc facilius duxit. Carlor et pulsuum crebritas minuuntur.

Die febr. 13. nocte magna copia muci flavi pus referentis, qui a bronchiis plane exscreari videbatur, e vulnere effusa est, totumque thoracem externe humectavit. Hodie facies et praesertim musculi oris levibus convulsionibus afficiuntur.

Die febr. 14. pyrexia multo minor, facilis per os spiratio; vox, quae ad hoc usque tempus submissa ac stridula fuit, nunc ad tonum naturalem redire incipit. Mucus minus copiose ejicitur.

Die 15. omnia symptomata leviora. Posthac nil dignum notatu occurrit. Intra mensis unius spatium vulnus perfecte fuit curatum; aegerque ad pristinam sanitatem restitutus.

Duobus abhinc annis valetudo permansit lona; nec ullum incommodum ab incisone expertus est puer.

[2]) Velpau sagt in seiner Abhandlung über die chirurgische Anatomie, Bd. I, S. 204, daß vor Abschluß des Kapitels über die Trachea noch erwähnt werden muß, daß der Austritt der Luft durch eine Öffnung unterhalb der

Weiterhin versteht man nicht, wie und warum die Wunde mit einer Lage Charpie bedeckt worden ist. Nach WHITE wurde eine silberne Kanüle oder eine biegsame Sonde in die Wunde eingeführt. Nach LOCATELLI dagegen wurde ein Stück der Trachea entfernt. Weder der eine noch der andere gibt an, wie eine Blutung verhindert oder gestillt worden ist. Die von LOCATELLI beschriebene Operation scheint viel leichter an Leichen als an Lebenden auszuführen zu sein[1]).

Besonders bei Ausführung der beiden transversalen Schnitte scheint mir eine Blutung durch Verletzung der Vene thyreoideae und einiger arterieller Gefäße schwer zu vermeiden zu sein. Der untere transversale Schnitt scheint mir sogar die Carotiden zu gefährden, besonders die rechte, die sich nahe dem Ursprungsort der Medianlinie der Trachea nähert. Nicht angeführt sind ferner die Maßnahmen, die Musculi sternohyoidei und die Wundränder auseinanderzuhalten. Aber je weniger Vorsichtsmaßregeln den Operationserfolg sichergestellt haben, desto besser ist ein günstiger Ausgang geeignet, die Vorteile einer Operation ins Licht zu rücken.

Ein Brief ANDREES an VALENTIN, veröffentlicht im Journal général de Médecine Bd. 55, Nr. 233, zerstreut zum Teil die oben angeführten Zweifel. ANDREE verweist darin auf WHITE, hat aber nicht alle Schwierigkeiten gelöst.

Lutten Garden bei London, 28. März 1813.

Sehr geehrter Herr!

Anbei sende ich Ihnen den Brief des Doktor VALENTIN zurück. Die Anführung BURSERIUS ist nicht exakt, wenn er sagt: „Duabus aliis lateralibus sectionibus frustulum quadrangulare exemit.“ Das hat nur stattgefunden, wenn „sicut qood intus remanebat deinde manu extrahi potuerat“.

Nun zu den Zeugen. EDWARDS FORD ist inzwischen verstorben. GEORGE VAUX und ADAIR HAWKINS, hervorragende und sehr angesehene Chirurgen, erinnern sich genau der Operation beigewohnt und assistiert zu haben. Des Namens des Kranken erinnere ich mich nicht. Zur Zeit mit Armenapotheke und dringenden Familienangelegenheiten beschäftigt, übergab ich meine Aufzeichnungen Dr. WHITE unter der Bedingung, sie zu veröffentlichen. Das hat er getan, und ich verweise auf seine Publikation, die alles über diesen Fall Wünschenswerte wahrheitsgetreu und gewissenhaft bringt.

Dr. NANKIVELLI war der behandelnde Arzt des Kranken. Ein Fremder, den er einführte, war bei der Operation zugegen. Ich glaube, er hieß LOCATELLI.

Die Blutung war nicht beträchtlich. Ich bin usw.

J. ANDREE.

Cartilago thyreoidea eine Aphonie herbeiführt, was die Chirurgen veranlassen muß, Wunden dort möglichst genau zu verschließen. Da der Ton in der Glottis entsteht, findet eine Tonbildung, wenn die Luft als schwererer Körper unterhalb entweicht, nicht statt. Zahlreiche Untersuchungen von BICHAT u. a. sowie gesammelte Beobachtungen am Menschen von J. CLOQUET und MAGENDIE haben mit mathematischer Genauigkeit diese Frage der Physiologie bewiesen.

[1]) Die Veterinärärzte schneiden wirklich, um die Tube einzuführen, Stücke aus der Trachea. Diese Operation ist aber bei den Haustieren, deren Trachea isolierter und oberflächlicher liegt, viel leichter auszuführen.

Da der von Locatelli stammende Operationsbericht so völlig von Andree übergangen wird, hätte ich ihn nicht erwähnt, wenn er nicht von Borsieri angeführt worden wäre.

306. Wenn ich heute im letzten Stadium der diphtherischen Erstickung tracheotomieren müßte, würde ich einen Hautschnitt machen, der von der Thyreoidea bis zum Sternum reicht. Mit gebogenen Pinzetten würde ich die Musculi sterno-hyoidei beiseiteziehen, desgleichen den Venenplexus, der die Mitte der Trachea bedeckt. Wenn es nicht gelänge, würde ich die nicht zu umgehenden Venen ordnungsgemäß unterbinden und dann durchtrennen. Nach Durchschneidung eines Trachealringes würde ich die Operation durch Durchtrennung weiterer drei bis vier Ringe mit Hilfe eines geknöpften und geradschneidigen Messers zu Ende führen, ohne mich dabei von der geringen Blutung aufhalten zu lassen, da diese Blutung aus den Wundrändern sofort steht, wenn die Dyspnöe beseitigt ist.

306b. Wenn man den Ausgang der ersten (107), der zweiten (204) und der dritten (245) Operation näher ins Auge faßt, muß man zugeben, daß der Autor der einen preisgekrönten Abhandlung über den Krupp die Gefahr der Tracheotomie stark überschätzt. Die Ansicht, daß ein Krampf die Ursache der Erstickung sei, ist die Hauptquelle dieser Furcht. Ich komme immer wieder auf diesen Punkt zurück, weil dieser Irrtum von den tüchtigsten Ärzten geteilt wird. Dr. Jurine sagt: „Drittens ist es nicht immer eine Membran, die den Kranken sterben läßt, denn die Wiederholung der Erstickungsanfälle, selbst vor Bildung einer Membran, verrät die Einwirkung eines anderen Agens. Weiß man doch, daß die weichen und biegsamen Beläge sich genau der Oberfläche der Luftwege anschmiegen und niemals ganz den Glottiseingang verlegen, wie es ein anderer Fremdkörper tun würde, und daß ferner viele Kranke gleichartige Membranen aufweisen, ohne daran zu ersticken."

Die Annahme einer krampfhaften Konstriktur ist ganz unbegründet, da die mehr oder weniger starke Schwellung der Glottisschleimhaut, das Haften oder die Beweglichkeit der Membranen und ihre Dicke vollkommen genügen, um alle beobachteten Vorgänge völlig zu erklären.

„Viertens, wenn man durch die Tracheotomie die Membranen herausholt oder ihnen einen Ausweg gibt, hat man die Ursache der Gefahr nicht weggeschafft. Wieviel Kinder sterben nicht, nachdem die Membranen schon ausgehustet resp. bevor sie sich gebildet haben. Kann etwa die Entzündung und der Krampf mit einem Instrument angegangen und beseitigt werden?"

Ich wiederhole, die künstliche Öffnung der Trachea ist weniger wichtig, um die Beläge herauszuziehen, sondern um ihnen einen Ausgang und der Luft einen Weg zu schaffen. Wenn man auch sehr viele Kinder noch nach Ausstoßen der Membranen sterben sieht, so ist das entweder auf eine Neubildung von Membranen oder auf ein mechanisches Hindernis zurückzuführen, daß durch abgelöste und flottierende Membranfetzen eher als durch festhaftende Beläge gebildet wird.

„Fünftens weiß man nie, ob der Schmerz der Operation oder die Unbequemlichkeit, der man den Kranken aussetzt, nicht schon an sich einen krankhaften Erstickungsanfall auslöst, oder ob man nicht eine starke, schwer zu stillende Blutung hervorruft, die eine tödliche Schwäche bewirkt."

Die oben angeführten Beobachtungen begegnen diesen Einwänden zur Genüge, und die vom Autor berichteten berechtigen keineswegs zu den Schlußfolgerungen, die er daraus zieht.

„Die am dritten Tag eines akuten Krupps an einem 4jährigen Mädchen ausgeführte Tracheotomie brachte plötzliche und sichtliche Besserung, die bis zum anderen Tage anhielt. Gegen Abend des vierten Tages aber erneute Erstickungsanfälle. Nachts Zunahme aller Symptome und Tod in der Frühe des fünften Tages."

„Bei einer zweiten Tracheotomie, die nach Versagen der gewöhnlichen Mittel ausgeführt wurde, starb das Kind schon während der Operation."

„Die dritte Tracheotomie wurde am achten Krankheitstage an einem starken und kräftigen 4jährigen Mädchen ausgeführt. Nach Öffnung der Trachea wurde die Atmung zunächst freier. Aber einen Augenblick später, noch vor Beendigung der Operation, zuckte das Kind zusammen und starb in den Armen des Operateurs."

Ich will nicht daran erinnern, wie sehr ungünstige Umstände, von denen der Autor nichts verrät, den Erfolg der Tracheotomie gefährden können.

Da ich fest davon überzeugt bin, daß diese Operation nur unter den oben angeführten und von mir immer wieder betonten Bedingungen Aussicht auf Erfolg bietet, habe ich letztere in dem vorhergehenden Fall bis ins kleinste besprochen.

III. Abschnitt.

November 1825.

Epidemie in La Ferrière.

307. Die im November 1824 in La Ferrière beginnende Epidemie, über die ich oben (272) schon berichtet habe, hat bis jetzt noch kein Ende erreicht. Unter 250 Einwohnern erkrankten 21, und 18 starben. Die Krankheit blieb auf den Flecken beschränkt und trat in keiner Gemeinde der Umgegend auf. In einem benachbarten Meierhof erkrankte allerdings ein Mann von 45 Jahren, der aber ein Haus in La Ferrière betreten hatte, gerade als dort zwei Kinder an diphtherischer Angina starben. Er war kaum durch lokale Behandlung geheilt, als eines seiner Kinder an Krupp starb.

Besonders die Kinder erlagen dieser Krankheit. Unter der Gesamtzahl zählte man 3 Erwachsene und 2 Kinder nahe der Pubertät. Seit Menschengedenken war in diesem Ort kein Fall von maligner Angina beobachtet worden. Sie trat plötzlich unter genau denselben Symptomen wie 1819 in Tours auf. Sie tauchte nur von Zeit zu Zeit und erst nach langen Intervallen wieder auf, wie die meisten epidemischen Krankheiten zu tun pflegen.

308. Im Monat November 1824 starben 3 Kinder an Krupp. 3 Monate traten keine weiteren Fälle von Diphtherie auf, dann aber 5. Nach Verlauf von 4 weiteren Monaten starben 6 Personen in wenigen Tagen. Von dieser Zeit an bis Oktober 1825 trat die Krankheit nicht wieder auf, und die Bewohner von La Ferrière hofften schon, von dieser Geißel befreit zu sein, als ein 13jähriges Mädchen, ein 18jähriges junges Mädchen und eine Frau von 30 Jahren erkrankten und starben.

Als ich in diese Gemeinde kam, zeigten sich Kruppsymptome bei einem 4jährigen Kind. Bevor ich über diesen Fall berichte, möchte ich die Aufmerksamkeit der Ärzte von neuem auf den unregelmäßigen Gang der Diphtherie lenken. Ich habe schon betont (66), daß sie nicht nach Art der exanthemischen und anderer epidemischen Erkrankungen entsteht und sich weiter verbreitet. GUERSENT sagt in seinem Artikel über die „Angina maligne" im Dictionnaire de Médecine, daß sie plötzlich in einem Saal des Kinderkrankenhauses auftauche und nach Erkrankung von 3—4 Kindern verschwinde, um nach einem längeren oder kürzeren Intervall in einem anderen Saale wieder auszubrechen. MARTEAU DE GRANDVILLIERS drückt seine Ansicht darüber in seiner Abhandlung über die gangränöse Angina in der Einleitung S. 6 folgendermaßen aus: „Diese Krankheit fliegt wie die Pocken von einem Ort zum anderen, aber sie gleicht nicht den anderen Epidemien, die plötzlich eine große Anzahl Personen befallen und wie ein Gewitter vorübergehen. Sie arbeitet im kleinen, und gerade das ist so bösartig, weil sie wenig Staub aufwirbelt und kaum die Aufmerksamkeit derjenigen auf sich zieht, die berufen sind, über die Gesundheit der Bürger zu wachen. Bei großen Volksseuchen wird der Minister aufmerksam und schickt Hilfe. Bei dieser Erkrankung aber erschreckt die Zahl der Kranken nicht, und doch wird ein ganzer Wohnort unmerklich unterminiert und langsam entvölkert. Gerade die Hoffnung des Staates, die Nachkommenschaft, rafft diese grausame Seuche hinweg. Das kleine Dorf Elcour, das 40 Wohnungen zählt, hat allein in einem Winter 42 Kinder verloren, Gourellis 7 in 8 Tagen, davon 4 aus einem Haus."

309. Die Diphtherie ist zweifellos ansteckend, wie die Beobachtungen aller Zeiten bezeugen. Aber sie überträgt sich sicherlich unter ganz besonderen und spezifischen Bedingungen. Wie konnte sich das krankheitserregende Agens ansteckungsfähig erhalten? 4 Tage nach dem Tode der Frau starb das von ihr genährte Kind an derselben Krankheit. Eine junge Frau, die es gepflegt hatte, klagte über Halsschmerzen und ging 8 Tage später in einem Erstickungsanfall zugrunde. Bei diesen beiden Fällen ist die Infektionsquelle leicht festzustellen. Aber ein Kind, das gleichzeitig an schwerem Krupp erkrankte, wohnte in einem Meierhof, der eine viertel Meile vom Ort entfernt war, und seine Isolierung hätte es eigentlich vor Ansteckung schützen müssen.

310. Wenn die von HENRY BRAULT, einem jungen Sanitätsbeamten aus Beaumont, geschilderten Krankheitssymptome bei diesem Kinde mich noch an der Diagnose hätten zweifeln lassen, so hätte die Racheninspektion diesen Zweifel sehr bald zerstreut. Membranöse, weiße, dichte Beläge bedeckten die Tonsillen und erstreckten sich in den

Pharynx. Trockener, seltener, kurzer und rauher Krupphusten. Jede Inspiration wurde von einem deutlichen Pfeifen begleitet. Den anatomischen Charakter einer Erkrankung, deren Diagnose so klar war, beweisen zu wollen, war beinahe überflüssig. Ich machte trotzdem die Sektion der 30jährigen Frau, und es zeigte sich, daß die Diphtherie der Luftwege die Todesursache gewesen war. Röhrenförmige, membranöse Beläge erstreckten sich bis zu den Unterteilungen der Bronchien. Die Membran bildete in der Trachea eine Röhre von mehr als einem halben Ligne Wanddicke, die zum größten Teil abgelöst war und frei flottierte. In der Gegend der Bifurcation unterschied man mehrere zum Teil voneinander abgehobene Schichten. Die Schleimhaut darunter war jedoch nicht glatt, sondern war schon wieder mit dicht stehenden, kleinen Körnchen fester Substanz bedeckt, die offenbar die Pfeiler einer neuen, membranösen Lage bildeten.

311. Die Beläge auf den Tonsillen hatten an Dicke und Ausdehnung verloren. Man sah, daß die diphtherische Entzündung im Rachen durch die unmittelbare Einwirkung des Kalomels, das 36 Stunden vor dem Tode verabfolgt wurde, deutlich beeinflußt war.

312. Abgesehen von einer leichten ödematösen Schwellung der Ränder zeigten die Lungen normalen Befund. Alle abhängigen Teile des Intestinaltractus waren stark injiziert. Auf der Magen-Darm-Schleimhaut fanden sich trotz der Weite der venösen Gefäße und der Verzögerung der Sektion (29 Stunden post mortem) noch keine Extravasate und keine hypostatischen Ecchymosen.

Die Sektion des Kopfes wurde nicht ausgeführt. Das Ergebnis der Sektion ließ keinen Zweifel über die Natur der epidemischen Affektion. Es hätte dieses Beweises nicht einmal bedurft, da Brault dieselben Veränderungen schon bei einem Kinde gefunden hatte, das im Juli desselben Jahres verstorben war.

313. Allgemeine und lokale, sehr reichliche und ausgiebige Blutentziehungen, Brechmittel, Blasenpflaster und Senffußbäder hatten sich bei dieser gefährlichen Erkrankung erfolglos gezeigt. Unter 21 Befallenen waren, wie schon gesagt, nur 3 mit dem Leben davongekommen. Einer verdankte seine Rettung der lokalen Behandlung. Ihre Unwirksamkeit in vielen vorgeschrittenen Fällen hatte ihre Anwendung zu Unrecht in Mißkredit gebracht. Im zweiten Fall war die Quecksilbertherapie nach vorhergehender lokaler Behandlung mit Salzsäure zur Anwendung gekommen. Trotz lange fortgesetzter Behandlung mit Kalomel und Brechmitteln war der dritte Kranke, ein 8jähriges, zartes Kind, oft nahe dem Tode. Erst nach mehreren krampfhaften Erstickungsanfällen hustete es Membranfetzen und lange, röhrenförmige Beläge aus, die sicherlich die Bronchien erster Ordnung ausgekleidet hatten. In den anfallsfreien Intervallen bestand nur leichtes Fieber. Das Kind genas nur langsam und blieb noch lange Zeit heiser. Die durch das Pflaster, das mit einfachem Wachs auf den Hals aufgeklebt war, hervorgerufene Wunde bedeckte sich mit membranösen Belägen und nahm an Ausdehnung so zu, daß sie von der vorderen Halspartie bis auf die Brust

reichte. Mühselige und langsame Heilung[1]). Ich selbst habe mir nach der Größe der Narbe ein Bild von der Ausdehnung der Wunde machen können.

314. Die gleiche Unzulänglichkeit der allgemeinen Mittel hatte sich in der Epidemie von Tours gezeigt. Auch habe ich sehr oft die Quecksilberbehandlung versagen sehen, sei es, daß die Krankheit schon zu weit fortgeschritten war, sei es, daß die Therapie nicht energisch genug fortgesetzt wurde oder ihre Wirkung dem raschen Fortschritt des Übels gegenüber zu schwach war. In La Ferrière wurde das Kalomel mehrere Male mit noch geringerem Erfolge angewandt.

315. Das Kind, zu dem ich gerufen wurde, zeigte so offenkundige Symptome des absteigenden Krupps, daß dem Verschluß des Larynx durch Kalomeltherapie nicht mehr zuvorzukommen war. Seit dem Vorabende waren schon neunmal 2stündlich je 2 Gran Kalomel verabfolgt worden, ohne daß sich der Husten löste. Der rasch zunehmenden Dyspnöe und der Somnolenz nach zu urteilen, konnte man kaum hoffen, das Leben über 24 Stunden hinaus erhalten zu können. Nur noch die Tracheotomie gab einige Aussicht auf Besserung. Die Umstände waren günstig, da die diphtherische Entzündung erst vor kurzem die unteren Luftwege befallen hatte, der Kleine von starker und gesunder Konstitution und fast fieberfrei war und kaum unter der behinderten Atmung zu leiden schien. Sollte man nicht die Operation gleich ausführen und sich dadurch die Möglichkeit verschaffen, das Kalomel in die Luftwege zu bringen, um dadurch die diphtherische Entzündung lokal zu beeinflussen? Auf der anderen Seite aber konnten die Membranen vielleicht noch spontan ausgehustet werden. Da ich gezwungen war, den Kranken gleich nach der Operation zu verlassen, hätte ich die notwendigen Mittel, die den Erfolg der Operation sicherten, nicht anwenden können. Der Kranke war hingegen leicht in wenigen Stunden in die Stadt zu bringen. Der Nachteil dieses kurzen Verzuges würde reichlich durch die Möglichkeit aufgewogen, die Tracheotomie in dem günstigsten Augenblicke vorzunehmen, Vorbereitungen zu treffen und die Nachbehandlung sachgemäß leiten zu können.

316. Ich gab Ratschläge, wie der kleine Kranke bequem transportiert werden könnte, und sah noch vor meiner Abreise, daß diese Vorbereitungen getroffen wurden. Aber ich wartete vergeblich. Später erfuhr ich zu meinem Leidwesen, daß sich die Eltern von ihrem Plane hatten abbringen lassen, das Kind somnolent geworden und am Abend des folgenden Tages gestorben sei.

317. Die obenerwähnte junge Frau zeigte 3 Tage nach dem Tode ihres Pfleglings Diphtheriesymptome. Obwohl sie die Bösartigkeit der Krankheit, die bei ihr 8 Tage dauerte, kannte, konnte man sie nicht zur Tracheotomie überreden[2]).

---

[1]) Samuel Bard hat zur Zeit einer Epidemie in New York die gleiche Beobachtung gemacht.

[2]) Die Krankheitssymptome sind von Tag zu Tag von Brault aufgezeichnet und mir mitgeteilt worden. Zwecks Vervollständigung des

Ich glaube, daß ich durch die Operation wenigstens einen dieser beiden Kranken hätte retten können. Nur mit dem größten Bedauern sah ich sowohl die Gelegenheit, die Vorteile der Tracheotomie schätzen zu lernen als auch die Hoffnung auf Erfolg schwinden, die wegen der Wirkungslosigkeit aller anderen Mittel doppelt erwünscht sein dürfte.

318. Da die Beläge in dem oben berichteten Falle (310) schon bis weit in die Bronchien reichten, wäre die Tracheotomie unter so ungünstigen Verhältnissen zweifellos erfolglos gewesen. Schon allein die Schwierigkeit, eine so große Masse Membranen auszuwerfen, würde den Erfolg der Operation gefährdet haben. Man darf sich aber nicht aus Furcht davor von der Tracheotomie abhalten lassen, da man schon

---

Berichtes über die in La Ferrière herrschende Epidemie lasse ich die Krankengeschichte hier im kurzen folgen.

45. Fall.

Marie Cissay, 22 Jahre alt, deren gesunde Konstitution durch keine vorhergehende Krankheit geschwächt war, erkrankte am 21. Oktober 1825 mit leichten Schmerzen in den seitlichen Halspartien.

2. Tag (22. Oktober): Schluckbeschwerden.

4. Tag (24. Oktober): Erster Besuch. Membranöse Beläge bedeckten vollständig die linke Mandel und schienen sie noch zu überragen. Oberflächliche Kauterisation mit konzentrierter Salzsäure. Auf der rechten Mandel einige weiße Flecke. Am Abend 15 Blutegel auf die seitlichen Halspartien (2stündlich 3 Gran Kalomel und 8 Gran Polygala nach jeder dritten Kalomelgabe.) Einmal Erbrechen. 4 schwarz gefärbte Stühle.

5. Tag (25. Oktober): Die Beläge waren auf der linken Tonsille stationär geblieben, hatten jedoch auf der rechten Seite an Ausdehnung zugenommen. Kauterisation dieser Mandel. 2stündlich die gleiche Dosis Kalomel. 3 Gran eines Brechmittels auf 3 Dosen verteilt. Reichliches Erbrechen. Noch kein Husten. Keine Veränderung der Stimme. Reichlicher, schaumiger Auswurf. 4 Stühle gleich denen des Vorabends.

6. Tag (26. Oktober): Morgens membranartige Häutchen im Auswurf, die anscheinend von den Mandeln stammten. Der Rachenbefund schien gebessert, aber die Stimme wurde heiser. Der einsetzende Husten rief eine reichliche, schleimige Expektoration hervor. Weder Kalomel noch Brechmittel besserten die Verstopfung. Gleiche Kalomeldosen wie abends zuvor.

7. Tag (27. Oktober): Häufiger und rauher Husten. In der Nacht vermehrte Dyspnöe. Die Kranke stand auf, öffnete das Fenster und versuchte die Außenluft einzuatmen. Unveränderter Auswurf, damit vermengt vereinzelte kleine Membranfetzen. 3 Gran eines Brechmittels und 18 Gran Ipecacuanha, ohne Brechwirkung hervorzurufen. Blasenpflaster im Nacken. Senfpflaster an den Füßen. Fortsetzung der Quecksilberbehandlung. Mittags 8—10 Gran Kalomel auf einmal.

8. Tag (28. Oktober): Häufige Erstickungsanfälle. Der Husten war jedoch feuchter geworden. Schleimig-eitriger Auswurf. Tod gegen Mittag.

Die ansteigende Asphyxie wurde durch die rasche Zunahme der Cyanose und der lividen Verfärbung des Gesichtes angezeigt. Diese Verfärbung ist bemerkenswert.

Das Hindernis, das die erschwerte Atmung dem Umlauf des Blutes entgegensetzt und seine Stauung im venösen System bewirkt, erklärt die livide Verfärbung der Haut zur Genüge. Weniger leicht verständlich ist die Blässe, die gegen Ende an Stelle der lividen Verfärbung tritt. Zweifellos ist sie schon eine der von Laennec so genannten halbkadaverösen Erscheinungen. Zum wenigsten zeigt sie den irreversiblen Fortschritt der Asphyxie an. Der gleiche Farbwechsel zeigt sich auf der Mundschleimhaut von Tieren, die an Erdrosselung sterben.

oft Kranke lange, röhrenförmige Membranen selbst durch die Glottis hat aushusten sehen. Ohne Hilfe einer künstlichen Öffnung wird aber dieses glückliche Ende der Erkrankung nur sehr selten sein, da die Biegung des Larynx an der Enge des Ausganges die Membranen zurückhält, wenn sie ausgehustet werden sollen. Die Mitbeteiligung der unteren Luftwege dürfte vielleicht bei Erwachsenen eher als bei Kindern zu erwarten sein, da bei den ersteren die Weite der Glottis ihren Schluß verzögert und der Diphtherie Zeit läßt, abzusteigen. Bei 55 Sektionen (33) wurde die Mitbeteiligung der Bronchien nur im Verhältnisse 1 : 9 angetroffen. Bei den Erwachsenen war es nicht viel höher.

319. Die Tracheotomie ist übrigens bei einem Kranken, der alt genug ist, den Grund dafür einzusehen, leicht auszuführen. Nachdem neue Beobachtungen den guten Erfolg der unmittelbaren Kalomeleinwirkung auf die befallene Schleimhaut bestätigt haben, ist der Vorteil einer Operation leicht einzusehen, die selbst keine Gefahr mit sich bringt, der Respiration aber einen freien Weg bahnt, die Ausstoßung der Membranen begünstigt und einen Zugang zu den Luftwegen schafft, der erlaubt, das wirkungsreichste Mittel gegen den Fortschritt der Diphtherie, die stets oberflächlich und nur durch ihren Sitz und ihre Ausdehnung gefährlich ist, zur rechten Zeit anzuwenden.

320. Schon seit 2 Jahren hatte eine Scharlachepidemie in diesem Departement geherrscht und war fast abgeklungen, als sie Anfang des Sommers auch La Ferrière befiel. Sie erwies sich hier ebenso gefährlich wie in den meisten anderen ländlichen Gemeinden, und 6 Kranke verschiedenen Alters fielen ihr zum Opfer. Aber ob die Scharlachangina mit oder ohne Exanthem einherging, ihre Unterscheidung von der diphtherischen Angina war dank der oben angegebenen Merkmale immer möglich. Ich bin fest davon überzeugt, daß diese beiden Krankheiten keinen gemeinsamen Ursprung haben, und daß sie mit Ausnahme eines einzigen gemeinsamen Symptoms (die mit Belägen einhergehende Entzündung der Tonsillen) sehr verschieden voneinander sind. Ein unumstößlicher Beweis beseitigt auch die letzten Zweifel. Die eine dieser Krankheiten schützt nicht vor der anderen, und die meisten, die an Diphtherie starben, hatten schon früher einen Scharlach durchgemacht.

Schleimhautentzündungen durch Einwirkung von Canthariden.

321. Um die Veränderungen kennenzulernen, die verschiedene Medikamente auf der Schleimhaut hervorbringen, habe ich Experimente an Hunden gemacht, bei denen ich innerliche und äußerliche therapeutische Mittel auf die Conjunctiven und die Mundschleimhaut der Tiere brachte. So habe ich die Wirkung von Wärme, Säuren, organischen Alkalien, metallischen Chlorüren, Oxyden, neutralen Salzen, Alkohol, Äther, flüchtigen Ölen, verschiedenen Arten von Brech- und Abführmitteln, aus dem Tier- und Pflanzenreich gewonnenen Blasenpflastern usw. untersucht. Die Zahl der Substanzen, die sich als geeignet er-

wiesen, eine wirkliche Entzündung hervorzurufen, war viel kleiner, als ich erwartet hatte. Eine dieser wenigen, die blasenziehende, mit Äther extrahierte und in Olivenöl aufgelöste Substanz der Canthariden rief eine der diphtherischen so vollständig analoge Entzündung hervor, daß ich aus der Fülle der Beobachtung nur die folgenden wichtigeren hier anführen möchte.

322. Die Wirkung des auf die Oberfläche der Zunge gebrachten Cantharidenöls setzt fast augenblicklich ein. Ein schleimiger Belag bedeckt sofort die damit in Berührung gekommene Stelle. In weniger als 15—20 Minuten runzelt sich die Epidermis, hebt sich und löst sich ab. Sie wird zunächst von einem dünnen, durchscheinenden Häutchen ersetzt, das sehr bald opaker und dicker wird und sich gleich einer diphtherischen Membran abstößt und mit großer Schnelligkeit wieder erneuert. Dieser Wechsel kann sich im Verlaufe von 6—7 Tagen unzählige Male wiederholen.

Auf der Zunge bietet die Entzündung ein besonderes Bild. Überall dort, wo die oberflächliche Schicht nicht mehr vorhanden ist, zeigt sich eine glatte und ebene Fläche, als ob dort die Papillen zerstört wären. Dem ist aber nicht so. Sie sind vielmehr von dem gebildeten Belag eingehüllt und bedeckt. Auf der abgelösten Membran findet man ihr negatives Bild.

Die unter dem Belag lokalisierte Entzündung besteht in einer mehr oder weniger starken Rötung ohne Infiltration und ohne Schwellung. Oft zeigt sich überhaupt kein Unterschied zwischen der gesunden und befallenen Oberfläche. Gewöhnlich aber rötet sich nach Abreißen der Beläge die papilläre Schicht von neuem und statt eines klebrigen Sekreto, dem wirklichen Schleim, scheidet ihre Oberfläche eine dünne rötliche, mehr oder weniger blutig gefärbte seröse Flüssigkeit ab, die unter den Augen des Beobachters einen besonderen Charakter annimmt. Sie schlägt eine feste Substanz nieder, die wie ein Filter oder ein organisches Haarsieb, durch das sich die Transsudation vollzieht, die entzündete Oberfläche bedeckt. Dieser pathologische Vorgang bietet nichts Besonderes. Wie in einer Wanne, die beim Aderlaß das Blut auffängt, das Fibrin sich in langen Fäden abtrennt, so scheiden sich auch hier die festen Stoffe aus der Flüssigkeit ab, die aus den Poren oder den Rissen des Gefäßnetzes hervordringt. Dabei vollzieht sich die Sekretion aber so langsam, daß man leicht verfolgen kann, wie die feste, aus dem Transsudat ausgeschiedene Substanz allmählich die Form einer Pseudomembran annimmt, die sich jedem kleinen Vorsprung anschmiegt, in jeden Zwischenraum eindringt und mehr oder weniger fest dem entzündeten Gewebe aufsitzt.

Auf diese Weise wird eine glatte Oberfläche, der die Entzündung nichts von ihrem spiegelnden Glanz genommen hat, von jungen Belägen bedeckt, die sich leicht entfernen lassen und sich sofort wieder regenerieren. Eine rauhe oder durch die Entzündung holperig gewordene Oberfläche hingegen bedeckt sich mit einem adhärenten und zähen Belag, der nicht mehr von dem organischen Gewebe getrennt werden kann und mit ihm aufs innigste verschmilzt.

323. Ich habe beim Menschen die Entstehung der Beläge, die auf den Blasenwunden entstehen, studiert. Sie weisen den gleichen Gang der Entwicklung auf. Sobald der Belag entfernt wird, rötet sich das papillare Gewebe und aus dem mit Blut gefüllten Gefäßnetz tritt eine Flüssigkeit auf, die auf der entzündeten Oberfläche ein neues Häutchen entstehen läßt, das zunächst dünn und durchscheinend, bald aber dicker und opaker wird.

324. Die meisten oberflächlichen Verätzungen der Schleimhaut rufen Entzündungen hervor, die desto mehr den mit Belägen einhergehenden ähnlich sind, je weniger das oberflächliche Gefäßnetz durch die ätzende Substanz zerstört wird. Je besser das organische Filter seine Integrität bewahrt, desto dicker und konsistenter sind die Beläge, mit denen es sich bedeckt.

325. Unter allen Umständen beschränkt sich die Wirkung des Cantharidenöls auf eine Abhebung des Epithels, eine Entblößung der papillären Schicht und eine daraus resultierende pseudomembranöse Exsudation. Bei anderen Substanzen hingegen zerstört schon die oberflächlichste Wirkung das Gewebe und ruft eine ulceröse Entzündung hervor, die sich entweder mit einem zähen, adhärenten Belag bedeckt oder eine eitrige Sekretion hervorruft.

326. Ich nehme an, daß die Beläge, die bei Entzündung der serösen Häute entstehen, den gleichen Ursprung haben, sei es, daß sie die entzündete Oberfläche bedecken oder als Fasern und Fetzen in dem serösen Exsudat schwimmen, aus dem sie sich abgesondert haben. Sie scheiden sich in gleicher Weise wie die diphtherischen Beläge aus einer Flüssigkeit ab, die aus den Poren der dilatierten Gefäße stammt, die Haupteigenschaften des Blutes bewahrt und oft sich kaum davon unterscheidet. Diesen gemeinschaftlichen Ursprung bestätigt die chemische Analyse (272), die schon die Identität des Fibrins und der albuminösen Beläge bewiesen hat.

327. Zeitweise habe ich im Gegensatz zu meinem Freund Guersent geglaubt, daß sich auf der mit einem epidermoiden Überzug bekleideten Schleimhaut Beläge bilden könnten, ohne daß dieser Überzug zerstört würde. Als ich aber den Verlauf der Entzündung durch Canthariden verfolgte, erkannte ich meinen Irrtum. In den Fällen, in denen die falsche Membran so rasch das Epithel ersetzt, daß ich irrtümlicherweise sein Fortbestehen annahm, konnte ich beweisen, daß der membranbildenden Exsudation die Bloßlegung des Gefäßnetzes voranging. Die Lippenschleimhaut von schwarzen und gelben Hunden zeigt oft die Farbe des Haares. Diese Farbe ist auf ein Pigment zurückzuführen, das unter dem Epithel liegt und mit ihm abgelöst wird.

Das Verschwinden dieser Farbe bezeugt also die Entfernung der Epidermis. Bei Anwendung von Cantharidenöl habe ich diesen Schwund immer in ganzer Ausdehnung der befallenen Schleimhaut feststellen können. Das Epithel regeneriert sich gewöhnlich am 6. oder 7. Tag. Zu bemerken ist, daß die Oberfläche, deren Vitalität durch die blasenziehende Substanz der Canthariden geschädigt ist, gegen einen gleichen Reiz unempfindlich wird. Wiederholte, reichliche, langdauernde Einreibungen können keine stärkere Entzündung hervorrufen, als eine einfache Berührung erzeugt.

328. Ich habe Cantharidenöl mit Hilfe einer Incision oder eines Instrumentes, das gleich einem Vipernzahn die bedeckenden Schichten durchdringt, ohne eine Spur von mechanischer Läsion zu hinterlassen, in die Trachea junger Hunde gebracht. Kurz nach der Injektion trat jedesmal ein Krupphusten auf, der mehrere Tage anhielt.

329. Bei meinen ersten Versuchen war der Larynx wenig in Mitleidenschaft gezogen. Als am 4.—6. Tage der Husten und die Behinderung der Atmung bei den Tieren, die nicht an einer Lungenentzündung zugrunde gegangen waren, sich nicht mehr vermehrte, tötete ich sie durch Erdrosselung. Bei allen fand ich tubuläre, membranöse, mehr oder weniger adhärente Beläge und darunter eine gerötete, mit dunkelroten Pünktchen besetzte Schleimhaut, kurz ein Bild, das ich bis dahin als spezifisch für die diphtherische Entzündung angesehen hatte.

330. Die Membranen, die ein wenig dichter als die beim Menschen beobachteten kruppalen Beläge waren, reichten mehr oder weniger weit in die Bronchien herab. Wenn die Injektion sehr groß war, erstreckten sie sich bis in die letzten Verzweigungen. Der am ersten, zweiten oder dritten Tag erfolgte Tod war die Folge einer Lungenentzündung. Oft war die gesprenkelte Rötung der Schleimhaut unter den Belägen ganz verschwunden.

331. Ich beschränke mich darauf, diesem summarischen Bericht das Protokoll eines Experimentes folgen zu lassen, das an einem 3 Monate alten Hund ausgeführt wurde. Etwa 10 Minuten nach Injektion von einem halben Gros Cantharidenöl trat wiederholtes Erbrechen und ein häufiger, schon rauher Husten ein, der erneutes Erbrechen hervorrief. Das Tier zitterte, schien mißgestimmt und abgeschlagen. Eine Stunde später hustete es etwas weniger.

Am anderen Morgen um 10 Uhr lag es auf dem Bauch; abdominale, krampfhafte, saccardierte Atmung. Tod am Abend.

Sektion wenige Stunden p. mort. Die Infiltration zweier Lungenlappen ist weniger ödematös als bei dem Tier eines vorhergehenden Experiments. Ein dicker, elastischer, röhrenförmiger Belag erstreckt sich von der Epiglottis bis in die letzten Verzweigungen der Bronchien. Er weist dieselben runden Poren, diese Art Augen oder durchscheinenden Kugeln auf, die die frisch entstehenden Kruppmembranen charakterisieren. Höchstens ein Drittel der Lungen ist infiltriert, und auch der Larynx nicht stark genug obliteriert, um die Luft vollständig abgeschnitten zu haben.

332. Die übereinstimmenden Ergebnisse mehrerer gleichartiger Experimente lassen mich annehmen, daß der Tod eher durch Absorption eines giftigen Bestandteiles als durch die partielle Hepatisation der Lungen oder die Obliteration des Luftweges verursacht worden ist, obgleich dieser letzte Umstand zweifellos neben der Vergiftung viel dazu beigetragen hat, das Ende zu beschleunigen.

Characteristica der diphtherischen Entzündung.

333. Die oben geschilderten Experimente haben ergeben, daß sich die Oberfläche der Schleimhaut unter der Einwirkung blasenziehender Substanzen mit dünnen Membranen bedeckt, gleich als ob sie von der diphtherischen Entzündung befallen wäre. In beiden Fällen tritt die gleiche getüpfelte Rötung unter den Belägen auf sowie Membranen, die sich regenerieren, sobald sie entfernt werden. Kurz, genau der gleiche Vorgang. Aber wo bleibt dann das Charakteristische einer Entzündung, wenn sie durch die verschiedensten Agenzien hervorgerufen werden kann? Ist nicht die Gleichförmigkeit der durch verschiedene Ursachen hervorgerufenen Endergebnisse ein schwerer Einwurf gegen die von mir so stark betonte Specifität? Muß man nicht im Gegenteil daraus schließen, daß die Entzündung unter den verschiedensten Nuancen und Graden auftreten kann, ohne deswegen aufzuhören, eine identische Änderung derselben vitalen Eigenschaften zu sein.

334. Diese Frage ist eine der wichtigsten der praktischen Medizin[1]).

Die Specifität der Krankheiten ist durch so viele Tatsachen festgelegt, daß es vielleicht keine Lehre gibt, die besser bewiesen ist und fruchtbarere Resultate gezeitigt hat. Schon zu allen Zeiten war sie mehr oder weniger klar erkannt worden. Die verschiedenen, den Hautentzündungen beigelegten Namen geben Zeugnis davon. Selbst die Ärzte, die theoretisch diese Ansicht bekämpfen, berücksichtigen sie in der Praxis. Die Diagnostik der meisten Krankheiten war immer auf der mehr oder weniger exakten, klaren oder konfusen, zugegebenen oder stillschweigenden Annahme eines specifischen Charakters begründet: ohne sie würde der Ausgang der meisten Krankheiten nicht vorausgesehen werden können und die Wahl der therapeutischen Mittel immer unentschieden bleiben, da man anstatt auf ihren Erfolg rechnen zu können, nicht einmal ihrer Unschädlichkeit sicher sein würde.

335. Die bei der Canthanridenentzündung gemachten Beobachtungen entkräftigen in nichts die Specifität der diphtherischen Angina. Im Gegenteil, wenn man sie im rechten Licht betrachtet und ihre Entwicklung verfolgt, liefern sie nur einen überzeugenden und unumstößlichen Beweis mehr dafür. Wie groß auch die Ähnlichkeit dieser beiden Arten von Entzündung ist, so unterscheiden sie sich doch durch hervorstechende Merkmale aufs schärfste.

336. Die Cantharidenentzündung beschränkt sich streng auf die Oberfläche, die der Einwirkung der blasenziehenden Substanz ausgesetzt ist.

Sie ist eng umschrieben und erlischt bald, während es in der Natur der Diphtherie liegt, sich weiter auszubreiten und fortzudauern.

[1]) Ein Kapitel in der Arbeit „Über die Dothinterie", die dieser Arbeit folgen soll, ist der Diskussion dieser Frage gewidmet. Eine große Anzahl spezifischer Schleimhautentzündungen werden darin behandelt. Die Lehre von der Specifität leitet sich ganz natürlich von der einfachen Darlegung der Tatsachen ab.

337. Gleich wie die Sekretion der von „Porrigo Larvalis" (WILLAN) (Crusta lactea infantum der meisten Autoren) befallenen Oberflächen die Ulceration der Haut weiter ausbreitet, so scheint die schleimig-seröse Secretion, die die Anfangsstadien der Diphtherie begleitet, diese von ihrem Ursprungsort weiter zu übertragen. Wahrscheinlich sind darauf die langen, gesprenkelten, roten Streifen zurückzuführen, denen man, oft schon mit bandartigen Belägen bedeckt, in der Trachea und oft auch im Oesophagus begegnet.

Welcher Natur diese entzündungserregende Sekretion auch sei, sie ruft eine den Canthariden ähnliche Wirkung hervor. Aber damit hört auch die Ähnlichkeit auf. Je vollständiger diese bis dahin war, desto schärfer tritt die Specifität der beiden Krankheiten in ihrem verschiedenartigen Ausgange hervor. Man gewinnt die Überzeugung, daß zwei Entzündungsvorgänge, die miteinander so viel Gemeinsames haben, trotzdem nicht identisch sind, und daß alle mit Belägen einhergehenden Entzündungen deswegen keineswegs diphtherisch sein müssen.

Man braucht sich nicht zu wundern, daß es zwischen zwei Entzündungsarten der Schleimhaut so viel Gemeinsames gibt, ohne daß ihre Specifität deswegen aufzuhören braucht. Das gleiche ist bei verschiedenen Hautaffektionen der Fall. Obgleich die Unterschiede zwischen Scharlach und Röteln ein geübtes Auge erfordern, so würde doch kein erfahrener Arzt die Differentialdiagnose zwischen diesen beiden Krankheiten für schwer oder unnütz erklären[1]).

Weit größere Aufmerksamkeit ist der Differentialdiagnose der specifischen Entzündungen des Pharynx zuzuwenden, da hierbei ein leicht zu unterlaufender diagnostischer Fehler schwerwiegende Folgen zeitigen kann[2]).

---

[1]) Denn man weiß sehr wohl, daß Anasarca oft die Folge der einen Erkrankung ist, bei der anderen hingegen niemals beobachtet wird, und daß man beim Scharlach nicht wie öfters bei den Röteln günstigen Erfolg von Aderlässen und antiphlogistischer Behandlung erwarten darf.

[2]) BORSIERI weist in seinen „Institutions de Médecine Kap. 17 de Angina" (S. 316) auf die Gefahr und die Möglichkeit eines solchen Irrtums hin.

„Fallacissima saepe est morbi facies, ita ut; qui eum alias non viderit, facile sibi glandiatur spemque alat proximae sanationis. Accitus ad nobilem et unicum familiae amplissimae haeredem, puerum septemmem angina hac laborantem primis jam morbi diebus vir longa experientia probatus, idemque medicus, et chirurgus celebratissimus, non solum cachinno quasi excepit juvenem medicum, qui recte de morbi natura et discrimine juditium tulerat; verum etiam tonsillarum in quibus alba macula cum doloris et difficultatis vorandi iminutione exorta erat scarificationem a juvene medico qui morbum cognoverat propositam aspernatus est ac neglexit uti supervacuam. At biduo post, morbo laringem pene strangulanti et facie in lividam, cadavericam mutata vehementer obstupuit mortem sine ulla spe reliqua appropinquare. Tunc rei novitate ut a fulmine perculsus juvenem illum medicum humaniter et blande, sed clam domesticos omnes, rogavit, ut auctores, qui de tam pernicioso anginae genere memorarunt, sibi indicare vellet. Decipere ergo vel expertissimos, rarus fallaxque morbus."

Man ersieht aus diesen Reflexionen, daß BORSIERI wie die meisten seiner Zeitgenossen die maligne Angina und die Scharlachangina verwechselt. Aus derselben irrtümlichen Meinung heraus schlägt zweifellos der junge

Man begegnet in der Praxis häufig 6 entzündlichen Affektionen des Rachens, die auf den ersten Blick fast gleich aussehen. Aber ihr Verlauf und ihr Ausgang ist so verschieden, daß man ihren specifischen Charakter nicht leugnen kann.

338. Oben habe ich schon von den Krankheiten gesprochen, die Diphtherie vortäuschen, und dabei die Hauptzüge derjenigen hervorgehoben, deren Verwechslung mit Diphtherie besonders zu vermeiden ist. Ich komme in diesem Abschnitte noch einmal auf die Fragen zurück, um nach Art der Nosographen die specifischen Eigenschaften der verschiedenen Anginen kurz zu umreißen und durch diese Wiederholung die charakteristischen Besonderheiten schärfer zu betonen.

Mehr oder weniger ausgesprochene Schluckbeschwerden sind allen gemeinsam.

Die katarrhalische Angina.

339. Rötung des ganzen Rachens. Mittelstarke Schwellung der Tonsillen. Schwellung der Schleimfollikel. Starke Sekretion eines klaren Schleimes, der fortschreitend undurchsichtiger wird. Brennender Schmerz ohne nennenswerte Schluckbeschwerden. Kaum merkliche Schwellung der Halslymphdrüsen. Mehr oder weniger hohes Fieber.

Die tonsilläre Angina.

(*Tonsillitis oder Amygdalitis.*)

340. Schwellung einer, öfters beider Tonsillen. Schluckbeschwerden. Nachfolgend Vergrößerung und Spannung einer Mandel. Erschwertes und schmerzhaftes Schlucken. Ödematöse Schwellung der Parotisgegend ohne beträchtliche Zunahme der Lymphdrüsen. Ausgang in Heilung, Vereiterung vor Ende der zweiten Woche oder in Induratio elephantiasis[1]).

Die Quecksilberangina.

(*Oft mit dem Namen Angina syphilitica bezeichnet.*)

Mit Belägen bedeckte, ausgefressene, chronische Ulcerationen der Tonsillen und des Gaumensegels. Solange die Krankheit keine große Ausdehnung angenommen hat, geringer Schluckschmerz. Apyrexie.

Die Angina lacunaris

342. Schwellung einer, öfters beider Tonsillen. Zentrales, gelbweißes Ulcus, dessen Farbe auf einen festhaftenden Belag zurückzuführen ist. Sehr starke Schluckbeschwerden. Gewöhnlich hohes Fieber. Zunge dick belegt. Umgebung des Mundes gelblich verfärbt. Öfters leichter Herpes labialis. Halslymphdrüsen etwas geschwollen und schmerzhaft. Die Krankheit dauert selbst ohne Therapie selten länger als 7 Tage.

Arzt, der die maligne Angina erkannte und die Gefahren der Krankheit voraussah, Scarificationen vor, ein therapeutisches Mittel, dessen Wirksamkeit bei der Scharlachangina stark übertrieben wurde und bei der diphtherischen Angina gewöhnlich sogar geschadet zu haben scheint.

[1]) Die Entzündung scheint sich von der Schleimhaut auf das unterliegende Zellgewebe auszubreiten.

Die Scharlachangina.

334. Diese Angina wird von hohem Fieber begleitet, das ihr auch vorausgehen kann. Frequenter, kleiner, irregulärer Puls. Oft läßt schon die erschwerte und beschleunigte Atmung die Natur und die Schwere der Erkrankung voraussagen. Dunkelrote Verfärbung des Gaumensegels, Schwellung und Rötung der Tonsillen gehen der Bildung zahlreicher, weißer, dicht stehender Flecke voraus, die durch ihren Zusammenfluß auf dem Gaumensegel einen weißen, leicht zu furchenden Überzug bilden. Die etwas belegte Zunge zeigt fast normalen Befund. Sehr erschwertes und schmerzhaftes Schlucken. Auf den Tonsillen Beläge von kleinerer oder größerer Ausdehnung.

Vom Beginn an beträchtliche Schwellung der Halslymphdrüsen[1]) am Kieferwinkel, besonders der unter dem oberen Ansatz des Muskels Sternocleidomastoideus. Starke Druckempfindlichkeit. Hohes Fieber. Frequenz und Irregularität des Pulses auch während der zweiten Krankheitsperiode.

Die vom Belag gereinigte Zunge ist bald feucht, bald trocken und nimmt eine dunkelviolette Schattierung an. Wenn die Angina sehr stark war, beginnen die Beläge der Tonsillen zu faulen, sich zu verfärben und abzustoßen, einen stinkenden Geruch abzusondern und eine gangränöse Affektion vorzutäuschen. Aber selbst in diesem Falle ist die Entzündung des Pharynx nicht das gefährlichste Symptom der Erkrankung. Wenn das Hautexanthem, das gewöhnlich am zweiten oder dritten Tag abzublassen beginnt, und die Epidermis sich in Schuppen und Lamellen abstößt, geht die Entzündung des Rachens rasch zurück, und vom achten bis zehnten Tage an ist gewöhnlich keine Spur mehr eines anscheinend so ernsten Prozesses vorhanden[2]).

Die diphtherische Angina.

344. Rötung und Schwellung einer, selten beider Tonsillen. Wechselndes, gewöhnlich nur geringes Fieber. Rasches Aufschließen weißer Flecke auf den geschwollenen Mandeln, die das Produkt eines membranösen, zarten und leicht ablösbaren Niederschlages sind. Starke Schwellung der seitlichen Halslymphdrüsen. Von Anfang an auffallendes Mißverhältnis zwischen der Größe und Schwellung der Drüsen und der Ausbreitung und Intensität der Schleimhauterkrankung. Abnehmende Schmerzhaftigkeit beim Schlucken. Die Schwellung der zuerst be-

[1]) Die entzündliche Schwellung der Lymphdrüsen geht oft in Vereiterung aus. Während einer Epidemie, die in den meisten Gemeinden dieses Departements auftrat, sah man die Scharlachbubonen unmittelbar nach der Applikation von Blutegel so häufig abszedieren, daß die lokale Blutung auf diesen Ausgang zweifellos nicht ohne Einfluß gewesen sein kann. Der Grund dafür ist vielleicht in der Änderung der Säfte zu suchen. Eine Diskussion darüber dürfte hier aber noch verfrüht sein.

[2]) Selten hält sich die mit Belägen einhergehende Rachenentzündung über diesen Zeitpunkt hinaus. Sie verliert ihren specifischen Charakter gleich der Ulceration, die nach einer gewissen Zeit den Pocken folgt und nicht mehr die Entzündungsart aufweist, die diesem Hautexanthem eigen ist.

fallenen Tonsille nimmt zu. Eine in der Nuance stark variierende Rötung umgibt den Belag, der sich oft sehr schnell auf das Gaumensegel, den Pharynx und die Tonsille der gegenüberliegenden Seite ausdehnt. Häufig plötzliches Haltmachen der diphtherischen Affektion. Die Schwellung der Lymphdrüsen nimmt ab oder wächst wenigstens nicht mehr. Normale Temperatur oder nur geringes Fieber. Nach einem Stillstand von längerer oder kürzerer Dauer, von wenigen Tagen, oft nur von wenigen Stunden, Auftreten eines trockenen Hustens, der, von schleimigen Auswürfen begleitet, bald rauh wird und als erstes Symptom einer absteigenden Diphtherie gedeutet werden muß.

345. Zur Vervollständigung dieses Überblickes brauche ich die aphthöse Angina den besprochenen Krankheiten nicht hinzuzufügen, weil ihre Merkmale zu charakteristisch sind und sie meist nur ein Symptom einer anderen Krankheit ist.

346. Auf die Tracheitis und den Pseudokrupp, Krankheiten, die die Trachealdiphtherie vortäuschen und schwere diagnostische Irrtümer verschulden können, gehe ich hier nicht wieder ein. Ich habe bereits oben davon gesprochen (107, 204, 264, 280, 281).

347. Wenn ich in diesem kurzen Abriß die Haupteigenschaften verschiedener, den Ärzten allgemein gut bekannter specifischer Pharynxaffektionen näher beleuchtet habe, so geschah das, um zu zeigen, daß jede Art der Entzündung ihren besonderen Verlauf hat und sich stets unter denselben Formen zeigt. Wie schwer auch die Scharlachangina sei, man sieht sie niemals, selbst bei stärkster Reizung durch Medikationen, den Charakter einer diphtherischen annehmen, ihre Grenzen überschreiten und die unteren Luftwege befallen. Bei einem letalen Ausgang dieser Erkrankung ist niemals der Glottisverschluß die Ursache des Todes, während die Ausdehnung der diphtherischen Beläge selbst dann, wenn die diphtherische Angina äußerst gutartig schien, nicht durch die energischste antiphlogistische Behandlung zu verhindern ist. Auch ist die Diphtherie nicht nach Art einer Phlegmone gefährlich. Sie ist und bleibt ganz oberflächlich. Höchstens tritt eine Kruste oder eitrige Sekretion an Stelle der charakteristischen membranbildenden Exsudation, die den Krankheitsprozeß begleitet und seine Hauptgefahr bildet. In der Natur der diphtherischen Entzündung liegt ferner die Tendenz, sich auszubreiten. Die Vereinigung dieser Eigenschaften macht das Besondere, das Specifische, das „quid divinum“ aus, das nicht gefaßt werden kann und das sich nach Hippokrates jeder Erklärung entzieht. Sicherlich können uns noch unbekannte physikalische Gesetze den Grund dafür aufdecken, weshalb die verschiedenen Entzündungen ihre Phasen in bestimmten Zeiten durchlaufen, ein Gewebe, ja eine besondere Region des Gewebes bevorzugen und auf ihre bestimmte Art dessen Struktur und Form verändern.

Dauer und Verlauf der Diphtherie.

348. Nach den vielen Arbeiten über den Krupp und die maligne Angina ist die Frage, ob die Diphtherie auf der Höhe der Krankheit allgemeinen therapeutischen Maßnahmen weicht oder nur durch spe-

cifische Maßnahmen wirkungsvoll bekämpft werden kann, sicherlich von größtem Interesse. Leider bin ich gezwungen, diese Frage unentschieden zu lassen, kann aber wenigstens sagen, daß diese erste Art der Heilung sehr selten sein muß, da nur sehr fragwürdige Beispiele dafür auffindbar sind[1]).

Ich weiß sehr wohl, daß dieser Satz sonderbar erscheinen muß, aber wohl verstanden, ich spreche hier nur von der Diphtherie im eigentlichen Sinne des Wortes[2]), und ich verstehe unter diesem Namen nicht die Unmenge anderer Affektionen, die im allgemeinen mit der Bezeichnung Krupp belegt werden.

Meistenteils steigt die Diphtherie in die unteren Luftwege ab. Die Krankheit wird dann so rasch tödlich, daß zwei ihrer charakteristischsten Eigenschaften der Aufmerksamkeit des Arztes entgehen: sich schrittweise weiterauszubreiten und auf den zuerst befallenen Stellen stationär zu werden. Ich komme immer wieder auf diese Eigenschaften zurück, weil auf ihnen die Bösartigkeit der Diphtherie beruht, und fast nie das Absteigen der Diphtherie in die unteren Luftwege verhindert werden kann, wenn diese Eigenart verkannt und nicht durch die wirksamsten Mittel bekämpft wird.

Schließlich muß man sie auch nach der Tracheotomie noch in Betracht ziehen. Verdoppelt man dann nicht seine Vorsichtsmaßregeln, so wird das Fortbestehen der diphtherischen Entzündung im Larynx nud ihr Absteigen in die Bronchien den Erfolg der Operation unweigerlich vereiteln.

IV. Abschnitt.

März 1826.

Die Epidemie in Chenusson.

(Kleiner Flecken, 1 Meile südlich von La Ferrière, der etwa 14—15 Häuser umfaßt.)

349. Seit Ende Oktober 1825 war die Diphtherie nicht wieder in La Ferrière aufgetaucht. Da erkrankte in den ersten Tagen des Novembers in Souchet, einem kleinen Dörfchen südlich von La Ferrière, ein Kind an Krupp und starb, nachdem zu Beginn des vorhergehenden Monats in einem naheliegenden Dörfchen ein anderes Kind derselben Krankheit erlegen war. Einige Tage später starb ein drittes Kind, das in einem Hause wohnte, das mitten im Walde allein an der von Norden

[1]) Diese Feststellung gilt nur für die frische Diphtherie im akuten Stadium; denn wenn sie sich in die Länge zieht und chronisch wird, verliert sie gleich einigen Hautentzündungen zum Teil ihren ursprünglichen Charakter.

[2]) Die angebliche Komplikation der malignen Angina mit Krupp ist die einzige mit Stridor einhergehende Erkrankung des Respirationstractus, die zweifellos zu der diphtherischen Angina in Beziehung steht. Über die große Gefahr dieser Erkrankung herrscht in den meisten Arbeiten, die in der letzten Zeit über den Krupp geschrieben sind, nur eine Stimme.

nach Süden ziehenden Straße zwischen Chenusson und Souchet lag. Zwischen den Bewohnern dieser Meierei und denen von Souchet bestanden verwandtschaftliche Beziehungen. Mitte November starben in einem Hause in Chenusson plötzlich zwei weitere Kinder. Ihrem Tod waren Krupphusten und Dyspnöe vorangegangen. Etwas später bekam ein junges Mädchen von 18 Jahren Halsschmerzen, Husten trat hinzu, und zuletzt ging es in einem Erstickungsanfall zugrunde, nachdem es vorher nach Aussage BRAULTS Membranfetzen und röhrenförmige Beläge ausgehustet hatte. Ich habe schon oben erwähnt, daß dieser junge Sanitätsbeamte die meisten Kranken in La Ferrière behandelt und mit der größten Exaktheit alle diagnostischen Symptome der Krankheit beobachtet und vermerkt hat. Ende Dezember ereilte 8 Kinder und ein 16jähriges junges Mädchen dasselbe Los.

350. Meistenteils waren Blutegel in kleiner Zahl den seitlichen Halspartien aufgesetzt. Bei einigen Kranken wurden auch die Tonsillen scarificiert.

Nach lokaler Behandlung mit Salzsäure wurde Kalomel in kleinen, oft wiederholten Dosen bei 2 Kindern verabfolgt, bei denen auch eine scheinbare Besserung eintrat. Aber bei beiden folgte ein Gangrän der durch Blasenpflaster hervorgerufenen Wunde, und sie starben, ohne vorher die geringsten Atembeschwerden aufzuweisen. Der Schmutz und die schlechte Pflege haben sicherlich viel zu diesem Ausgang beigetragen. Vielleicht dürfte aber auch die durch Quecksilber hervorgerufene Kachexie mit daran Schuld sein.

351. Die Tracheotomie wurde vergeblich als letztes Hilfsmittel vorgeschlagen. Bei keinem der Kranken gelang es, die Erlaubnis dazu zu erwirken. Vielleicht hätte die wachsende Angst vor der Diphtherie doch noch den Rest des Vorurteils weggefegt, wenn man nicht Heilung von der Scarification der Tonsillen erwartet hätte. Dieses Mittel, das von den Ärzten des 17. Jahrhunderts allgemein verworfen wurde und dessen Unwirksamkeit VAN SWIETEN selbst festgestellt hat, scheint eher geschadet als genützt zu haben. Selbst als Prophylacticum wurde die Scarification bei einigen Patienten angewandt, die nicht einmal an einer katarrhalischen Angina litten. Einem jungen Mann von 14 Jahren, der ins Hospital zur Aufnahme kam, hatte man die vorderen Gaumenbögen scarificiert, ohne daß sich die geringsten Anzeichen einer Entzündung fanden. Wenige Tage später erkrankte er an Diphtherie.

352. Daß diese fehlerhafte Behandlung, die von erfahrenen Ärzten unaufhörlich getadelt wird, immer wieder auftaucht, beruht zweifellos auf einem unausrottbaren diagnostischen Irrtum. Bei der Scharlachangina, die schon an sich zu einem günstigen und meistenteils raschen und spontanen Ausgang neigt, werden die Scarificationen schon deswegen für nützlich gehalten, weil sie die Heilung nicht ungünstig beeinflussen. Bei der Diphtherie hingegen sind sie an und für sich schädlich. Ihr gefährlichster Nachteil besteht aber in ihrer Anwendung an Stelle wirksamer Therapie, ein Fehler, der nicht wieder gutgemacht werden kann.

Am 1. Januar 1826 waren schon 17 Personen an Diphtherie erkrankt und alle gestorben, als man sich endlich entschloß, alle weiteren Kranken ins Krankenhaus zu überführen. Von den nacheinander eingelieferten 12 sind 3 gestorben.

Ich habe sorgfältigst alle Erfahrungen gesammelt, die mir nach einer Pause von 5 Jahren eine neu auftretende Epidemie bot, deren gefährlicher Charakter schon so lange mein Interesse gefesselt hielt. Ich möchte sie meinen Lesern nicht vorenthalten.

43. Fall.

353. Octavie, 5 Jahre alt, kräftige Konstitution. Das Kind war in der Absicht, es vor Ansteckung zu schützen, am 26. Dezember 1825 von Chenusson nach Tours gebracht worden. Am Abend vorher war der Rachen mit größter Aufmerksamkeit besichtigt und nichts Pathologisches festgestellt worden. Unterwegs ziemlich starkes Fieber. Die Kleine gab an, keine Halsschmerzen zu haben, sei es, daß dem so war, oder sie nur einer unangenehmen Untersuchung aus dem Wege gehen wollte. Gestern die gleiche Temperaturerhöhung und Abnahme des Appetits. Am 23., um 10 Uhr morgens, kam das Kind zum erstenmal zur Untersuchung.

3. Tag: Trotz Fieber keine Abgeschlagenheit. Seit Mitte der Nacht Schnupfen ohne Sekretion, der sich als Stockschnupfen äußert, die Nasenatmung erschwert und geräuschvoll macht.

Schwellung der Halslymphdrüsen, besonders rechts. Weiße, dicke, membranöse Beläge bedecken zum Teil die geröteten und geschwollenen Tonsillen. Der Pharynx ist hinter den Gaumenbögen bis zur Basis der belegten Zunge mit gleichen Membranen ausgekleidet. Kühle Haut, leichte Atmung. Kein Husten. (Puls 100.)

Lokale Behandlung mit konzentrierter Salzsäure, die Brechreiz hervorruft. Darauf Ausstoßung eines membranösen, dicken, elastischen, etwa daumennagelgroßen Belages.

354. Um 6 Uhr Überführung des Kindes ins Krankenhaus. Eine zweite Kauterisation durch einen Praktikanten. Da die Güte der Behandlung angezweifelt wird, wird eine dritte stärkere, mit größter Sorgfalt angeschlossen. Im Pharynx keine Beläge mehr. Keine Stimmänderung. (Puls 116, Atmung 20.)

Quecksilbersalbe wird in Form eines Halsbandes um den Hals gelegt. Stündlich 1 Gran Kalomel und eine Mischung von Kalomel und Gummi, die wie Tabak geschnupft wird.

4. Tag: Die Oberfläche der Tonsillen ist mit grauen und weißen Belägen bedeckt. Der Rachen kann wegen der Länge und Schwellung des Zäpfchens nicht übersehen werden. 6 Gran Kalomel. Fleißiges Schnupfen. Stockschnupfen am anderen Morgen geringer. Sekretion eines undurchsichtigen Schleimes aus der Nase. Keine Abnahme der Lymphdrüsenschwellung. (Puls 104, Atmung 20.) Kalomeltherapie wird fortgesetzt.

5. Tag: Die Atmung ist so ruhig und friedlich, daß die Zählung der Atemzüge auf Schwierigkeiten stößt. Die touchierte Oberfläche ist mit einem weißen, undurchsichtigen, dünnen Häutchen bedeckt. Das Zäpfchen ist weniger geschwollen. Keine Schmerzen. Kein Husten. (Puls 104, normale Atmung.) 1 Unze Ricinusemulsion.

6. Tag: Die Schwellung des Unterhautzellgewebes der seitlichen Halspartien hat abgenommen. Die Schwellung und Spannung der Lymphdrüsen besteht jedoch fort. Zäpfchen und Mandeln sind noch mit undurchsichtigen, wie geronnene Milch aussehenden Belägen bedeckt. Inspizierung des Rachens nicht ausführbar. Ziemlich seltener Husten. Heiserkeit. Guttural bedingte Behinderung der Atmung. (Puls 88, Atmung 60.) 18 Gran Polygalainfus auf 2 Unzen Wasser, 1 Unze Ricinusöl.

Während des 6. und 7. Tages weiterhin erschwerte Atmung und rauher Husten. Am 8. Tage Lösung des Hustens, der katarrhalischen Charakter annimmt. Zerfließen und Abstoßen der Beläge. Lebhafte Rötung im Umkreis der durchscheinenden Fleckchen, die noch vereinzelt auf den Tonsillen und auf den Seiten des Zäpfchens angetroffen werden. Am 6. Tag Abführmittel aus Polygalainfus und 1 Unze Ricinusöl.

Am 7. Tage 10 Gran Jalapwurzel und 4 Gros Ricinusöl; am 8. 10 Gran Jalapwurzel. Jeden Tag mehrere Male Stuhl.

355. 65 Gran Kalomel wurden innerlich verabfolgt, 40 Gran der gleichen Substanz geschnupft und 2 Gros Quecksilbersalbe zu Einreibungen verwandt.

356. Abmagerung, Appetitlosigkeit. Eine oberflächliche Ulceration der Lippen und des Kinnes durch Salzsäure, die das Kind in einem unbewachten Augenblick aus einer in seiner Reichweite stehenden Flasche an den Mund gebracht hat, überhäutet sich in wenigen Tagen. Vom 12.—13. Tage leichte Schwellung des Gesichtes ohne Quecksilberstomatitis. Der Puls bleibt frequent. Der Appetit kehrt wieder. Abgesehen von einer kleinen, mit Krusten belegten Ulceration in der einen Mundecke ist das Kind am 18. Tage vollständig wiederhergestellt.

44. Fall.

357. Françoise Rosiers, 14 Jahre alt. Kräftige Konstitution. Wohnt in demselben Hause wie ihre Adoptivschwester Octavie, deren Krankengeschichte dieser vorausgeht. Am 29. Dezember 1825 Schluckbeschwerden und Fieber. Am 30. Überführung ins Krankenhaus.

Schwellung der Halslymphdrüsen, ödematöse Schwellung der seitlichen Halspartien. Schwellung und Rötung der Tonsillen. Ein durchsichtiger Belag erstreckt sich, dünner werdend, vom Rande der vorderen Gaumenbögen auf die Tonsillen. Lokale Behandlung mit konzentrierter Salzsäure. Zweistündlich 1 Gran Kalomel. Mischung von Kalomel und Gummi, die wie Tabak geschnupft wird. Quecksilbereinreibungen auf den Hals.

3. Tag: Die Beläge werden dichter. Auf der Rachenhinterwand Schleim, der mit Kalomel beladen aus dem Nasen-Rachenraum herabfließt. Schluckbeschwerden. Fortsetzung der Therapie.

4. Tag: Lebhafte Rötung im Umkreis der Beläge oder, besser gesagt, der dünnen, durchscheinenden Überzüge, die die Tonsillen zum Teil bedecken. (Puls 64.) Weder Schnupfen noch Heiserkeit. (1 Unze Ricinusemulsion.) Absetzen der Quecksilbertherapie.

4. Tag: Empfindliche Schmerzhaftigkeit der Schneidezähne. 1 Unze Ricinusöl. Appetitlosigkeit. Geringe Abmagerung.

5. Tag: 15 Gran Jalapwurzel. 4 Gran Ricinusemulsion.

7. Tag: 12 Gran Jalapwurzel, 5 Gran Scammonia. 2—3mal täglich Stuhlgang. Am 12. Tage wird das ursprüngliche Gewicht wieder erreicht. Im Laufe der Behandlung sind 40 Gran Kalomel innerlich und 20 Gran durch Schnupfen aufgenommen. 1 Unze Quecksilbersalbe ist zum Einreiben verwandt worden.

45. Fall.

358. Justine Boulay, 15 Jahre altes, kräftiges Mädchen, wurde am gleichen Tage wie Françoise Rosiers in die Klinik aufgenommen. Die ersten Symptome einer diphtherischen Angina traten bei ihr 24 Stunden später auf und gingen auf lokale Behandlung und auf eine weniger lang fortgesetzte Quecksilbertherapie noch rascher zurück.

46. Fall.

359. N. Boulay, einjähriger Säugling, blaß, zart, sonst aber gesund. Kommt am 4. Januar 1826 zur Aufnahme.

Weiße, dichte Beläge bedecken die Mandeln und dehnen sich auf die Pharynxwände aus. Starke Schwellung der seitlichen Halspartien. Das Befinden des Kindes scheint seit 2 Tagen gestört zu sein. Die ersten Unlusterscheinungen setzten einen Tag nach dem Tode des an Diphtherie verstorbenen Bruders ein. Oberflächliche, aber wiederholte lokale Behandlung mit konzentrierter Salzsäure, die sorgfältig alle befallenen Stellen umfaßt. Ein Teil der Beläge bleibt am Schwamme haften.

Einstündlich 1 Gran Kalomel. Eine Mischung von Kalomel und Gummistaub wird mit einem Wattepinsel in die Nase gebracht. Quecksilbersalbe auf den Hals.

4. Tag: Geringe Abnahme der Drüsenschwellung. Die Beläge auf den Tonsillen sind nicht gewachsen. Fortsetzung der Quecksilberbehandlung.

5. Tag: Die Schwellung der linksseitigen Lymphdrüsen ist vollkommen geschwunden, rechts merklich vermindert. Lebhafte Rötung im Umkreis der Beläge, die kleiner geworden sind. 4 Gros Ricinusöl.

6. Tag: Nur noch vereinzelte, rasch schwindende Flecke auf den Tonsillen. Die Lymphdrüsen vollkommen abgeschwollen.

Das Kind bleibt an der Mutterbrust und verweigert alle andere Nahrung. Absetzen der Quecksilbertherapie.

360. Rasches Fortschreiten der Rekonvaleszenz. Am 10. Tage vollständige Wiederherstellung der Gesundheit. Keinerlei Anzeichen einer Quecksilberstomatitis.

47. Fall.

361. F. Boulay, 10 Jahre, Bruder des N. Boulay. Kommt wegen leichter Halsschmerzen am 30. Dezember zur Aufnahme. In der Nacht vom 3. auf 4. hohes Fieber. Rötung und Schwellung der Tonsillen. Schmerzhafte Schwellung der Submaxillardrüsen. Obwohl sich noch keine Beläge auf den entzündeten Oberflächen zeigen, werden im Verlaufe von 2 Tagen 20 Gran Kalomel mit Gummipulver vermischt geschnupft. Bei Inspektion des Rachens sieht man auf der Rachenhinterwand den Schleim von Quecksilberprotochlorür weiß verfärbt. Vom 3. Tage an keine Rötung und Schwellung der Tonsillen mehr. Hat das Kind Diphtherie gehabt? Ich möchte es um so eher glauben, als die rechtsseitigen Halslymphdrüsen, deren Schwellung schon zurückgegangen war, von neuem anschwellen und abszedieren. Nach Incision rasche Genesung.

48. Fall.

362. Fransinot, 10 Jahre alt, mager, blaß. Seit dem 25. September Schmerzen beim Schlucken. Im Verlauf von 2 Tagen werden 40 Gran Kalomel von Henry Brault verordnet. Am 28. Dezember Absetzen des Kalomels. Die Eltern gaben dem Kranken in Essig gekochten Knoblauch zu trinken. Am 4. Krankheitstage Aufnahme in die Klinik. Heiserkeit, Aphonie. Schwellung der seitlichen Halspartien. Die geschwollenen, livide verfärbten Tonsillen sind zum Teil mit grauen Belägen bedeckt und einander genähert. Schmerzhaftes und erschwertes Schlucken.

5. Tag: Gleicher Befund, gleiche Therapie.

6. Tag: Abnahme der Drüsenschwellung. Die Beläge der Tonsillen stoßen sich ab. Die livide Verfärbung und Schwellung besteht jedoch fort. Heiserkeit und Aphonie. 4 Gros Kalomel.

7. Tag: Tonsillen und Lymphdrüsen schwellen ab. Keine Schluckbeschwerden mehr. Appetit.

8. Tag: Absetzen der Quecksilberbehandlung. Guter Appetit. Aufhellung der Stimme. Seitdem ungestörte Rekonvaleszenz.

9. Tag: 4 Gros Ricinusöl. 10 Gran Jalapwurzel.

12. Tag: 10 Gran Jalapwurzel. 4 Gran Scammonia.

Vollkommene Wiederherstellung.

Der Kranke stand in der Nähe eines Ofens. Während der ganzen Behandlung war die Zimmertemperatur nicht unter 10° gesunken.

Schon bei der Aufnahme in die Klinik schien die diphtherische Entzündung des Pharynx durch Quecksilberbehandlung beeinflußt zu sein. Lokale Behandlung war nicht angewandt worden. 48 Gran Kalomel waren innerlich, 40 Gran durch Schnupfen aufgenommen.

49. Fall.

362b. L. Bodier, 24 Jahre alt. von mittlerer Größe und gutem Ernährungszustand. Kommt am 6. Januar 1826 zur Aufnahme.

Seit 5 Tagen Halsschmerzen und Fieber. Vorhergehende Scarification der Tonsillen, die geschwollen und mit Belägen bedeckt sind.

Zu Hause waren schon 28 Gran Kalomel, auf 14 Dosen verteilt, verabfolgt worden. Während der Fahrt von 5 Meilen hatte der Kranke sehr unter Kälte und Feuchtigkeit gelitten.

5. Tag (9 Uhr abends): Die Tonsillen sind geschwollen, livide verfärbt, blutig und mit grauen, membranösen Belägen bedeckt. Heiserkeit, Aphonie. Schwellung der seitlichen Halspartien. Zweistündlich 1 Gran Kalomel.

6. Tag (morgens): Das Gesicht ist gedunsen. Quecksilberulcerationen am Zungenrand und auf der Wangenschleimhaut. Die Oberfläche der Tonsillen ist schmutzig belegt und blutig. Die Schwellung besteht fort. Heiserkeit und Appetitlosigkeit. 4 Gran Kalomel während der vorhergehenden Nacht. Absetzen der Quecksilberbehandlung.

7. Tag: Status idem. Starke Schmerzhaftigkeit der Zunge. Seit 2 Tagen stärkere Kälte. Der Kranke lag in einem ungeheizten Saal und hat sehr unter der Kälte gelitten. Überführung in ein wärmeres Zimmer. Appetitlosigkeit. Speichelfluß infolge Quecksilberbehandlung.

8. Tag: Stomatitis mercurialis der Lippen- und Wangenschleimhaut. Die ödematöse Schwellung des Gesichtes hat zugenommen. Abmagerung. Unlöschbarer Durst. Keine Schluckbeschwerden mehr. Nur noch vereinzelte, rasch abnehmende Beläge auf den Tonsillen, die weniger verfärbt und geschwollen sind. Halslymphdrüsen abgeschwollen.

9. Tag: Appetit.

363. Vom 10.–18. Tage zunehmender Appetit. Die Ulcerationen des Mundes grenzen sich ab und überhäuten sich langsam. Der Kranke bekommt Farbe. Die ödematöse Schwellung der Wangen und des Kinns besteht jedoch fort. Entlassung gegen ärztlichen Rat. Weisung, sich aufs sorgfältigste gegen Kälte und Feuchtigkeit zu schützen.

364. Nach Rückkehr zu seinen Eltern soll sich Louis Bodier noch etwa 4 Tage wohl gefühlt haben, dann aber bei Zunahme der Kälte über starkes Oppressionsgefühl geklagt und nach einem Bluthusten, der mehrere Tage anhielt und von Dyspnöe begleitet war, am 10. Februar gestorben sein.

50. Fall.

365. Therese, eine 13jährige Waise, die wegen rezidivierenden Fieber im Krankenhaus lag, kam mit den aus Chenusson eingelieferten Kindern nicht näher in Berührung als zwei kleine Mädchen gleichen Alters, die in demselben Saal lagen und sich am gleichen Ofen wärmten.

10. Januar 1826. Seit gestern ziemlich starkes Fieber. Schluckbeschwerden. Schwellung der Lymphdrüsen unterhalb des Processus mastoideus. Rötung und Schwellung der Tonsillen, deren Oberfläche mit einem dünnen, durchscheinenden Belag bedeckt ist, der einige Stunden später undurchsichtig und dichter wird. Lokale Behandlung.

3. Tag: Keine Beläge mehr. Die touchierten Oberflächen weisen eine weißliche Verfärbung auf. (Dreistündlich 1 Gran Kalomel.) Dreimal täglich Eingießungen von 2 Gran wäßriger Kalomellösung in die Nase.

4. Tag: Bildung neuer Beläge, die auf die ursprünglich befallenen Stellen beschränkt bleiben und schon am 5. Tage wieder zerfließen und langsam verschwinden. Absetzen der Quecksilberbehandlung. Keine Schluckbeschwerden mehr. Gesamtmenge des verabfolgten Kalomels beträgt kaum 24 Gran.

7. Tag: Ödematöse Schwellung des Gesichtes. Die Kleine, die nahe an der Tür stand und sehr unter Kälte gelitten hatte, wird dem Ofen näher gerückt.

8. Tag: Starke Quecksilberstomatitis der Wangenschleimhaut. Aus der ulcerierten Oberfläche sickert Blut, das sich um die Zähne ablagert und

hier einen dicken Blutkuchen bildet. Die geschwollene Zunge weist die Abdrücke der Zähne auf. Ihre Ränder sind ulceriert. Starke Zunahme der ödematösen Gesichtsschwellung. (Salzsaures Gurgelwasser.)

12. Tag: Foetor ex ore. Die Blutung steht. Starke Schmerzhaftigkeit der Ulcerationen, die anfangen, sich zu reinigen. Schwellung der Zunge zurückgegangen. Puls nicht erhöht.

14. Tag: Geringere Schmerzhaftigkeit der Ulcerationen, die sich reinigen und abgrenzen. Die Schwellung des Gesichtes geht rasch zurück.

15. Tag: An Stelle der schmierig belegten Ulcerationen nur noch oberflächliche Excoriationen, die rasch abheilen. Kauen weniger schmerzhaft.

17. Tag: Ulcerationen sämtlich abgeheilt.

20. Tag: Gesund entlassen.

51. Fall.

366. Brizard, 14 Jahre alt. Von zarter Konstitution, kommt am 15. Januar 1826 zur Aufnahme.

Dieser Junge hatte am 6. Januar Louis Bodiers (49. Fall) begleitet. Obgleich bei ihm keine Schwellung der Tonsillen bestand, wies er die Spuren einer 2 Tage vorher vorgenommenen Scarification der vorderen Gaumenbögen auf. Da während seines Aufenthaltes im Krankenhaus keine Krankheitssymptome auftraten, wurde er nach Hause entlassen.

Am 15. Januar gerötete, geschwollene und mit dichten, weißen Belägen bedeckte Tonsillen. An der Basis des Zäpfchens zwei weitere Fleckchen und drei bis vier gleichartige, etwa linsengroße auf der hinteren Rachenwand. Starke Schwellung der Lymphdrüsen unterhalb des Processus mastoideus. Wiederholte, lokale Behandlung mit konzentrierter Salzsäure. Festhaften der Beläge am Schwamm. Der Kranke gibt an, abends vorher Fieber, Schmerzen in den seitlichen Halspartien und Schluckbeschwerden gehabt zu haben.

3. Tag: Leichte, weißliche Verfärbung der Tonsillen infolge der Salzsäure. Keine Beläge mehr. Schluckbeschwerden bestehen fort. Die Schwellung der Lymphdrüsen hat abgenommen. Eingießen von Kalomellösung in die Nase.

4. Tag: Erneut dünne Beläge auf der Oberfläche der Tonsillen und auf den Rändern des Zäpfchens. Fortsetzen der Quecksilbertherapie.

5. Tag: Die Beläge haben nicht an Größe, wohl aber an Dicke zugenommen. Neubildung von Belägen zwischen den vorderen Gaumenbögen und der Basis der Zunge. Leichte Kauterisation der befallenen Stellen mit konzentrierter Salzsäure. Nur noch auf der rechten Seite Schwellung der Lymphdrüsen.

6. Tag: Status idem. Seit 2 Tagen größere Intervalle zwischen den einzelnen Kalomeldosen. Der Kranke wird dem Ofen näher gerückt. Die Zimmertemperatur geht nicht unter 10° herab. Erneute Kauterisation mit konzentrierter Salzsäure.

7. Tag: Die diphtherischen Beläge verfärben sich grau, stoßen sich zum Teil ab und haben an Ausdehnung abgenommen. Absetzen der Quecksilberbehandlung.

8.—10. Tag: Die Schwellung der Lymphdrüsen ist vollkommen zurückgegangen. Von der ganzen Erkrankung bleibt nichts als zwei kleine, weiße Fleckchen an der Basis des Zäpfchens und eine Rötung des freien Randes des Gaumenbogens.

12. Tag: Die beiden Fleckchen an der Basis des Zäpfchens haben an Ausdehnung zugenommen. Sie werden von einer festen Masse gebildet, die die Größe und Form einer Linse aufweist. Lokale Behandlung mit konzentrierter Salzsäure. Keine Schluckbeschwerden. Das Allgemeinbefinden läßt nichts zu wünschen übrig.

15. Tag: Keine Beläge mehr. Einige Gran Jalapwurzel und Ricinusemulsion hatten täglich 2—3 Stuhlentleerungen zur Folge.

52. Fall.

368. N. Rameau, 10 Jahre alt, Plethora, Idiot, Epileptiker. Wurde am 14. Januar 1826 ins Krankenhaus aufgenommen. Am 1. Januar hatte er über Schluckbeschwerden geklagt.

Am 3. Krankheitstage wurde er von H. Brault untersucht, der wegen der großen Ausdehnung der diphtherischen Entzündung keine lokale Behandlung anwandte.

4. Tag (10 Uhr abends): Die Tonsillen sind so stark geschwollen, daß sie einander berühren. Ein grauer Belag bedeckt Mandeln und Zäpfchen. Unerträglicher Foetor ex ore. Gutturales Röcheln. Aus Mund und Nase fließt ein zäher, glasiger Schleim in großen Mengen. Starke Schwellung der Lymphdrüsen hinter dem Kieferwinkel. Die Papillen der Zunge sind geschwollen und mit einem dicken Belag bedeckt. Unbehinderte Atmung. Puls 94—96.

Zweimal wiederholte lokale Behandlung mit konzentrierter Salzsäure. Einstündlich 1 Gran Kalomel. Eine Mischung von Kalomel und Gummipulver wird in die Nase gebracht und wie Tabak aufgeschnupft.

5. Tag: Keine Besserung der Schluckbeschwerden. Die Schwellung und Härte der Lymphdrüsen hat noch zugenommen. Fortsetzung der Quecksilberbehandlung. Kein Husten. Foetor hat abgenommen.

6. Tag: Status idem. Behandlung wird fortgesetzt.

7. Tag: Deutliche Abnahme der Lymphdrüsenschwellung. Schluckbeschwerden etwas verringert. Die Tonsillen sind weniger geschwollen, jedoch noch mit grauen Belägen bedeckt. Das tief herabhängende Zäpfchen verhindert, den Rachen zu inspizieren. Die Röte der Zungenränder läßt Speichelfluß infolge Quecksilbertherapie voraussagen. Kalomel wird abgesetzt.

8. Tag: Starke Vermehrung der Lymphdrüsenschwellung. Bei jeder Inspiration ruft der Luftdurchtritt durch die Glottis ein Pfeifen hervor. Nach Aussage des Krankenwärters kein Husten. Der Stimmwechsel läßt jedoch absteigende Diphtherie befürchten. Der auf die Racheninspektion folgende Krupphusten verrät, daß dieses gefährliche Symptom der Aufmerksamkeit des Wärters entgangen ist. Reichliche Sekretion der Nasenschleimhaut. Sobald Atemnot eintritt, soll tracheotomiert werden. Der Kranke ist um 8 Uhr untersucht worden und soll um 12 Uhr wieder aufgesucht werden, bei Zunahme der Symptome jedoch früher. Um 11 Uhr vermehrte Dyspnöe. Die drohende Gefahr veranlaßt, die letzte Ölung zu spenden, und die Schwester benachrichtigt mich unbedachterweise erst, nachdem dieser frommen Pflicht Genüge geschehen ist. Die schon vorbereitete Operation konnte erst 20 Minuten nach dem Tode ausgeführt werden.

Nachdem längere Zeit vergeblich künstliche Atmung versucht war, erlaubte die eintretende Totenstarre 2 Stunden später, die Sektion vorzunehmen.

369. *Sektion.* Kein pathologischer Befund der Abdominalorgane. Die Magenschleimhaut ist blaßrosa, an den abhängigen Partien ein wenig dunkler. Eine leichte, ganz oberflächliche Erosion von $1^1/_2$ Ligne Durchmesser ist der einzige pathologische Befund. Die Darmgefäße sind mittelstark gefüllt. Die Schleimhaut des Dünn- und Dickdarmes blaß.

Thorax. Die Lungen sind lufthaltig mit Ausnahme zweier kleiner, eng umschriebener Entzündungsherdchen auf der Oberfläche der rechten Lunge. Die Schleimhaut der Bronchien ist blaß. Erst gegen Mitte der Trachea zeigt sich die für die Diphtherie so charakteristische gefleckte Rötung. Sie begrenzt eine dünne, durchsichtige, flottierende, röhrenförmige Membran, die dem Larynx zu dicker und fester wird und an der Epiglottis weniger fest haftet. Wo die Beläge nur durch stärkeren Zug entfernt werden können oder stumpf abgeschält werden müssen, geht die granitartige Rötung in einen violetten, einförmigen, dunkleren Farbton über. Die diphtherische Entzündung ist am stärksten unterhalb des runden Ausschnittes des Gießbeckenknorpels, wo der leichteste Zugang zur Trachea besteht. Die Beläge, die der Oberfläche fest aufhaften und den Rachen auskleiden, sind der Gestalt und dem Foetor nach Schorfen so täuschend ähnlich, daß man auf der Hut sein muß, diese faulige Zersetzung der Beläge nicht mit wirklicher Gangrän zu verwechseln. Eine dicke, weichliche Masse von geronnener Substanz erfüllt den ganzen Pharynx und geht in der Nase in eine geschmeidige, elastische, weißgelbe Membran über, die nach außen übergreift. Es ist kaum zu verstehen, daß sie den Luftzutritt nicht vollständig abgeschnitten hat. Ein membranöser Belag von mehr als 2 Ligne Dicke haftet so fest am Zäpfchen, daß er nur mit Mühe entfernt werden kann. Die Veränderung der Tonsillen ist bis auf eine schmierig belegte Ulceration zurückgegangen.

370. Wenn die Operation auch bei diesem ausgedehnten, pathologischen Befund kein sicheres Heilmittel gewesen wäre, so hätte sie sicherlich das Leben verlängert und doch vielleicht noch einige Aussicht auf Erfolg geboten. Welchen Ausgang hätte die Nasendiphtherie in diesem Falle genommen?

371. Die Eröffnung der Trachea, die nach Art der Operation an der Leiche ausgeführt wurde, hat mir gezeigt, daß die Incision der Trachea unmittelbar unter der Thyreoidea, die selbst ohne Gefahr durchtrennt werden kann, zu beginnen hat. Drei schwerwiegende Gründe sprechen dafür, sie nicht weiter als bis in die obere Incisur des Sternums fortzuführen:

1. die Gefahr, die rechte Carotis anzuschneiden, die in dieser Höhe schräg die Trachea überkreuzt,

2. die Gefahr, die Venae thyroideae nahe ihrem Ursprung anzuschneiden, was zu einer starken Blutung führen würde, da dabei nicht nur das in den Venen befindliche Blut, sondern auch das aus den dilatierten Venenstämmen zurückfließende Blut in Betracht kommt. Im vorliegenden Falle konnte man z. B. in beide Jugularvenen eine daumendicke Sonde mühelos einführen,

3. die Tiefe, in der die Trachea liegt, die der Krümmung der Wirbelsäule folgend sich immer mehr von der Oberfläche entfernt.

372. Abends zuvor war die Mutter des Kindes, eine Frau von 43 Jahren, die in Chenusson geblieben war, an derselben Krankheit gestorben.

53. Fall.

374. Cormery, 8 Jahre alt, von schwacher Konstitution, kommt am 12. Januar 1826 zur Aufnahme.

Nach einem sich in die Länge ziehenden Herbstfieber erkrankte das Kind an einem Anasarca und war kaum auf der Besserung, als bei ihm die ersten Symptome der malignen Angina auftraten. Bei starker Kälte von Chenusson herbeigebracht, hatte es einen Weg von 5 Meilen hinter sich, den es auf einem Esel reitend, zurückgelegt hatte. Der Auswurf war auf seinen Kleidern festgefroren. Seit 4 Tagen schmerzhaftes und erschwertes Schlucken. Die Stimme war heiser, der Husten häufig und rauh und von einem zähen, schleimigen Auswurf begleitet.

Weiße, dichte, membranöse Beläge auf den geröteten und geschwollenen Tonsillen. Außer diesen Membranen und zwei kleinen, weißen, einzelstehenden Pünktchen auf der Seite und der Basis des Zäpfchens fanden sich im Pharynx keine weiteren Beläge.

Starke schmerzhafte Schwellung der Halslymphdrüsen. Die der rechten Seite sind härter und bilden unter dem oberen Ansatz des Sternomastoideus ein Konglomerat von der Dicke eines Taubeneies.

2 Stunden nach Einlieferung nimmt der Husten zu und wird rauh. Die schon beschleunigte Atmung (24) ist noch frei von Stridor und wird nur röchelnd, wenn das Kind nach den Hustenanfällen in Somnolenz verfällt. Reichlicher, schaumiger, dünnflüssiger, mit Blutstreifen durchzogener Auswurf[1]).

Ein großer Teil dieser Schleimmassen stammt sicherlich aus dem Rachen. Kühle Haut. (Puls 120.) Geistige Funktionen ungestört. Einhalbstündlich

[1]) Im Verlauf von 2 Stunden werden etwa 4 Unzen in einem Speigefäß aufgefangen.

$^1/_2$ Gran Kalomel. 20 Gran werden mit Gummipulver vermengt und von Zeit zu Zeit wie Tabak geschnupft.

5. Tag (6 Uhr morgens): Kurzer, rauher, häufiger Husten. Starke Druckempfindlichkeit der Halslymphdrüsen, deren Schwellung abgenommen hat. Stärkerer Stridor. (20 Atemzüge pro Minute.) Die seitlichen Ränder des Zäpfchens sind mit Belägen bedeckt.

8 Uhr morgens: Der Husten ist seltener geworden. Die Zahl der Atemzüge ist gleichgeblieben. Weichheit und Irregularität des Pulses verhindern mehr als die Frequenz, die Schläge zu zählen. Bewußtsein weiter ungestört. Kühle Haut. Auswurf gleichen Charakters. Gummipulver wird in Wasser aufgelöst und in die Nase und in den Rachen gebracht. Um 11 Uhr forcierte Atmung mit Inanspruchnahme aller Hilfsmuskeln. Pfeifendes Inspirium. Während der Inspiration tiefe Einziehungen zwischen den einzelnen Teilen des Sternocleidomastoideus und der anderen an der Clavikel ansetzenden Halsmuskulatur.

Der seltene Husten und der reichliche Auswurf lassen vermuten, daß die diphtherische Entzündung die unteren Luftwege schon stark in Mitleidenschaft gezogen hat. Dies gibt Veranlassung, die Operation zu beschleunigen, um der Gefahr einer Erstickung, die, wie wir gesehen haben, im letzten Falle so rasch den Tod herbeiführte, zuvorzukommen, und wenn möglich, die diphtherische Entzündung durch Kalomel aufzuhalten.

376. Mittags Tracheotomie. Die dilatierten, oberflächlichen Venen lassen sich leicht beiseiteschieben. Die Incision erstreckt sich von der Thyreoidea bis zur oberen Incisur des Sternum. Eine leichte Blutung wird durch Unterbindung einer tieferliegenden Vene zum Stehen gebracht. Die Trachea wird freigelegt. Eine leichte Blutung aus dem Hautschnitt hindert nicht, ein spitzes Messer einzustoßen und einen Trachealring zu durchschneiden. Die Luft brodelt heraus und nimmt blutige Schleimmassen mit sich. Die kleine Öffnung wird mit einem geraden und geknöpften Messer während der Exspiration auf 5—6 Ligne verlängert. Reichliche Blutung, die mit einem Schwamm während der Exspiration abgetupft wird[1]).

Eine silberne Doppelkanüle von geeigneter Form und Weite (282) kann mit einer gebogenen Zange leicht eingeführt werden. Die Blutung steht in weniger als 3 Minuten. Husten, durch Würgreiz ausgelöst, fördert blutige Schleimmassen zutage. Die Atmung wird hernach ruhig und geräuschlos. Der Puls bleibt jedoch frequent und unregelmäßig.

377. Die Atmung bleibt ruhig. Abends 8 Uhr unregelmäßiger Puls (148). 32 Atemzüge pro Minute.

6. Tag (6 Uhr morgens): 32 Atemzüge, 120 Pulsschläge. Einlauf von Chinarinde. Mittags Dekanülement, um dem Schleim freie Passage zu verschaffen, den ein durch Kalomel hervorgerufener Husten loslöst.

Um 11 Uhr 52 Atemzüge, 127 Pulsschläge. Seit Mittag frequentere Atmung (56). Dekanülement[2]). Das Innere ist nicht verstopft, aber Membranen treten zwischen den klaffenden Wundrändern der Trachea hervor. Ein bandartiger Belag von 2 Ligne Breite und 2 Daumenlänge wird mit einer Pinzette gefaßt und herausgehoben. Ein Belag, der sich in dem unteren

---

[1]) Ich habe zu rasch die Trachea eröffnet und glaube, daß die fibrinösen Verzweigungen, die hernach expektoriert wurden, aus dem Blute stammen, das in die Trachea geflossen ist. Die große Eile hat noch andere nachteilige Folgen mit sich gebracht. Ich hatte die Absicht, die Tracheotomiewunde eher auf die linke Seite als rechts von der Medianlinie zu legen, erreichte aber infolge der Eile genau das Gegenteil. Ich hätte die Incision nicht um 2 Ligne verlängern können, ohne die rechte Carotis zu verletzen. Die kurze Zeit, die auf Blutstillung und Aufsuchung der geeigneten Incisionsstelle verwandt wird, macht sich reich belohnt, da sie die Operation vereinfacht und ihren Erfolg sichert.

[2]) Die innere Kanüle läßt sich mit größter Leichtigkeit einführen und entfernen. Da aber die Wunde von Zeit zu Zeit weit zum Klaffen gebracht werden muß, ist sie fast zwecklos.

Wundwinkel zeigt, kann nicht gefaßt werden. Die Atmung wird freier, ohne jedoch an Frequenz abzunehmen. (130 Pulsschläge, 44 Atemzüge.) Zwei Ballen geronnener, von Schleim eingehüllter Substanz werden nach heftigen Anstrengungen ausgestoßen. In Wasser ausgebreitet, erweisen sie sich aus zarten, diphtherischen Belägen und einer netzartigen, viel verzweigten Masse zusammengesetzt, die nichts anderes als das Fibrin des Blutes sein kann, das während der Operation in die Trachea geflossen ist. 8 Uhr morgens trockene, röchelnde, unregelmäßige Atmung (65 pro Minute). Bewußtsein ungestört. Der Puls ist klein, äußerst frequent und kaum zu zählen. Mehr als 140 Schläge in der Minute. Absetzen der Kalomelinjektionen in Nase und Trachea.

7. Tag (1 Uhr morgens): 60 Atemzüge, 122 Pulsschläge. Nach Injektion von Gummilösung werden dicke Schleimmassen und ein Klumpen aus geronnener Substanz, Membranen und eingetrocknetem Schleim ausgehustet. Die Kanüle verschiebt sich. Erneute Injektion von Gummilösung, erneute Expulsion von Schleim, der Fetzen von dünnen und zerrissenen diphtherischen Belägen einschließt.

3—4 mal täglich Stuhlentleerungen von grüner Farbe. Starke Zahnschmerzen, von zwei cariösen Zähnen im Unterkiefer herrührend, die den kleinen Kranken sehr belästigen.

Von 10 Uhr morgens bis 10 Uhr abends wiederholte Injektionen von kleinen Mengen Gummilösung in die Trachea, die jedesmal den Auswurf zäher Schleimmassen hervorrufen. Die eingeschlossenen Membranfetzen werden kleiner. Appetitlosigkeit besteht fort. Der Kleine nimmt jedoch auf eigenen Wunsch eine halbe Tasse Bouillon zu sich. Das Gelbe eines Eies wird in 2 Unzen Chinarindendekokt als Einlauf gegeben. Drei schleimige Stuhlentleerungen von grüner Farbe. In der ersten zwei Klümpchen halbverdauten Blutes. Bewußtsein ungestört. Der Kranke steht allein auf, um seine Bedürfnisse zu befriedigen.

8. Tag (7 Uhr morgens): 120 Pulsschläge. Der Kranke fühlt sich heiß an. Röte der Wangen. 78 Atemzüge. Injektion von Gummilösung in die Trachea. Die expektorierten Massen sind mit Belägen vermischt und sondern einen stark foetiden Geruch ab. Während des Tages 3—4mal Stuhlgang. Etwas Bouillon wird genommen. Einlauf von 6 Gran Chininsulfat, der 1 Stunde gehalten wird (9 Uhr). Gegen 6 Uhr morgens röchelnde Atmung. Schwellung des Gesichtes. Dekanülement. Nach Reinigung der Kanüle Herabsetzung der Atemfrequenz. Ulcerationen des Zungenrandes, zunächst dort, wo Kontakt mit den Spitzen cariöser Zähne besteht, später auch allen anderen Zahnvorsprüngen gegenüber. (3 Gran Chininsulfat.) Auswurf hellrot gefärbten Schleims und zersetzter Beläge. Man stellt fest, daß die Incision nicht der Medianlinie der Trachea entspricht, und daß einige Trachealringe durch die Kanüle zusammengedrückt und verschoben sind. (44 Atemzüge pro Minute.) 4 Gran Chininsulfat. Dem Munde des kleinen Patienten entströmt ein gangränöser Geruch. Die Ulcerationen der Wangenschleimhaut und Zunge sind schmierig belegt. Die Mandeln, die nicht mehr geschwollen sind, das Zäpfchen und ein Teil des Gaumens scheinen brandig zersetzt zu sein. Einführung eines mit Alkohol und Salzsäure getränkten Schwammes in den Pharynx. Abgespannte und mürrische Züge treten an Stelle der vorher lebhaften. Die Atmung bleibt zwar geräuschlos, wird aber frequenter. Am 18. Januar, 2 Uhr morgens, Tod ohne Agonie und ohne Erstickungsanfall.

Vom zweiten Tage nach der Operation an zeigt die Kanüle schon nach kurzem Liegen Schwärzung der Stellen, die mit den Belägen des Larynx in Berührung gekommen sind.

378. *Sektion.* Ödematöse Schwellung der seitlichen Halspartien. Schwarzgraue, schmierig belegte Ulcerationen der den Reibungen der Zahnvorsprünge ausgesetzten Schleimhautpartien. Das Zahnfleisch hat sich vom Collum der cariösen Zähne abgelöst, wie die schwarze Verfärbung des Zahnfleischrandes anzeigt. Der von der diphtherischen Entzündung befallene Pharynx

ist ulceriert, grauschwarz verfärbt und strömt einen unerträglichen Geruch aus. Hier und dort noch vereinzelte adhärente Membranfetzen. Die Schleimhaut ist zweifellos brandig geworden, die Gangrän nirgends umschrieben. Sie setzt sich auf die Basis der Zunge, das Gaumensegel und das Zäpfchen fort. Die Schleimhaut der Nase ist dunkelviolett verfärbt und in ihrer ganzen Ausdehnung von einem membranösen, dicken, weißlichen Belag bedeckt, dessen beide Seiten mit grauen Flecken besetzt sind.

Thorax. Multiple umschriebene Entzündungsherde an der Basis beider Lungen. In den Luftwegen unterhalb der Incisionswunde keinerlei Beläge mehr. Die den Larynx auskleidenden Membranen sind wenig adhärent und konsistent und von grauer Verfärbung. Die von ihnen bedeckte Schleimhaut weist einen lividen, violetten Farbton auf. Das Kind hatte verschiedene Male nach der Operation zu sprechen versucht, aber niemals ein artikuliertes Wort hervorbringen können.

Abdomen. Extreme Blässe der gastrointestinalen Schleimhaut.

55. Fall.

379. Françoise Bodier, 16 Jahre alt. Von guter Gesundheit, mittelmäßigem Ernährungszustand und frischer Gesichtsfarbe. Auftreten der ersten Anzeichen der epidemischen Halsentzündung am 3. Januar. Am 4. Januar Scarification der schwach geschwollenen Mandeln. Am 6. Januar Aufnahme ins Krankenhaus. Die Kranke hatte auf einer Fahrt von 5 Meilen sehr unter starker Kälte zu leiden.

3. Tag (10 Uhr abends): Starke Schwellung der Tonsillen, die sich berühren und das Zäpfchen nach vorn drängen. Dicke, graue und weiße Beläge auf den sichtbaren Teilen der Tonsillen. Die Lymphdrüsen unterhalb des Processus mastoideus bilden beiderseits harte Tumoren von mehr als 15 Ligne Durchmesser. Lautes, von gutturalem Röcheln begleitetes Inspirium. Starker Foetor ex ore. Ein mit konzentrierter Salzsäure getränkter und ausgedrückter Schwamm wird vorsichtig zwischen die beiden Tonsillen hindurchgeführt und zweimal bis in den Pharynx gebracht. Ein abstoßender Geruch, wie von verbranntem Fleisch, verbreitet sich im Moment der Berührung. (Einstündlich 1 Gran Kalomel.) Quecksilbereinreibungen des Halses. 20 Gran einer Mischung von Kalomel und Gummi zu gleichen Teilen werden wie Tabak aufgeschnupft.

4. Tag: Die Tonsillen berühren sich nicht mehr, und das Zäpfchen ist etwas gesunken. Dem Auswurf sind Membranfetzen beigemengt. Die Kranke spricht etwas deutlicher. Eine mit Quecksilber bestrichene Binde wird um den Hals gelegt. Kalomel wird weiter verabfolgt. Die Außentemperatur fällt unter Null.

5. Tag: Schwacher und leicht zu unterdrückender Puls. Feuchte, an der Spitze gereinigte Zunge. Appetitlosigkeit. Die Schwellung der Lymphdrüsen hat abgenommen. Die Tonsillen bleiben geschwollen und sind mit schwärzlichen Belägen bedeckt. Die Inspektion des Rachens ruft den Auswurf blutigen Schleims hervor. Erschwertes Schlucken. Ein Teil der Flüssigkeit kommt durch die Nase zurück. Foetor ex ore besteht fort. Fortsetzung der Quecksilberbehandlung.

6. Tag: Kühle Haut. Am linken Arm kaum fühlbarer Puls (76 Pulsschläge pro Minute). Pharynx unverändert. Schluckbeschwerden bestehen fort. Ricinusöl, das in der Absicht verordnet wird, eine zu aktive Absorption des Quecksilbers zu verhindern, wird nicht genommen. Salzsaures Gurgelwasser. Kein Husten. Guttural bedingte Erschwerung der Atmung. Die Kranke spricht leise aber deutlich. Fortsetzung der Kalomeltherapie. Einläufe von Chinarindendedokt. Bouillonklistiere. Die Tonsillen werden mit Alaun in Pulverform bestäubt.

7. Tag: Sehr schwacher Puls. Feuchte, zum Teil gereinigte Zunge. Die zum Teil von Belägen gereinigten und geschwollenen Tonsillen behalten ihren violetten Farbton bei, sind mit Ecchimosen bedeckt und blutig verfärbt. Das Zäpfchen ist von schwärzlichen Membranen eingehüllt. Die

Atmung weniger laut. Die Stimme leise, aber deutlich. Nur noch geringer Foetor ex ore. Injektionen von Kalomel und Gummilösung in den Rachen. Abführmittel aus 4 Gran Manna, 3 Gros Epsomsalz und 10 Gran Jalapwurzel. Nur ein kleiner Teil dieses Gemisches wird eingenommen. 15 Gran Jalap werden im Laufe des Tages verabfolgt. 1—2 Stuhlentleerungen von geringer Menge. Längere Intervalle zwischen den einzelnen Kalomeldosen.

8. Tag: Sehr kleiner Puls. Kühle Haut. Rote und feuchte Zunge. Eine dünne, durchscheinende Schicht ersetzt die Beläge. Injektion von Kalomelgummilösung in den Rachen. Die Schwellung der Lymphdrüsen ist fast ganz zurückgegangen. Die Mandeln lassen einen kleinen Raum zwischen sich. Weniger erschwerte Atmung. Deutlichere Stimme. Absetzen der Quecksilbereinreibungen. Die Intervalle zwischen den Kalomelgaben werden weiter verlängert (3 Stunden Zwischenzeit).

9. Tag: Puls etwas kräftiger und ziemlich frequent. Rötung des Gesichtes. Abmagerung. Schmerzen an der linken Halsseite. Zunge und Pharynx unverändert. Starke Schluckbeschwerden. Die Kranke kann nur mit Mühe eine Tasse Bouillon zu sich nehmen. Als man sie aufstehen läßt, um ihr Bett zu ordnen, fällt sie und verletzt sich die eine Gesichtshälfte. Absetzen der Quecksilberbehandlung.

10. Tag: Geringere Abgeschlagenheit. (84 Pulsschläge.) Die Tonsillen reinigen sich. Appetitlosigkeit, Schluckbeschwerden bestehen fort. Pünktliches Einsetzen der Menstruation. Die Atmung ist weniger frequent (16).

11. Tag: Heiserkeit. (80 Puls.) Tonsillen unverändert. Keine Lymphdrüsenschwellung mehr.

12. Tag: Heiserkeit, erschwerte, wenig frequente Atmung. Stridor, rauher Husten, kein Auswurf. Diese Symptome können die Folge einer Erkältung sein. Trotz Vorsichtsmaßregeln, die Kranke vor Frost zu schützen, zeigt das Thermometer während mehrerer Nächte im Saal kaum 3° über Null und draußen mehr als 7° unter Null.

13. Tag: Abends größere Heiserkeit. Der Husten ist so trocken und rauh, daß man ein Absteigen des Krupps noch nach so langer Zeit kaum mehr bezweifeln kann. Geräuschvolle, von Stridor begleitete In- und Expiration. Schmerzen, die in den Larynx lokalisiert werden. Die Atmung verlangsamt sich, anstatt an Frequenz zuzunehmen und fällt von 16 auf 14 und 12 Atemzüge in der Minute ab. Jede Inspiration wird im Beginn, wie beabsichtigt, verzögert, dann stark beschleunigt und endet am Schluß mit einer kleinen Explosion. Die ausgeprägte Trockenheit des Hustens läßt vermuten, daß eher eine Erosion in Verbindung mit einer Schwellung der Glottisschleimhaut als die absteigende Diphtherie die Ursache der beobachtenden Symptome ist. Anstatt von reichlichem, schaumigem Auswurf begleitet zu sein, ruft der Husten keinerlei Absonderung von Pharynx- und Trachealschleimhaut hervor. Trotzdem werden Vorbereitungen zur Tracheotomie getroffen, damit im Notfalle alles bereit ist.

14. Tag: Um 4 Uhr morgens nimmt die Atemnot schnell zu, ohne daß die Respiration frequenter wird. Ein trockener Husten fördert eine Membran von Daumenbreite und $2^1/_2$ Daumenlänge zutage, deren Ränder verdünnt und an den dickeren Enden schräg abgerissen sind. Man erkennt sofort, daß dieser Belag die Trachea ausgekleidet hat und von einem in dem Larynx zurückgebliebenen Teil abgerissen ist. Auf der einen Seite ist er mit Blut befleckt. Seine größte Dicke beträgt nicht mehr als $^1/_4$ Ligne. (Puls 96.) Vermehrte Dyspnöe. Die Tracheotomie kann nicht länger verschoben werden.

380. *Operationsbericht.* Der Kopf der Kranken wird nach hinten gebeugt, so daß der Hals vorspringt, und durch einen Assistenten fixiert. Eine farbige Linie wird von der Cartilago thyreoidea bis zum Sternum gezogen. Die Haut und das Unterhautzellgewebe wird in der Richtung dieser gezogenen Linie gespalten. Die Fascie über den Musculi hyoidei wird nunmehr gespalten. Ein Arterienast, zwei Venen und eine Arterie rufen eine Blutung hervor, die erst durch Ligaturen gestillt werden muß. Jede Vene

erfordert zwei, da die Strömung des Blutes in den Venen nach zwei Richtungen erfolgt, von denen die infolge der Stauung rückwärts verlaufende vielleicht sogar die stärkere ist. Unterhalb des oberen Drittels der Incisionswunde (die Notwendigkeit so vieler Ligaturen läßt den Vorteil eines großen Schnittes klar zutage treten) ist die Trachea leicht frei zu präparieren[1]).

Dann folgt die Durchtrennung eines Trachealringes mit Hilfe eines spitzen Messers und die vier weiterer Ringe mit einer geraden und geknöpften Schneide.

Eine Silberkanüle, die der oben beschriebenen (282) gleicht, aber größere Weite aufweist, wird mit einer gebogenen Zange in die Incisionsöffnung eingeführt.

Die plötzliche Aphonie der Stimme ruft bei der Kranken mit Schrecken vermischtes Erstaunen hervor. Die Atmung wird augenblicklich geräuschlos und die Anzahl der Atemzüge steigt von 12 auf 22 an. Während des ganzen Tages bleibt die Atmung geräuschlos und langsam.

381. Dicke, weiße und konsistente Beläge reichen fast bis zur äußeren Nasenöffnung. Beim Ablösen der Membranen mit Hilfe einer spitzen Pinzette tritt leichte Blutung ein. Am Abend kann die Kranke nur noch durch ein Nasenloch mit großer Schwierigkeit atmen. 3 Gran wäßriger Kalomellösung werden in die Trachea injiziert und rufen Husten und den Auswurf blutiger Schleimmassen hervor. Abends erneute Infusion. Beim Versuch, eine längere und dickere Kanüle einzuführen, tritt Husten auf und im Anschluß daran Auswurf zweier Membranen, von denen die erste, dünne aus dem Teil der Trachea unterhalb der Incisionswunde stammt und die andere, dickere noch an der des Larynx festhaftet und nur mit Mühe von ihr abgerissen werden kann. (22 Atemzüge, 80 Pulsschläge pro Minute.) Abgeschlagenheit, Appetitlosigkeit. Schluckbeschwerden bestehen fort. Einige Tassen Bouillon werden widerstrebend im Verlaufe von 24 Stunden genommen. Kalomelinstillationen während der Nacht.

15. Tag (2. Tag p. operat.): Ödematöse Schwellung der Wangen, der Lider und der vorderen oberen Halspartie. Die Zunge ist geschwollen und weist die Abdrücke der Zähne auf. An der Spitze der Zunge zwei bis drei oberflächliche, schmierig belegte Ulcerationen. Die Temperatur beträgt draußen 7° unter Null und kann an diesem Morgen trotz aller Vorsichtsmaßregeln im Saal nicht über 4° gebracht werden. Trotz des Auftretens von Symptomen, die auf Quecksilberschädigungen deuten, fühlt sich die Kranke besser, und die Hoffnung auf baldige Besserung belebt ihre Züge. Sie teilt die Freude ihren Verwandten mit und äußert ihre Dankbarkeit, der drohenden Gefahr entrissen zu sein. Bouillon wird widerstandslos genommen und leichter geschluckt. Die Tonsillen sind weiterhin schmutzig belegt, geschwollen und stark einander genähert. (24 Atemzüge, 84 Pulsschläge pro Minute.) Appetitlosigkeit. Ein Einlauf von Chinarinde ruft einen serösen, fleischwasserähnlichen Stuhl hervor.

16. Tag (3. Tag p. operat.): Nachts einmal Stuhl. Weitere seröse, blutige Stuhlentleerungen. Die letzte gleicht mit Wasser vermischtem Blut. Die Augen sind durch die Schwellung der Lider fest geschlossen, und das Ödem des Kinnes reicht bis zur Brust. Die Atmung bleibt geräuschlos. (28 Atemzüge, 88 Pulsschläge.) Kaum mehr als 2° Wärme im Zimmer.

Die Kranke macht einen niedergeschlagenen Eindruck, und die Gesichtszüge zeigen die Resignation der Verzweiflung. Die Ulcerationen der Zunge sind nicht weiter fortgeschritten. Der Mund ist ständig mit blutigem Speichel angefüllt. Gangränöser Foetor ex ore. Die Tonsillen sind noch schmieriger als tags zuvor.

4 Uhr abends. Beklemmung, frequente Atmung. Eine rötlich gefärbte, fleischwasserähnliche Flüssigkeit läuft aus dem Munde und aus der Kanüle. Die anfänglich verlangsamte Atmung wird frequenter, ohne geräuschvoll

[1]) Ich habe gesehen, daß es bei einem Erwachsenen viel leichter als bei einem Kinde ist, eine Öffnung mit Substanzverlust anzulegen.

zu werden. Die Schwellung des Gesichtes hat etwas abgenommen. Die Kranke gibt alle Hoffnung auf Heilung auf, reißt die Decken ab, ringt nach Luft und stirbt um 6 Uhr abends ohne Todeskampf[1]).

382. *Sektion.* Die Schleimhaut des Rachens ist im ganzen livide und blutig verfärbt. Einige Membranreste zeigen dieselbe Farbe, ebenso eine dünne, membranöse, sehr adhärente Schicht auf den Tonsillen, die sich bis in die Mandelfurchen fortsetzt. Die ihrer ganzen Dicke nach durchschnittene Schleimhaut weist schichtweise schieferfarbige, rote und livide Farbtöne auf. Das Innere des Zäpfchens ist von lividen Flecken durchsetzt, was meiner Ansicht nach auf keinen gangränösen Prozeß zurückzuführen ist, sondern der schwarzen Verfärbung entspricht, die langdauernder, diphtherischer Entzündung zu folgen pflegt. Der spielende Glanz der Pharynxschleimhaut ist an den Stellen, wo noch Reste von Belägen festhaften, leicht getrübt.

Die Epiglottis ist geschwollen und auf beiden Seiten mit einem dicken, festhaftenden Belag bedeckt. Membranreste kleiden noch den Larynx aus und erstrecken sich bis zur Höhe der Incision. Ihre Adhärenz ist nicht überall gleich. Sie ist am ausgesprochensten in der Rinne, die durch die Basis der Epiglottis und die Hörner der Cartilago thyreoidea gebildet wird.

Anzunehmen ist, daß sich die absteigende Diphtherie dieser Art Rinne als Weg bedient hat. Wenn die Epiglottis nicht fest der Glottis aufliegt, kann der Rachenschleim auf diesem Wege in den Larynx herabfließen, zum mindesten ist ihm dieser Weg nicht so fest verschlossen wie den aufgenommenen Getränken.

Die Membran, die sich in die Trachea bis zur Höhe der Incisionswunde fortsetzt, wird hier frei und flottierend. Die mit der Kanüle in Kontakt gekommenen Fetzen sind leicht an der schwarzen Verfärbung zu erkennen. Ihre Enden sind durch die Versuche, sie zu erfassen und zu extrahieren, zerrissen. Die Schleimhaut zeigt unter den Belägen einen dunkelvioletten Farbton. Die Thyreoidea ist bis zur Mitte in zwei Teile geteilt. Die Incision der Trachea liegt genau auf der Medianlinie und hätte noch um mehr als 6 Ligne verlängert werden können, ohne die rechte Carotis zu verletzen. Unterhalb des Trachealschnittes ist die Schleimhaut blutig verfärbt. Hin und wieder finden sich noch Überreste von Belägen. Nahe der Bifurkation ist die Schleimhaut mit einem sehr feinen, durchscheinenden Häutchen belegt, das rechts scharf abschneidet und sich links (die Seite, auf der die Kranke gewöhnlich lag) bis in die letzten Verzweigungen eines Bronchialastes erstreckt. Beide Lungen sind vollkommen lufthaltig. Diffus im Lungengewebe zerstreut vereinzelte Ecchimosen, die zweifellos ganz frisch sind, da sie noch nichts an der organischen Struktur des Lungengewebes geändert haben. In den unteren Abschnitten beider Lungen trifft man auf Knötchen tuberkulöser Natur, die von einem starken Blutaustritt umgeben und durch Anhäufung miliarer, durchscheinender Tuberkel gebildet sind. Die größten erreichen kaum die Größe einer Haselnuß. Einige isoliert unter der Pleura liegende Knötchen sind gleichfalls von einer Ecchimose umgeben. Diese Knötchen sind in den Lungenspitzen weder zahlreicher noch stehen sie dichter als in den mittleren Partien. Die Pleuren sind vollkommen frei, verschieblich und ohne jeden pathologischen Befund. Das Lungengewebe hat in der Umgebung der Tuberkel nichts von seinem Luftgehalt eingebüßt. Eine Veränderung ganz anderer Art läßt sich ungefähr in der Mitte der

[1]) Da die Eltern den Wunsch äußerten, der Beerdigung beizuwohnen, und sich versichern wollten, daß die Leiche nicht verstümmelt sei, führte ich, um ihren Wünschen in etwa entgegenzukommen, die Sektion von hinten aus. Ich nahm die Wirbelsäule vom Occiput bis zum Sakralende heraus. Dieser Schnitt, der einen Teil der Rippen mit fortnimmt, legt die Mundhöhle, die Nasenhöhle und alle Eingeweide des Thorax und des Abdomens so übersichtlich frei, daß diese Art der Sektion, die ebenso rasch und noch bequemer als die gewöhnliche ausgeführt werden kann, fast vorzuziehen ist.

linken Lunge feststellen. Eine umschriebene ödematöse Infiltration verleiht dem freien Rande des Oberlappens das Aussehen von Johannisbeergelee. In diesen Teil der Lunge verliert sich der diphtherisch erkrankte Bronchus. Ganz ähnliche Befunde habe ich bei den oben angegebenen Experimenten gefunden, wenn sich die durch Canthariden hervorgerufene Entzündung bis in das Lungengewebe fortpflanzte.

Abdomen. Die Schleimhautfalten des Magens sind auf ihrer Höhe mit Ecchimosen bedeckt. Desgleichen die des Dünndarms. Der chymöse Brei ist in den abhängigen Teilen dieses Darmabschnittes durch die Beimengung ausgetretenen Blutes rotweinartig verfärbt. Die gleiche Veränderung findet sich auf der ganzen Schleimhautoberfläche des Dickdarms; gegen Ende des Rectums ist sie noch ausgesprochener. Die Ecchimosen der Schleimhaut sind hier von Pseudomembranen bedeckt, die mit einem Spatel abgelöst werden können. Die Schleimhaut ist unter diesen fibrinösen, elastischen, durchsichtigen Belägen nicht leichter als unter normalen Verhältnissen ablösbar.

Ich habe sie von der blassen Unterlage getrennt und mich überzeugt, daß sie nicht verdickt ist und ihre Kohäsionskraft bewahrt hat.

In den Herzhöhlen befindet sich halbflüssiges Blut. Eine Ausscheidung des Fibrins hat nicht stattgefunden.

383. Ich glaube nicht, daß die Beläge und die geringe Fältelung der Rectumschleimhaut das Produkt einer diphtherischen Affektion sind. Wahrscheinlicher ist, daß diese Rectumveränderungen gleich denen des Mundes und den Ecchimosen der Lungen die Folge einer Quecksilberkachexie darstellen. Wenn der Blutaustritt in diesem Fall von der Bildung eines fibrinösen Belages gefolgt wurde, so ist das ein Vorgang, der den oben angeführten Experimentergebnissen vollkommen analog ist, und ein Zeugnis mehr für die Ätiologie der Pseudomembran.

60. Fall.

384. L. Dezaunay, 1 Jahr alt, kränklich. In der Nacht vom 23. auf den 24. Januar rauher Husten.

1. Tag: Appetitlosigkeit. Das Kind trinkt an der Brust, verweigert aber alle andere Nahrung. Zweistündlich 2 Gran Kalomel. Pfeifendes Inspirium.

2. Tag: Sehr erschwerte Atmung. Stridor. Rauher, seltener Husten. 10 Uhr morgens Exitus. Zur Zeit des Todes sind die Tonsillen weder geschwollen noch gerötet, weiße Flecke weder auf den Mandeln noch im Pharynx zu entdecken. Keine Schwellung der Lymphdrüsen unterhalb des oberen Ansatzes des Sterno-cleido-mastoideus. Sind die unteren Luftwege primär erkrankt?

385. *Sektion.* Ein weißer, dicker, elastischer Belag kleidet den Larynx und die Trachea aus und erstreckt sich bis in die Bronchien. Im Larynx adhärent wird er weiter nach unten frei. Die von ihm bedeckte Schleimhaut ist weder gerötet noch verdickt. Die diphtherische Entzündung scheint in der Höhe der Larynxventrikel begonnen zu haben, wenn man dem Adhäsionsgrad der Beläge nach urteilen darf Die Epiglottis, deren laryngeale Seite auf den ersten Blick von Belägen frei zu sein scheint, ist von einem durchscheinenden, membranösen, leicht ablösbaren Häutchen bekleidet. Der mit großer Aufmerksamkeit durchforschte Pharynx scheint vollkommen frei von diphtherischer Entzündung zu sein. Nur in einer Lakune der rechten Mandel wird ein Stückchen geronnener Substanz entdeckt, die vielleicht nicht einmal diphtherischen Ursprungs ist.

386. Die Amme, deren Pflege das Kind anvertraut war, wohnte in der Nähe von Tours, wo abgesehen von den Insassen des Krankenhauses kein Fall von Diphtherie vorgekommen war. Beziehungen zwischen den Bewohnern von Chenusson und denen des Dorfes, wo diese Frau wohnte, hatten allem Anschein nach nicht bestanden, und alle Nachforschungen in dieser Richtung hin schienen mir fast lächerlich. Als ich aber erfuhr,

daß sie in Chenusson geboren und die Tante von Comery sei, erwachte in mir der Verdacht, daß sie ihre Beziehungen zu ihrem Geburtsort, den Kranken selbst oder dessen Eltern und Verwandten aufrechterhalten und auf diesem Wege den Säugling infiziert habe. Sie versicherte allerdings, den Verkehr mit ihnen aus Furcht vor Ansteckung vermieden zu haben, aber die Art und Weise ihres Leugnens verriet deutlich, daß dem nicht so war.

387. Genau die gleichen Vorgänge wie bei der länger dauernden Epidemie in Tours wiederholten sich in einer kürzeren Zeitspanne in Chenusson. Nur war es hier infolge der Enge des Bezirkes leichter, Einzelheiten und Gesamtheit der Vorgänge besser zu erfassen.

388. Im allgemeinen besteht ein umgekehrtes Verhältnis zwischen der Schwere der diphtherischen Erkrankung des Pharynx und der der unteren Luftwege (59). Je stärker im allgemeinen der Rachen befallen ist, desto seltener werden die unteren Luftwege in Mitleidenschaft gezogen, und wenn es doch geschieht, weniger rasch und weniger tief. Bei dem ersten Falle mit letalem Ausgang traten die Symptome der malignen Angina (Pharynxdiphtherie) in den Vordergrund, und dem Erstickungsanfall waren kaum merkliche Kruppsymptome vorausgegangen. Auch bei Rameau (57. Fall) wurde Husten, der, kurz und rauh, ein wertvolles Diagnostikum für den Krupp ist, erst 2 Stunden vor dem Tode beobachtet. Fast das gleiche trat bei Franz Bodier (59. Fall) ein.

389. Bei Cormery (58. Fall) hingegen traten die Symptome des Krupps oder der Trachealdiphtherie in den Vordergrund. Die leicht geschwollenen Tonsillen waren kaum mit Belägen bedeckt, als Kruupphusten auftrat. In dieser Verschiedenheit der Ausdrucksform ist der Grund zu suchen, warum Krupp und maligne Angina als zwei verschiedene Krankheiten galten.

390. Das junge Kind, das ohne Beteiligung des Pharynx so rasch der Trachealdiphtherie erlag (60. Fall), wies alle Kruppsymptome auf, die von den Autoren des letzten Jahrhunderts beschrieben sind. Zum zweiten Male, das ist in einem Verhältnisse 1 : 30, fand ich nach dem Tode die Diphtherie auf die unteren Luftwege beschränkt.

391. Je leichter die Beziehungen festzustellen sind, die die Einwohner eines wenig bevölkerten Dörfchens untereinander und mit Fremden haben, desto sicherere und positivere Tatsachen ergeben sich auch bezüglich der Kontagiosität einer epidemischen Erkrankung. Alles, was ich erfahren konnte, war, daß die Diphtherie seit 15 Monaten die Grenzen zweier kleiner Dörfer, La Ferrière und Chenusson, nicht überschritten hatte, aber das Dunkel, das den Übertragungsmodus dieser fürchterlichen Krankheit umgab, blieb auch ferner unaufgehellt. Mehrere Male wurde ich auf Gesicht und Lippen von Membranen getroffen, die auf weite Entfernung hin aus der Kanüle Diphtherieerkrankter ausgeschleudert wurden. Viele Male traf mich und meine Schüler der Foetor der Kranken. Mehrere Krankenwärter waren im engsten Kontakt mit Kranken. Wie kam es nun, daß keiner von uns erkrankte, während das Kind, dessen Krankengeschichte oben angegeben ist, auf einem langen Umweg infiziert zu sein scheint?

Warum wurde in dem Saal, wo noch mehrere andere kleine Mädchen waren, nur Therese allein angesteckt? Alle diese Fragen sind augenblicklich genau noch so unlösbar, wie zur Zeit meiner ersten Untersuchungen.

392. Wie immer, so hat auch die maligne Angina in La Ferrière und Chenusson mehr Opfer unter den Kindern als unter den Erwachsenen gefordert. Auf 39 Todesfälle in beiden Gemeinden kann eine Frau von 43, eine von 30 und eine von 22 Jahren und mehrere Jugendliche, die gerade die Pubertät überschritten hatten.

393. Die Epidemie in Chenusson hatte die Tendenz der Diphtherie, chronisch zu sein, sehr deutlich bewiesen. Bei Cormery waren die Beläge im Larynx zu einem solchen Grade putrider Zersetzung gelangt, wie sie ihn gewöhnlich nur im Rachen erreichen. Noch am 13. Tage hat sich im Falle Bodier die maligne Angina aus der Trachea in die Bronchien verbreitet.

394. Spontane Heilungen wurden weder aus Chenusson noch aus La Ferrière berichtet, und unter 46 Kranken gingen 39 zugrunde.

395. Niemals hat sich die lokale Behandlung allen anderen Medikationen überlegener gezeigt. Ganz abgesehen von ihren gefährlichen Folgen hat die Quecksilberbehandlung, wie man sich leicht überzeugen konnte, niemals durch allgemeine Wirkung den Krankheitsverlauf günstig beeinflußt. Die Einwirkung des Quecksilbers auf den Gesamtorganismus wurde bis zur Verdünnung des Blutes und Hervorrufung von Blutungen und gangränösen Ulcerationen auf den befallenen Oberflächen gesteigert, ohne daß ein Umsichgreifen der Diphtherie verhindert werden konnte. Gleich meinen ersten Beobachtungen schien sich der günstige Erfolg des Kalomels auf eine unmittelbare und lokale Einwirkung zu beschränken. Aber es ist mehr als wahrscheinlich, daß seine Wirkung auf die befallene Oberfläche durch die Beläge hindurch nicht stattfinden kann, was kaum erstaunlich ist, da es sich dabei um eine so unlösbare Substanz wie das Protochlorür des Quecksilbers handelt. Noch nach 7 tägiger Behandlung und häufigen Injektionen war das Naseninnere bei Cormery noch in ganzer Ausdehnung von dicken Belägen ausgekleidet. Bei Franz Bodier reichten die Membranen nach einer noch längeren, allgemeinen und lokalen Quecksilberbehandlung fast bis zum Nasenausgang und konnten noch am 13. Tage nicht ohne Blutung abgelöst werden.

396. Ich möchte glauben, daß selbst in dem Falle, wo der Krupp durch Quecksilberbehandlung gebessert wurde, das Quecksilberprotochlorür durch lokale Einwirkung die diphtherische Entzündung beeinflußt hat. Ich vermute, daß es durch die Inspiration auf dem Wege der ineinander übergehenden Schleimüberzüge des Rachens und der unteren Luftwege schrittweise dorthin gelangt ist. Die Menge, die auf diese Weise zur Einwirkung kommt, kann nur klein sein. Auch wird die Weiterausbreitung der diphtherischen Entzündung in die unteren Luftwege selten aufgehalten, wenn die Therapie nicht sofort einsetzt.

397. Die Lösung dieser therapeutischen Frage dürfte von größter Wichtigkeit sein. Je klarer es zutage tritt, daß man weniger auf die allgemeine als auf die lokale Wirkung des Kalomels zählen kann, desto

mehr wird man der Gefahr seiner allgemeinen Wirkung zuvorkommen und sich auf Injektionen in den Rachen und die Nase beschränken und möglichst wenig in den Digestionstractus kommen lassen. Auch wird man strenger darauf achten, durch Purgativa Stuhlgang herbeizuführen, um dadurch die Absorption der Quecksilberverbindung einzuschränken.

398. Trotz aller Vorsichtsmaßregeln werden die Folgen der Quecksilberbehandlung unter dem Einfluß der Kälte so unangenehm, daß es wünschenswert wäre, die Diphtherie durch ein weniger gefährliches Mittel heilen zu können. Vielleicht bietet das Alaun, das von den Alten so hoch geschätzt wurde, diesen Vorteil. Vor einigen Jahren hat Pomier, ein praktischer Arzt, dieses Salz, in Pulverform in den Rachen eingeblasen, als ein Specificum gegen den Krupp empfohlen. Aus Gründen, die nur Überlegungen, nicht aber Versuchen entsprangen, wurde sein Vorschlag grundsätzlich verworfen. Auf die Schleimhaut gebracht, ruft Alaun keine Schorfbildung hervor. Von dänischen Ärzten wurde es in Substanz in ziemlich hohen Dosen bei der Dysenterie verwandt. Ich selbst habe oft Kügelchen von 12 Gran mit gutem Erfolg bei chronischen Magen- und Darmstörungen eingenommen. Die Schwellung des Zäpfchens, die bei einer phlegmonösen Tonsillitis oft die Schluckschmerzen vermehrt, geht fast augenblicklich auf eine ausgiebige Einstäubung von Alaun zurück. Ich habe an mir selbst erfahren, daß die Entzündung der Schleimhaut gebessert wird und das Schlucken leichter und schmerzfreier vonstatten geht. Die Erleichterung hält mehrere Stunden an. Auch kann man dieses Mittel wiederholt anwenden, ohne daß Erosionen entstehen.

399. Die Furcht, mit vielleicht erfolglosen Versuchen kostbare Zeit zu vergeuden, hat mich daran gehindert, Alaun bei diphtherischen Entzündungen des Pharynx auszuprobieren. Daß ich es aber mit Erfolg bei der diphtherischen Stomakace angewandt habe, habe ich schon oben erwähnt. Da bei dieser Affektion das Fortschreiten der Diphtherie weniger als bei der Rachendiphtherie zu befürchten ist, konnten die verschiedenen Behandlungsmethoden ohne allzu große Gefahr für den Kranken ausprobiert werden. Ich würde gerne die Vorteile dieser Medikation von neuem erproben, wenn sich mir dazu die Gelegenheit böte.

400. Kürzlich sah ich die skorbutische Gangrän des Zahnfleisches wieder, der ich seit 1820 nicht mehr begegnet war. Ein Soldat, der frisch zum Regiment kam, hatte sie auf seinen Bettkameraden übertragen. Diese beiden Leute gebrauchten häufig dieselbe Pfeife. Bei beiden blieb die mit Belägen einhergehende Entzündung auf das Zahnfleisch der Schneidezähne beschränkt. Nach zweimaliger Anwendung von Alaun wurde der eine vollkommen geheilt.

Einige Tage nach der Aufnahme ins Krankenhaus begann der zweite mit Quecksilbereinreibungen von 1 Gran Kalomel täglich. Ich mußte zu dieser Therapie greifen, weil unter dem Gebrauch eines milden Gurgelwassers die Ulceration des Zahnfleisches zu rasche Fortschritte machte, und eine einfache antiphlogistische Behandlung nicht zum Ziele führte. Das Übel blieb stationär. Da aber die Heilung zu lange auf sich warten ließ, griff ich mit dem gleichen, raschen Erfolge wie beim vorhergehenden Falle auf die Alaunbehandlung zurück (s. die Fußnote am Ende des Kapitels über die Epidemie in Chenusson).

401. Als ich oben über die Experimente berichtete, durch die ich die Giftigkeit des Quecksilbers bei Hunden feststellte (184), war ich noch der Ansicht, daß es für den Menschen weniger schädlich sei. Inzwischen habe ich aber erkannt, daß die Verschiedenheit der Wirkung nur auf Unterschiede der Temperatur zurückzuführen ist. Die feuchte Kälte, die den Fortschritt der skorbutischen Kachexie[1]) so begünstigt, läßt auch die Quecksilberkachexie so rasch eintreten, daß ihre schwerwiegenden Folgen nicht zu verhindern sind. In diesem Falle wird der Ausgang der Behandlung wirklich mehr durch einen begleitenden Umstand, als durch Einzeldosis, Gesamtmenge oder die Natur der verabfolgten Quecksilberverbindung bestimmt.

402. Bei Hunden habe ich durch große Dosen Kalomel schmierige und gangränöse Ulcerationen auf der Oberfläche des Penis und auf den Stellen der Mundschleimhaut, die Reibungen ausgesetzt waren, hervorrufen können. Ich habe den Tod nach einer lang anhaltenden Darmblutung eintreten sehen, dachte aber nicht daran, Schlüsse daraus für die Praxis zu ziehen, sondern schob die Wirkung auf die verhältnismäßig starke Dosis und eine besondere Empfindlichkeit der Tiere.

403. Wie man sieht, kann eine Quecksilberbehandlung auch beim Menschen ebenso schwerwiegende und noch schneller einsetzende Folgen zeitigen. Die gemachten Erfahrungen beweisen, daß unter dem Einfluß der Kälte die Quecksilberstomatitis plötzlich tödlich werden kann[2]). Diese Tatsache ist nicht zu verheimlichen. Hinzuzufügen ist, daß eine größere Analogie zwischen den klinischen Erfahrungen und den Tierexperimenten besteht, als man erwarten sollte.

404. Zwar hat die Tracheotomie im Falle Cormery und Bordier das Leben nur um wenige Tage verlängert, aber trotz dieses unglücklichen Ausganges steht fest, daß die künstliche Öffnung der Trachea die einzige Hoffnung auf Rettung ist. Ich weiß sehr wohl, wie wenig die Resultate, die diese Operation bis dahin gezeitigt hat, geeignet sind, sie zu empfehlen. Auch möchte ich ihre Vorteile nicht übertreiben. Aber die gleiche Unparteilichkeit verpflichtet mich, die Aufmerksamkeit auf die begleitenden ungünstigen Umstände zu lenken, die in beiden Fällen den von mir erhofften Erfolg zunichte machten. Ein Umstand ist besonders beklagenswert, weil man nie sicher ist, ihn vermeiden

---

[1]) Beim Scharlach ist der Einfluß der Kälte nicht weniger zu befürchten. Sie ruft häufig Anasarca hervor, besonders, wenn das verdünnte und entfärbte Blut sich dem Urin beimengt und ihm einen rötlichen Farbton verleiht.

[2]) Sie gleicht darin einer Kachexie, die nach mehreren aufeinanderfolgenden Quecksilberkuren oder zuweilen auch schon nach einer in die Länge gezogenen Kur einsetzen kann (182,) und unterscheidet sich nur durch die Schnelligkeit, mit der sich derselbe pathologische Vorgang entwickelt. Ein gleicher Unterschied tritt bei der Bleivergiftung auf, bei der sich einerseits der delitäre Einfluß des Bleies auf Darmkoliken beschränkt, andererseits eine chronische Paralyse die Folge einer dauernden Einwirkung dieses Metalls ist.

zu können. Vergeblich hatte ich den Einfluß der Kälte auszuschalten versucht, deren verderblichen Folgen ich aus den oben angeführten Experimenten kannte. Die Temperatur war draußen plötzlich auf 7^0 unter Null herabgegangen, und trotz aller Anstrengung war es unmöglich, sie in dem Saal, in dem Franz Bordier lag, über $2—4^0 +$ heraufzubringen. Infolgedessen zeitigte die Quecksilberbehandlung ihre traurigen Folgen, die sehr rasch an Stärke zunahmen.

405. Louis Bordier hatte etwa 28 Gran Kalomel eingenommen, als nach langer Kälteeinwirkung die Symptome einer allgemeinen Erkrankung bei ihm einsetzten, die trotz vorübergehender Besserung eine tödliche Blutung hervorrief. Derselbe Einfluß der Kälte zeigte sich in noch frappanterer Weise bei Therese, bei der schon nach einigen Gran Kalomel ein Speichelfluß auftrat, zweifellos, weil das Kind in der Nähe der Tür unter den Unbilden der Jahreszeit mehr zu leiden hatte.

Diese Beobachtungen sind um so bemerkenswerter, weil sie 1820 nur bei einem Kranken, der unter analogen Verhältnissen stand, gemacht wurden, während bei denKranken in Chenusson, die unter besseren Verhältnissen lebten, keine schädliche Folgen der Quecksilberbehandlung zutage traten.

406. Die durch Quecksilber bei Bordier hervorgerufenen Hämorrhagien sind denen des gelben Fiebers sehr ähnlich. Wohl hatte ich bei der Operation die diphtherischen Beläge in der Nase gesehen und befürchtet, daß die weite Ausdehnung der Krankheit die Rekonvaleszenz verzögern würde, aber einen bösen Ausgang hatte ich wegen des langsamen Pulses und der ruhigen Atmung nicht befürchtet.

Bemerkenswert ist, daß die diphtherische Entzündung bei allen drei im Hospital verstorbenen Kranken die Nasenschleimhaut in ihrer ganzen Ausdehnung ergriffen hatte. Welchen Ausgang hätte die Krankheit genommen, wenn die beiden letzten Patienten die Operation überlebt hätten? Späteren Erfahrungen muß die Beantwortung dieser Frage überlassen bleiben, denen ich mit vagen Vermutungen nicht vorgreifen möchte. In dem Falle Bodier war zweifellos die Quecksilberkachexie, die sich offensichtlich in zahlreichen Ecchymosen der Lunge und in Darmblutungen manifestierte, die einzige Todesursache.

407. Die livide Verfärbung der befallenen Oberflächen ist ebenfalls auf eine pathologische Blutveränderung infolge Quecksilbereinwirkung zurückzuführen. Desgleichen sind die gangränösen Ulcerationen, die sich im Munde und dem Pharynx des jungen Cormery zeigten, dem Quecksilber zuzuschreiben. Diese Ulcerationen waren denen vollkommen gleich, die eine langandauernde Kalomelbehandlung bei Hunden hervorbringt.

Daß bei diesem jungen Kinde das Gaumensegel und die Tonsillen schwerer befallen waren als die Zungenränder und das Innere des Mundes, wird weniger befremdlich erscheinen, wenn man sich daran erinnert, daß bei meinem letzten Versuche die Lippen des Wachtelhundes schon wieder abgeheilt waren, als er an einer gangränösen Ulceration des Präputiums und des Penis einging, die durch eine mechanische Reizung der Oberflächen hervorgerufen war.

408. Da dieser zufällige Umstand gewöhnlich einen so aktiven Anteil an der Bildung der Quecksilberulcerationen nimmt, dürfte es angebracht sein, die Aufmerksamkeit der Ärzte darauf zu lenken. Anfänglich glaubte ich nicht, daß die mechanische Reizung eine so große Rolle dabei spielen würde, wurde aber durch das symmetrische Auftreten der Ulcerationen auf den Lippen der Versuchstiere stutzig gemacht. Tatsächlich begann die Entzündung der Oberlippen immer gegenüber den Eckzähnen. Früher oder später, je nachdem die Zahnvorsprünge stärker oder geringer waren, sah man nacheinander neue Erosionen auf allen Zahnvorsprüngen gegenüberliegenden Stellen aufschießen.

409. Ich habe mich häufig davon überzeugt, daß der Vorgang beim Menschen der gleiche ist. Der Kontakt mit den Ecken zweier verdorbener Zähne, die zwei Tage vorher starke Zahnschmerzen verursacht hatten, rief bei Cormery eine leichte Erosion der Zunge hervor, die sich schnell in eine schankerartige Ulceration verwandelte, während die primär erkrankten Stellen der Sitz sehr viel tieferer Läsionen wurden.

410. Als bei Louis Bordier Speichelfluß auftrat, verwandelte sich eine oberflächliche Excoriation am inneren Malleolus des rechten Fußes in eine nässende und schmierig belegte Ulceration.

411. So lange die diphtherische Entzündung nicht gebessert ist, darf die Quecksilberbehandlung nicht aufgegeben werden. Die große Gefahr, die diese Behandlung in sich trägt, wenn die geringste Vorsicht außer acht gelassen wird, und die Kranken einer niedrigen Temperatur ausgesetzt werden, hat mich veranlaßt, bei der Besprechung der giftigen Wirkung des Quecksilbers und ihren schwerwiegenden Folgen so lange zu verweilen[1]).

[1]) Die schweren Folgen dieser Therapie haben mich veranlaßt, das von einigen Ärzten gerühmte Alaun in Pulverform zur Anwendung zu bringen. Meine dahin zielenden Versuche haben ergeben, daß dieses Mittel nicht wirkungslos ist (S. 44). Diese isolierten Tatsachen berechtigen allerdings noch nicht auf einen gleich guten Erfolg bei der descendierenden Diphtherie zu rechnen, um so weniger, als im allgemeinen die Stomakace und der Krupp nicht als identische Erkrankungen angesehen werden. In Ermangelung sicherer Tatsachen habe ich mich wenigstens überzeugt, daß Alaun, das durch eine künstliche Öffnung in die Trachea eines jungen Hundes gebracht wird, dort keine Schorfe hervorruft.

Nach Einblasen von 30 Gran Alaun und 2 Tage später von 60 Gran trat fast unmittelbar darauf Husten ein, der mehrere Tage anhielt, aber von keinem ernsteren Symptom begleitet war. Das Tier ging bei einem anderen Versuch zugrunde, und ich konnte mich überzeugen, daß die Schleimhaut der Trachea nur von einer ganz oberflächlichen Entzündung befallen war, die sich nur einen Daumenlang nach oben und unten von der Inzisionswunde aus verbreitete.

Einige Gran derselben Substanz wurden innerhalb eines Tages zu wiederholten Malen zwischen die Augenlider zweier Hunde gebracht und riefen nur eine leichte Erosion der Conjunctiva palpebrarum ohne Trübung der Cornea hervor. Nach einer mehrere Tage anhaltenden schleimig-eitrigen Sekretion blieb nicht das geringste Zeichen einer entzündlichen Erosion zurück.

Ich möchte noch hinzufügen, daß ich bei einem an Scharlach erkrankten Kinde die mit Belägen einhergehende Entzündung des Rachens und die Schwellung der Mandeln mit Alaun in Pulverform vom zweiten Tage an günstig beeinflußt habe.

Nachträge und historische Belege.

412. Ich möchte hier einige Abschnitte selten gewordener Werke wörtlich folgen lassen, und unter ihnen besonders die auswählten, die sich auf die wichtigsten Punkte der Geschichte der Diphtherie beziehen, und Beweise für die Richtigkeit der Tatsachen bringen, die in den Kapitel über die historischen Zeugnisse angeführt sind.

Abschrift

eines Teiles des Briefes von GHISI. (Ausgelassen ist nur der meteorologischen Beobachtungen gewidmete Anfang und das Ende, das nur Hypothesen bringt[1].)

413. „Aber kommen wir zur Geschichte der Anginen. Die uns zunächst interessierende zeigte sich, soviel ich weiß, im Jahre 1747. Schon im Juni konnte man sie epidemisch nennen, so groß war die Anzahl der befallenen Menschen, besonders der Kinder, die in den Städten und vielen Gemeinden und Dörfern unserer Provinz und auch anderswo davon befallen waren.

Sie äußert sich in einer starken Entzündung oder in Ulcerationen, die ein oder mehrere Stellen des Rachens befallen, wodurch den Kranken das Schlucken der Nahrung und der Medikamente, die fast immer aus der Nase wieder herauskommen, erschwert wird. Die Patienten werden ferner durch einen klebrigen und anhaltenden Speichelfluß belästigt. Die Atmung ist unbehindert, sofern die Schwellung der entzündeten Teile genügend Luft durch Nase oder Rachen in die Trachea einströmen läßt. Die Sprache ist, wie man zu sagen pflegt, nasal. Im Beginn hohes Fieber. Gespannter und voller Puls. Starke Rötung des Gesichtes. Nach Auftreten von Ulcerationen, die gewöhnlich rasch der Entzündung folgen, scheinen sich die Symptome zu bessern. Der Puls wird klein und weich. Die Kranken klagen über Brennen und Stechen im Hals besonders beim Schlucken. Bei einigen tritt sogar außen eine Schwellung auf. Meistens werden diese Anginen nur denen verhängnisvoll, die sich aus eigener Nachlässigkeit oder der anderer keiner Behandlung unterziehen. In diesem Falle befallen sie nämlich die Luftwege und Lungen in gleicher Weise wie die unten beschriebene Angina.

414. Bei sorgfältiger Pflege gehen sie nach kurzer Zeit fast bei allen Patienten, die sich tüchtigen Ärzten oder vorsichtigen Chirurgen anvertraut haben günstig aus. Ich selbst hatte die Freude, meinen einzigen Sohn, einen Knaben von 8 Jahren, von einer sehr schweren Angina genesen zu sehen, die ihn plötzlich gegen Mitte August des verflossenen Jahres befiel.

Er fieberte stark, und ich stellte eine starke Entzündung fest, die ihm große Schluckbeschwerden bereitete und seine Stimme völlig veränderte. Seine Heilung glaube ich den getroffenen therapeutischen Maßnahmen verdanken zu müssen. Ich machte einen Aderlaß, verordnete strenge Diät, antiphlogistische Getränke und Gurgelwasser und wiederholte den Aderlaß. Die Heilung umfangreicher Ulcerationen auf den beiden Mandeln und dem Gaumensegel und Zäpfchen überließ ich der Geschicklichkeit Ch. SCOTTI, desgleichen die Behandlung eines großen und schmerzhaften Tumors, der, als das Innere des Rachens schon fast geheilt war, außen entstand, und der etwas unterhalb des rechten Kieferwinkels unter dem Sterno-cleido-mastoideus zur Abscedierung kam. Der Natur überließen wir, die weiteren Folgen dieser Erkrankung zu heilen, die bei vielen, schon Genesenden auftreten und nach Heilung der Angina und des Abscesses noch ungefähr einen Monat anhielten und darin bestanden, daß das Kind durch die Nase sprach und die Nahrungsmittel, besonders die weniger festen, durch die Nase erbrach."

---

[1]) Ich verdanke der Liebenswürdigkeit Dr. DOUBLES die Einsicht in diese Arbeit, die ich mir in der Königlichen Bibliothek nicht verschaffen konnte.

Hieran schließt GISHI die Beschreibung eines Fiebers, das als Komplikation zur Krankheit seines Sohnes hinzutrat und auf Chinarinde hin abfiel.

Es handelte sich bei der beschriebenen Krankheit sicherlich um eine schwere Diphtherie, in deren Folge die Vereiterung einer Halsdrüse eintrat. Zu bedauern ist, daß der Autor nichts von der chirurgischen und der Natur der von SCOTTI in Anwendung gebrachten, lokalen Behandlung verlauten läßt. Sie entbehrte zweifellos nicht der Wirksamkeit, da es genügte, sie frühzeitig in Anwendung zu bringen, um der Gefahr der malignen Angina zu entgehen.

415. „Demgegenüber stehen andere bösartige und tödlich ausgehende Anginen, die, ohne den Rachen zu ergreifen und ohne Schluckbeschwerden hervorzurufen, unvorsichtige Erwachsene und schlecht versorgte Kinder befallen.

Unstillbarer Durst, Gesichtsblässe, rauher, anhaltender, meistenteils trockener Husten, Atemnot, fast immer in den Larynx lokalisierte Hitze und Schmerz, Fieber, Somnolenz, Wärmegefühl, zuweilen pfeifende Atmung sind die Zeichen dieser gefährlichen Krankheit. Die Symptome nehmen rasch an Stärke zu, der Puls wird unregelmäßig, die Extremitäten werden kühl, die Haut wird trocken. Der Kranke gerät in Aufregung, wirft sich hin und her und kann keine Lage einhalten. Es tritt starkes Röcheln auf und die angestrengte, äußerst frequente, von HIPPOKRATES sog. große Atmung. Der Kopf wird nach hinten gebohrt, der Mund steht offen, und der zum Unterkiefer heraufgezogene Larynx und die Trachea werden heftig nach außen gestoßen. Solcher Art ist die Atmung bis zum Tode, der am 4. oder 5. Tag, manchmal am 2.—6. Tag, vom Beginn der Angina an gerechnet, eintritt.

416. Wie ich sagte, ist der Husten meistenteils trocken. Der Auswurf, den einige Kranke in großen Mengen auswerfen, wird nur von einer schleimigen, aus dem Rachen oder den gereizten Speicheldrüsen stammenden Lymphe gebildet. Husten fördert hin und wieder eine Membran zutage, die der gelatinösen Masse gleicht, die sich auf der Oberfläche des durch Venenpunktion gewonnenen Blutes einiger Kranken bildet und unter dem Namen pleuritische Schwarte oder falscher Polyp bekannt ist, wenn sie sich bei der Sektion in den Herzhöhlen oder in den großen Gefäßen vorfindet. Ich möchte bei dieser Gelegenheit eine eigenartige Begebenheit erzählen, die PLEIMPIUS und ähnliche Beobachter sicherlich in die Irre geführt haben würde. Die 6jährige Tochter Dr. Carnevalinis, den Sie kennen, erkrankte an der oben beschriebenen Angina. Einen Tag vor ihrem Tode warf sie unter Husten und Erstickungserscheinungen einen Klumpen weißer Substanz aus, den die Mutter als etwas Unbekanntes aufbewahrte. Ich entfaltete und untersuchte sie sorgfältig und fand, daß sie genau die Gestalt der Trachea und eines Teiles der Bronchien aufwies. Sie war membranös und schien die unteren Luftwege ausgekleidet zu haben. Wenn jemand durch Glücksfall unseren Anginen (ich spreche von den letzthin beschriebenen) entging, so glaube ich, die Rettung sofortigen, umfangreichen Aderlässen, Schröpfköpfen auf den Larynx nach der Methode von CELSIUS, Fußbädern und dem fortgesetzten Gebrauch einer Mischung von Gerstensaft mit süßem Mandelöl verdanken zu müssen. Diese Mischung wird in kleinen Dosen genommen, so daß die Trachea in ihrem hinteren, dem Oesophagus aufliegenden Teil bespült, erweicht und in ihrer Wandung schmiegsamer wird. Durch diese Therapie habe ich ein Kind und eine kleine Anzahl Erwachsener heilen können, die durch Zufall oder die Wachsamkeit ihrer Angehörigen meiner Obhut anvertraut wurden. Die Krankheit endet dann in wenigen Tagen mit reichlichem, lympheartigem, blutdurchsetztem Auswurf, universellem Schweißausbruch und hippokratischem Urin.

417. Aber es wird Zeit, von den anatomischen Befunden zu reden. Sie werden mir mit Recht einwenden, daß es ohne sie fast unmöglich ist, sich ein rechtes Bild von dieser heimtückischen Angina zu machen, ja sogar

festzustellen, ob die Diagnose zu Recht bestand. Ich habe oft gewünscht, mich durch eine Sektion über diese wichtige Frage aufklären zu können, und habe mir die größte Mühe gegeben, dieses Ziel zu erreichen, kann Ihnen aber leider nur eine Beobachtung mitteilen. Trotz des populären Vorurteils, daß sich Sektionen entgegenstellt und dadurch die Entdeckung der Wahrheit erschwert und der Gesellschaft Schaden bringt, gestattete mir Jovanni Scotti, ein Apotheker, der Todesursache seines Sohnes nachzuforschen, der am 4. des vergangenen Septembers im Alter von 4 Jahren dieser unbekannten Angina erlegen war, die alle Symptome der obenbeschriebenen zweiten Art aufwies.

418. In Anbetracht der Gleichförmigkeit der erwähnten epidemischen Erkrankung, sowie der Konstanz ihrer Wirkungen hoffe ich, daß diese Beobachtung, obwohl sie allein steht, unsere Unkenntnis über den Sitz und die Natur dieses Übels zum größten Teil beheben kann.

419. Mit Hilfe der Herren Josef Olivieri de Prato Alboino und Joseph Marconi d'Ostiania, die mich damals bei meinen täglichen Krankenvisiten begleiteten, habe ich folgenden Befund erhoben. Die Haut war sehr blaß mit Ausnahme einer leichten lividen Verfärbung, die sich vom Nabel bis zum Processus xiphoideus erstreckte und auch den Rücken bedeckte. Die Organe des Bauches, der während der Krankheit etwas geschwollen und schmerzhaft war, zeigten keinen pathologischen Befund. Nur das Ileum war an einigen Stellen gerötet und entzündet. Keine Würmer. Ein lebender Askaris, der kurz vor dem Tode dem Kinde aus der Nase gekrochen war, gab Veranlassung, danach zu forschen. Die Lungen schienen schon äußerlich entzündet zu sein. Die rechte haftete sowohl vorne als hinen fast ganz an den Rippen fest. Die linke war frei. Die Entzündung konnte wegen der starken Rötung erysipelartig genannt werden. Die Pleura und das Zwerchfell waren besonders rechts leicht entzündet. Das Mediastinum, Herz, Perikard und die große Thymus zeigten normalen Befund, wenn nicht die rechte Herzhöhle mit schwarzem und geklumptem Blut angefüllt gewesen wäre, während der linke Ventrikel und die Aorta leer waren. Unterhalb des Larynx war das Innere der Trachea bis zu den Verzweigungen der Bronchien entzündet, ihre Längsfalten waren geschwollen und traten deutlich über das Niveau hervor. Im Lumen fanden wir einen weißen Körper, der länger als ein Querfinger breit war und vollkommen der Substanz glich, die von der Tochter Carnevalinis ausgehustet wurde und von mir oben erwähnt ist. Im Rachen normaler Befund."

NB. Es ist anzunehmen, daß die von Ghisi auf der Oberfläche des Intestinaltractus und der Lungen beobachtete Rötung nicht allein entzündlicher Natur war, sondern daß kadaveröse Veränderungen mit pathologischen Prozessen verwechselt worden sind. (S. Inauguraldissertation von Dr. Trosseau, August 1825.)

Untersuchungen über die Natur, Ursache und Behandlung der mit Erstickung einhergehenden Angina oder der Maladie of the sere Throat, wie sie gewöhnlich von den Bewohnern der Stadt und der Provinz Neuyork genannt wird.

Von **Samuel Bard,**

Dr. med. Prof. der prakt. Medizin an der Königlichen Hochschule in Neuyork, gewidmet Jean Morgan, Dr. med. Prof. der theoretischen und praktischen Medizin an der Hochschule von Philadelphia.

(Auszug der wichtigsten Stellen dieser Arbeit.)

Von der Wahrheit und der Wichtigkeit dieser Beobachtung überzeugt und von dem Wunsche beseelt, dem berühmten Hux nachzueifern, habe ich mich entschlossen, den Verlauf einer Krankheit zu schildern, die kürzlich unter den Kindern dieser Stadt auftauchte, wenig verbreitet und sehr gegefährlich ist und besondere Aufmerksamkeit zu verdienen scheint.

Ich will mit der Aufzählung der Krankheitssymptome beginnen, die bei den Sektionen beobachteten, pathologisch-anatomischen Befunde beschreiben und am Schlusse die Therapie besprechen, die sich mir am wirkungsvollsten erwiesen hat.

420. Im allgemeinen befällt diese Krankheit nur Kinder unter 10 Jahren, obgleich sie während der Epidemie auch bei einer kleinen Anzahl Erwachsener, besonders Frauen auftrat. Die meisten Kranken schienen einige Tage vor Ausbruch der Krankheit abgeschlagen. Die ersten Symptome waren fast immer eine leichte Rötung der Augen, die tränten. Gedunsenheit, livide Verfärbung und rote Flecke in geringer Zahl zeigten sich hier und da im Gesicht. Einmal habe ich in der Nase eine kleine Ulceration bemerkt, die ein scharfes Sekret absonderte, das die Oberlippe entzündete und beizte. Die Patienten, die sprechen konnten, klagten zu gleicher Zeit über ein unangenehmes Gefühl im Halse, das ohne starke Rötung einherging. Bei der Inspektion sah man weiße Flecke auf den Tonsillen, die bei einigen Kranken so starke Ausdehnung annahmen, daß sie die Tonsillen vollständig mit einem membranösen Überzug einhüllten. Aber obgleich dies ein ziemlich häufig angetroffenes Symptom war, fand es sich nicht bei allen Kranken. Einige wiesen alle anderen Symptome ohne dieses eine auf. Es bestand kein Foetor ex ore oder höchstens ein Geruch wie bei Würmern. Das Schlucken war wenig oder gar nicht erschwert. Nachts trat ein leichtes Fieber zu diesen Symptomen, die sich bei einzelnen Kranken über 5–6 Tage hinzogen, ohne von den Angehörigen bemerkt zu werden. Bei anderen trat schon innerhalb 24 Stunden besonders während des Schlafes, Atemnot auf, die oft so rasch zunahm, daß die Gefahr einer plötzlichen Erstickung drohte. Gewöhnlich trat diese Dyspnöe erst später auf und nahm stufenweise zu. Sie bestand nicht dauernd, sondern zeigte ein- bis zweistündliche Intervalle, in denen die Kranken frei atmeten. Dann setzte die Atemnot erneut ein. Es schien, als ob ie Luft einen zu engen Gang zu passieren hätte.

421. Diese Phase der Krankheit wird gekennzeichnet durch einen großen und plötzlichen Kräfteverlust, einen hohlen und trockenen Husten und eine Stimmänderung, die schwer zu beschreiben, aber so eigenartig ist, daß jemand, der einmal diese Krankheit beobachtet hat, sie leicht am Sprechen und Husten des Kranken wiedererkennen kann. Bei einigen Kranken ist die Stimme fast ganz verloren und bleibt auch nach der Heilung mehrere Wochen leise und heiser. Fieber, das nachts stärker als über Tag ist, ist ein ständiges Krankheitssymptom. Häufig erfolgt morgens eine starke Remission. Obwohl im allgemeinen der Puls frequent und weich ist, ist der Herzstoß stark, ohne daß die Temperatur besonders hoch wäre. Die Haut dunstet im allgemeinen stark aus.

422. Die Symptome halten 1, 2 oder 3 Tage an. Bei denen, die sterben, nehmen sie in dieser Zeit rasch zu, und die Schläfrigkeit, die von Anfang an besteht, wird immer größer. Aber selbst auf der Höhe der Erkrankung bewahren die Patienten das Bewußtsein und antworten richtig, wenn man sie fragt. Sich selbst überlassen, verfallen sie oft in einen lethargischen Zustand, aus dem sie nur von Zeit zu Zeit erwachen, wenn man sie trinken läßt. Gegen Ende der Krankheit tritt Aufregung ein, die den Kranken keine Ruhe läßt. Sie werfen sich ohne Unterlaß von einer Seite auf die andere, beharren aber dabei in einer Art Coma von solcher Tiefe, daß sie sofort nach Änderung der Lage eingeschlafen scheinen. Ihre Züge drücken Abgeschlagenheit und Entkräftigung aus. Die Gedunsenheit des Gesichtes nimmt ab. Ein reichlicher Schweiß rinnt besonders beim Schlaf vom Kopf, Hals und Brust herab. Häufig treten Diarrhöen auf. Die Atemnot nimmt so rasch zu, daß die Luftzufuhr häufig fast ganz abgeschnitten zu sein scheint. Der Tod, der gewöhnlich vor Ende des 4. oder 5. Tages, bei einigen schon 36 Stunden nach Beginn der Atembeschwerden, eintritt, ist augenscheinlich auf Erstickung zurückzuführen. Ein Kind lebte jedoch in diesem Zustande bis zum 8. Tage. Am Abend vor seinem Tode strömten

Atem und Auswurf einen fötiden Geruch aus. Aber dies ist auch der einzige Fall, bei dem ich einen unangenehmen Geruch des Atems oder der expektorierten Substanzen feststellen konnte. Unter 16 Kranken, die Dyspnöe aufwiesen, starben 7; 5 vor dem 5., die beiden anderen um den 8. Tag. Bei den Genesenen trat die Heilung in einem Falle nach einem reichlichen Speichelfluß ein, der am 6. Tag einsetzte. Bei den anderen endete die Erkrankung durch Expektorationen klebrigen Schleimes. Ich mache einen Unterschied zwischen Expektoration und Speichelfluß, weil bei dem letzteren die Sekretion aus den Speicheldrüsen zu stammen scheint, und nur geringer oder überhaupt kein Husten dabei eintritt, während die erstere sicher aus der Trachea kommt und von anhaltendem Husten begleitet ist. Der Speichelfluß schien mir eine natürliche Krise, da die Kranke vorher nur 6 Gran Kalomel bekommen hatte. Das Zahnfleisch war nicht geschwollen, die Zähne waren nicht gelockert, und der Speichel und der Atem wiesen nicht den für Quecksilberstomatitis charakteristischen Geruch auf. Die Stimme, die stark und hell war, wurde bei diesem Kinde in wenigen Stunden so leise, daß man es kaum verstehen konnte.

423. Die Familie William Weddle war eine der ersten, in der diese Krankheit auftrat. Es waren hier 7 Kinder, die alle nacheinander erkrankten. Die 4 ersten wiesen die oben beschriebenen Symptome auf. 3 starben. Bei den geheilten endete, wie schon erwähnt, die Krankheit mit einem Speichelfluß. Bei den 3 jüngsten trat keine Atemnot ein, aber statt dessen sehr unangenehme Ulcerationen hinter den Ohren.

424. Diese Ulcerationen begannen mit kleinen, roten Flecken, die bald konfluierten, heftige Schmerzen verursachten und eine große Menge klebrigen Sekrets absonderten, das das benachbarte Gewebe ulcerierte, so daß in wenigen Tagen die Erosion die ganze Partie hinter dem Ohr umfaßte und auf den Hals übergriff. Alle hatten Fieber, besonders nachts. Eines litt an dauernden Tenesmen. Dies gleiche Symptom zeigte sich auch bei mehreren Kranken, die Dyspnöe aufwiesen, aber niemals so ausgesprochen, wie bei diesem letzten Kind. Später traten auch bei anderen Kindern die gleichen Ulcerationen hinter den Ohren auf, von denen einige an leichter Atemnot zu leiden schienen. Dieses Symptom wurde aber niemals bedrohlich, solange die Sekretion bestand. Die Ulcerationen hielten sich während mehrerer Wochen. Sie bedeckten sich an einigen Stellen mit Membranen gleich den Belägen der Tonsillen und wurden sehr schmerzhaft. In einigen Fällen wurden sie von einer Schwellung der Parotis und der Sublingualis begleitet[1]), die abnahm, sobald die Ulceration hinter dem Ohr auftrat und die Sekretion stark war, aber zunahm, wenn die Sekretion abnahm. Zweimal sah ich die gleiche Affektion bei Erwachsenen. Es handelte sich dabei um 2 Frauen, von denen die eine 2 Kinder gepflegt hatte, die an der erwähnten Krankheit gestorben waren. Die ersten Symptome ließen zunächst eine entzündliche Angina vermuten, aber etwa am 3. Tage bedeckten die Tonsillen sich mit dichten Belägen. Der Puls war schwach und klein, die Haut mit Schweiß bedeckt. Abgeschlagenheit und leichte Beklemmung traten auf, aber keine Dyspnöe. Die andere war die Frau eines Soldaten, die kurze Zeit vor Auftreten der Halsschmerzen etwas fieberte. Die Tonsillen waren geschwollen und vollkommen mit Belägen bedeckt, die denen der Kinder glichen. Aber der Atem war fötider und die Atmung nicht erschwert.

425. Bei 3 Personen hatte ich Gelegenheit, der Natur und dem Sitz der Erkrankung nachzugehen. Das eine war ein kleines, 3jähriges Mädchen, das über ein unangenehmes Gefühl im Halse klagte. Bei der Inspektion ergaben sich gerötete und geschwollene Tonsillen, die mit ausgedehnten weißen Belägen bedeckt waren, deren Umkreis stärker gerötet war als der übrige Rachen. Die Kleine litt nicht, konnte ohne Schwierigkeit schlucken und gab Schmerzen unterhalb der linken Brust an. Der Puls war frequent

[1]) Ich glaube, daß die Lymphdrüsen und nicht die Speicheldrüsen der Sitz dieser Erkrankung waren. (Anm. BRETONNEAUS.)

und weich. Die Haut feucht, ohne heiß zu sein. Das Gesicht war geschwollen. Erbrechen. Starker Kräfteverlust. Große Atemnot. Ein sehr trockener Husten und eine eigenartige Änderung des Stimmtons.

426. Am folgenden Tage war die Dyspnöe noch stärker geworden. Die Kleine atmete, als ob die Luft gezwungen wäre, einen zu engen Gang zu passieren. Das Kind schien Lufthunger zu haben und warf sich aufgeregt von der einen Seite auf die andere. Es war bei voller Besinnung und antwortete, wenn man es fragte. Die übrige Zeit war es schweigsam und schläfrig. Alle Symptome nahmen noch bis zum 3. Tage an Stärke zu, dann starb die Kleine frühmorgens, nachdem sie 5–6 wässerige Stühle entleert hatte. Bei der Sektion am Nachmittag desselben Tages fand ich die Wände des Pharynx, das Zäpfchen, die Tonsillen und die Basis der Zunge mit Belägen bedeckt, die noch ihre weiße Farbe bewahrt hatten. Die darunterliegende Schleimhaut war blaß und nicht entzündet. Einen putriden oder fötiden Geruch konnte ich nicht feststellen. Der Oesophagus zeigte normalen Befund. Die Epiglottis war im Innern ein wenig entzündet und ihre untere Fläche und das ganze Innere des Larynx war mit den gleichen Belägen wie die Tonsillen bedeckt. Die Trachea war vom Larynx bis zur Bifurkation durch Schleim verdoppelt, der in Form einer derben und zähen Membran eingedickt war. In den Bronchien erster Ordnung war diese Membran so zäh, daß es Anstrengung kostete, sie zu zerreißen. Aus der Trachea konnte sie leicht im Zusammenhang herausgezogen werden. Ihrer Dicke und ihrem Aspekt nach glich sie sämischen Leder. Die Schleimhaut der Trachea war leicht entzündet. Die Lungen schienen wie bei einer Pneumonie entzündet zu sein, besonders die rechte, auf deren Oberfläche man einige große, livide Flecke wahrnahm, die weder rochen noch in Fäulnis übergegangen waren und Flecken glichen, die Pulver unter der Haut zurückläßt. Bei der Incision quoll blutiggefärbter Eiter ohne Schaum hervor, während beim Durchschneiden des anscheinend gesunden Gewebes weißer, durch Blut leicht gefärbter Schaum der Schneide des Messers entlang lief.

427. Die von mir beschriebene Krankheit scheint kontagiöser Natur zu sein. Sie stammt von einem in den Organismus aufgenommenen Krankheitsstoff. Dieser Stoff, welcher Natur er auch sei, wird von einem gesunden Kind eingeatmet, reizt die Drüsen der Kehle und der Trachea, dringt dort ein und ruft dadurch eine Änderung der Sekretion hervor. Die Infektion scheint im vorliegenden Falle weniger durch die äußere Luft als durch den Atem der infizierten Personen übertragen zu sein. Das erklärt auch, warum die Krankheit eine ganze Familie infizieren kann, ohne die Nachbarhäuser zu befallen. Die Lehre ist daraus zu ziehen, alle jungen Kinder aus der Familie zu entfernen, sobald eins erkrankt ist. Ich bin überzeugt, daß diese Vorsichtsmaßregel schon viele Kinder vor dem Tode bewahrt hat und noch bewahren kann.

428. Der Fall, den ich jetzt bringen möchte, ist äußerst interessant. Bei ihm ist die Krankheit unter den schwersten Symptomen, denen ich je begegnet bin, einhergegangen. Die von mir eingeschlagene, aufs genaueste befolgte und mit Erfolg gekrönte Therapie ist mir ein Beweis für die Wirksamkeit der Behandlung. Aus diesem Grunde möchte ich hier die Einzelheiten des Falles bringen. Die Kranke, um die es sich dabei handelte, war ein kleines, ungefähr $2^1/_2$ Jahre altes Mädchen, das etwa seit einer Woche über Halsschmerzen und Heiserkeit klagte. Seit dem Vorabend des Tages, an dem ich es sah, bestand Atemnot, die stark zugenommen hatte und der gleichen Art war, wie sie die oben erwähnten Kinder nahe der Erstickung aufgewiesen hatten. Bei der Inspektion zeigten sich die Tonsillen geschwollen, entzündet und mit Belägen von gelber Farbe bedeckt. Foetor ex ore bestand nicht. Der Puls war klein und leicht zu unterdrücken. Die Haut war blaß und klebrig. Verordnung: Hinter jedes Ohr ein großes Blasenpflaster, bis zur Kehle reichend. 4 Gran Kalomel und $^1/_4$ Gran Opium. Ein Dekokt von Schlangenkraut mit altem Met wurde als Getränk gegeben

und, da die Haut blaß und klebrig war, 1 Gros Chinarinde und 10 Gran Schlangenkraut in Milch als Klistier alle 6—8 Stunden verordnet. Der Einlauf wurde nicht gehalten und dieses Gemisch abgesetzt. Von dem Dekokt wurde nur wenig getrunken.

Ich sah die Kranke im Verlaufe des Tages häufig und fand sie jedesmal schlechter. Um 7 Uhr abends trat ein Erstickungsanfall auf; um 8 Uhr hatte die Atemnot stark zugenommen. Der Puls war nicht mehr zu fühlen, die Zunge verändert, die Augen starr und gläsern, die Umgebung des Mundes cyanotisch und die Kranke somnolent. Ich verließ das Kind in dem Glauben, daß der Tod nicht mehr ferne sei. Die kurz vorher gelegten Blasenpflaster hatten starke Blasenbildung hervorgerufen. Nach 2—3 Stunden soll sich die Kleine nach Aussage der Pflegerin wieder erholt haben. Am folgenden Morgen war ich sehr überrascht, sie aufrecht sitzend ihr Frühstück ohne Atembeschwerden verzehren zu sehen. Ihre Züge zeigten den gewohnten Ausdruck. Die Wangen waren etwas gerötet und der Puls kräftiger. Gegen Mittag trat jedoch erneute Atemnot auf, allerdings nicht so ausgeprägt wie tags zuvor. Von da an schwebte die Kranke 5 Tage in großer Gefahr, und die Hoffnung auf Heilung war sehr gering. Anhaltend beschleunigte und erschwerte Atmung. Die Stimme war fast ganz erloschen. Der Puls klein und beschleunigt. Die Kleine schwitzte stark, besonders nachts, und lag ständig in einem comatösen Zustand, antwortete aber auf Fragen. Foetor ex ore bestand nicht, aber hin und wieder ein leicht fötider Geruch des Expektorierten. Starke Sekretion der durch Blasenpflaster gesetzten Wunden, die so scharf und so ätzend war, daß sie fast die ganze Haut vom Kinn bis zum Sternum entzündete. Zweimal täglich 3 Gran Kalomel ohne Opium. 30 Gran Kalomel wurden verabfolgt und mit dem Gebrauch von Schlangenkrautdekokt, in so großen Mengen, wie eben beizubringen war, fortgefahren. Vom 3. Tag an begann die Patientin zu husten und sehr zähen Schleim auszuwerfen. Sie atmete leichter, öffnete die Augen, sah mit Lebhaftigkeit um sich und trank 1 oder 2 Glas Wein. Seither schrittweise Besserung. 14 Tage nach meinem ersten Besuch war von allen Symptomen nur eine große Schwäche und eine so starke Heiserkeit zurückgeblieben, daß es schwer war, das Kind zu verstehen. Der Rachen zeigte eine große Empfindlichkeit gegen Flüssigkeiten; beim Trinken wurde jedesmal ein Hustenanfall ausgelöst, während feste Speisen ohne Schwierigkeit genommen wurden. Diese Symptome gingen bald zurück mit Ausnahme der Schwäche und der Aphonie, die noch lange Zeit fortbestanden. Noch nach 2 Monaten konnte die Kleine nur schwer allein gehen und die Stimme über Flüstern hinaus erheben.

429. Die hinter den Ohren und auf anderen Körperstellen auftretenden Ulcerationen erfordern eine besondere Behandlung. Die Sekretion wird durch häufige Waschungen mit Milch und heißem Wasser angeregt. Alle fettigen Substanzen sind zu vermeiden, da sie die Sekretion hemmen. In einigen Fällen wurde ich jedoch wegen der langen Dauer der Sekretion gezwungen, sie zu beseitigen, und bediente mich dazu einer schwachen Vitriollösung, die dieser Anforderung entsprach, ohne schlechte Folgen zu zeitigen. Ich benutzte diese Methode nur mit größter Vorsicht und erst, nachdem ich vorher die allgemeine Disposition durch Quecksilberbehandlung gebessert hatte.

430. Soweit ich weiß, fügt Bard hinzu, ist der Aderlaß bei der von mir beschriebenen Angina niemals mit Erfolg angewandt worden. Daß diese Krankheit in ihrer Tendenz, die Kehle und die Trachea zu befallen, einzig dasteht und ihre Wirkungen auffallend sind, habe ich schon oben gesagt. Fothergill beschreibt in seiner Abhandlung über die putride Angina diese tonsillären Beläge als Schorfe, die durch Zersetzung hervorgerufen sind. Aber bei der Angina, der ich begegnet bin, handelte es sich sowohl im Pharynx als auch in der Trachea um nichts anderes, als um den von diesen Regionen abgesonderten Schleim, der seinen natürlichen Charakter verloren und sich bis zur Bildung einer dichten Membran eingedickt hatte.

CARNEVALE.[1])

De Epidemico strangulatorio affectu.

431. Pestilentis, immanis venenatique per napolitanam hanc civitatem multis abhinc mensibus grassati morbi; grassantis adhùc, et per illi conjunctas regiones, Siciliaeque regnum, anguis instar serpentis, sermonem hoc opusculo habiturus, operae pretii me facturum sum ratus, ante tractationem, non oratorio penicillo atque coloribus morbi hujus insolentem ac inusitatam vim amplificare, extollere, exagerare, sed historico more quae ad illius cognitionem spectare videntur, percurrere, ut infrà dicenda clariùs evidentiùsque intelligantur, quodque hujus morbi principium exstiterit, quique progressus, lectorem non lateant.

Anno 1618, mense junii in hujus napolitanae civitatis foro quodam in arenoso maris littore sito (Chiaia vulgò dicto), innumerabiles pueros orco esse commissos, morbo quodam, medicis incognito, jugulatos, sed oris internas partes tentante et apprehendente nunciatum est, quem mox passim per nostram civitatem maximâ cum infantium puerorumque strage et corruptelâ vagàsse observatum est; observatum verò etiam ab infantibus et pueris non minori discrimine ad natu majores transiisse; quique in eum incidebant ferè omnes interibant, et à morbi magnitudine malignitateque, et à remediorum defectu, qui hallucinati medici, nullum morbo opportunum remedium adhibere poterant, ut eo parto silere visa sit hoc morbo medicina, quo de Atheniensium peste inquit Lucretius:

Nec requies erat ulla mali, defessa jacebant
Corpora, mussabat tacito medicina timore.

Quippe cùm morbus iis haud cognitus esset et lethalis haberetur, habetur adhuc et est. Viguit morbus hic et viget ut in dies magis ac magis in populum saevire ac debacchari inspiciatur, quamcumque aetatem, et sexum indiscriminatim apprehendens, invadens, ut idem contingere videatur in hàc constitutione quod JO. BAPT. GNARINUS in arcadianae pestis descriptione ibi contigisse testatur: tali pacto ut, hoc temporis intervallo, multa millia hominum periisse pro certo à plerisque habeatur. Quique interibant et intereunt, necdùm mortui, sed ad vitae terminum accedentes putrilaginis corruptionisque exemplar pravè ferunt sphacelatis nempè internis oris partibus, sanie à naribus defluente, foetore horribili haec concomitante, quibus viae spiritus prohibitio, ac proindè suffocatio concomitatur et accedit.

Cap. II. Oris anatome.

432. **Cap. III.** Quod nomen grassanti morbo conveniat strangulatorium appellandum meritò existimavi, quod languentes strangulare et suffocare videatur, sive etiam à solâ inflammatione sive ab ulcere ipsam concomitante. Via spiritûs intercluditur, perit proindè strangulatus et suffocatus aeger.

Ergò hunc morbum rectè et propriè anginam appellari non facile admiserim: propriè enim vel tonsillarum inflammatio, vel ulcus, vel utrumque dici debet.

Licet aliquandò fauces inflammari, exulcerari contingat, quia tamen ut plurimùm tonsillarum proprius est affectus; ideò placet hoc nomine eum insignire, quòd sit affectus strangulatorius qui inflammationem vel ulcus tonsillarum fauciumve sequatur.

Quandòquidem eorum affectuum essentia non in strangulando formaliter consistit, sed plerùmque eorum modi eventûs hùc tendunt: neque putes me, cùm strangulatorium dico, anginosum affectum esse dicere, ut aliquibus fortassè videri poterit, quod scilicet anginae instar aegros suffocet: sed dicere me scito hunc affectum aegros ut plurimùm strangulare quia ad putrilaginem, et corruptionem ductae partes, viam ingredientis egredientisque aeris impediunt, arctant, claudunt, quo fit languentem necessariò strangulari.

---

[1]) Vorliegender lateinischer Text entspricht (einschließlich den Akzent-Zeichen über zahlreichen Vokalen) genau dem der Bretonneau'schen Wiedergabe. (Die Übersetz.)

Quòd si hâc de causâ à suffocando anginam appellare velint ii, quòd laquei funisve modò suffocet, strangulet, facilè concedam, dummodò in rei essentiam conveniamus; quippè cùm non sit magna de nominibus habenda ratio, quibus tot ac tantarum rerum imminet speculatio.

433. **Cap. IV. Vagantium morborum natura, quaeque essentia?** (In hoc capite, auctor notat differentias morbi ac varios ejusdem aspectus, et sic saepè confusio oritur.)

Prima species; inflammatio verè dicta tonsillarum.

Secunda species: observatur verò in aliis ustio quaedam superficialis, parva, minimèque profunda quae summam oris occupat partem cum igneâ quâdam caliditate ac si caustico sive septico medicamento vel tacta vel inusta esset, atque aliquotiès primo die ità superficialia ulcera observantur, ut meritò aphtarum nomen illis conveniat. Sed mox serpentia cognoscuntur, . . . cujus eventus erit illud argumento, quod, hi qui in hujus morbi pravi versati non sunt, credent non aliud nisi pituitam adhaerentem esse. At multa verò posthaec adhibità ab iis deligentiâ, sive aquâ acetosâ, sivè. rhodo mellite, sive oximellite nullo modo abradi aut abstergi illa albedo videtur.

Pars affecta: aliquandò sunt multis glandulae (scilicet tonsillae) vel illarum aliquae aliae, vel ut quibusdam observatur, quae post uvula pars est, afficitur hoc morbi genere . . . quin etiam quae succis aliò transmissis vicinior et propinquior est. Quod si iis hoc modo affectis auxilium citò paratur et inhibetur, ut plurimum mortis discrimen aufugiunt . . .

Ulterius vergente malo, tali pacto imprimi, ut ullo medicaminis genere haud superari possit.

Tertia species: crustosum ulcus. Quarta species: demùm aliis ulcus quoddam in tonsilbs observatur cum evidenti carnis defectu, et hoc aliquibus horum primâ die fieri visitur; undè colligitur humoris maligni, etc. sane causam validissimam, malignam admodùm et vehementem in hoc morbo generando adesse, indè probari potest, quòd non tantùm in eâ parte, quáe primo loco affici et laborare coepit, vim infert, quin etiam velocissimo saepè transitu, sive per asperam arteriam ad thoracem, sive per oesophagum ad ventriculum, sive per palatûs foramina ad cerebrum (id est membranam pituitariam) permeare observatur, ut latiùs dicam cùm de eventu signa tradam.

Cap. V. Morbum hunc epîdemicum esse.

Cap. VI. Morbum hunc contagiosum et à totâ substantiâ esse.

434. **Cap. XII.** Quibus signis morbus hic praesens internosci possit, quaeque ejus differentias demonstrent . . .

Haec signa sunt ab Areteo enumerata qui fideli et historico more videtur hanc differentiam ejusque signa ad vivum delineâsse, ut semper quotidiana in hâc constitutione observatio docet.

435. **Cap. XIII. De signis prognosticis, etc.** Sed majoris discriminis et perniciei esse gangrenam . . . Quod si illud aufugere alicui contingat, id tantùm possibile erit si eâ incipiente, opportuna remedia praesto sint, statimque adhibeantur.

De sphacelo admodùm progresso non loquor, nam nullum huic à periculo subterfugium ratio promittit.

De progresso inquam, nam hunc nullis adhibitis remediis superari potuisse, qui in hoc statu exercitati sunt medicinae professores experimentorum testimoniis confirmatum habent, ultrò etiam fatentur; si verò corruptionis initio à diligenti medico magna adhibeantur praesidia, plerùmque sistit corruptio, et quae pars jam sphacelari coepit, ulteriùs ad sphacelum non progreditur, et quae jam sphacelata erat abstergitur, et abraditur. Quin et ab ulceris differentiis et à corpore aegrotante salutis aut perniciei discrimen colligitur, ut enim si ulcus sit stans, si non admodùm sordidum, si non valdè magnum, non valdè profondum, validis medicamentorum generibus superari posse speratur, ità si saniosum, virulentum, putrilaginosum, purulentum, sordidum; si profundum et magnum, si serpens et depascens, si in corpore cacochymo, in maximo vitae discrimine situm aegrum certò constet; constet etiam nonnisi à principio et validissimis praesidiis posse superari.

Infantes et pueri valentiùs et majori cum periculo tentantur...

Morbus hic brevis est, et maximâ acutiâ, celeritateque movetur. Non tamen idem constitutus inviolabilis terminus omnibus existit, sed diversus nonnullis.

Quòd si fortè quis periculum aufugiat, dubium adhùc restat quin vox ei laedatur ... ut Prothei instar varias in formas, varios in aspectus morbum hunc mox mutari variarique observatur...

436. **Cap. XIV. Quae praecavendi ratio etc., Cede citò longinquus abi, serusque reverte.** Utque prudenter eo versiculo in his casibus faciendum, in recentiores monent quicumque, praesertim pueri, et mixturam habentes teneram omninò à languentibus absint ne contagio inficiantur.

437. **Cap. XVI. Curandi ratio.** Venaesectio. Aliquantisper grandioribus vena secanda, scio tamen in hoc maximam inter doctores esse controversiam ...

Praecedentibus opportunis evacuationibus multae hirudines collo affigantur. Hoc sané tunc efficax satis remedium est, quod à parte affectâ humorem extrahit et evacuat. Pars aureo cauterio inuratur.

Vesicatoria in hujus morbi curatium non admitte.

Medicamentum purgans suadetur:

Topica—Interna.

1⁰ Antiphligostica. 2⁰ Resolutoria. 3⁰ Caustica.

Sed (cùm aureorum hujuscemodi causticorum illitiones ulceribus admovendae sint) in pueris sedulò et cautiùs his utendum est.

Inter hujuscemodi praesidia continuo usu probata est aqua aluminosa ex descriptione Fallopii: quae recipit aq. plantag. et rosarum ana libram unam; aluminis Romae, argenti sublimati ana duas drachmas terantur. Ponatur aqua in phiolâ vitreâ. Bulliat ad medietatis consumptionem, quiete praecipitetur, et posteà aqua limpidissima extrahatur quae in vase vitreo servetur.

Insufflatio pulveris radicis gentianae et iridis. Fortissima pharmaca in oris affectibus eligenda. Eluuntur indé à salivâ, fortissima autem sunt quae crustam efficiunt.

Tandem in affectionibus maximi momenti et ultimis utendum oleo sulfuris. Neque obstat quod mercatus hujuscemodi olearum usui adversetur, quod sint aptae partes sanas corrumpere: nam ego his facilè satisfacio. Partes enim sanas corrumpi admitto, si eae comprimendo à dictis oleis tangantur, etc.

Pueri verò admodùm tenelli, neque nostro nutu os aperiunt. Cùm etiam gravis sit error vi eas partes comprimere, in promptu semper adesse debet conditum.

AETIUS.

438. Crustosa et pestilentia tonsillarum ulcera ut plurimùm nullo praecedente tonsillarum fluxu incipiunt ... Fiunt autem frequentissimè pueris... sunt autem passim alba, maculis similia, passim cinereo colore, aut similia crustis quae ferro inuruntur ... succedit putrefactio ... sunt etiam quibus corroduntur gurguliones, atque ubi diutiùs perstiterint ulcerationes, et in profundum proserpserint; adstrictiorem vocem edunt ... ad septimum usque diem periclitantur ...

Etenim inscii ad quos maximè in rebus dubiis homines confugiunt, vehementer illinunt, simulque inflammatum locum comprimunt, simulque crustam detrahunt, quod minimè facere convenit, priùsquam elevatum et vix innitentem crustam conspiciamus. Quod si enim adhaerentem adhùc crustam avellere aggrediamur, ulcerationes magis in profundum procedunt, et inflammationes consequentur, augenturque dolores, et in ulcera serpentia proficiunt. (Lib. 2, serm. 4, cap. 46.)

Renatus Moreau.

439. Qui ferè in diversas semitas abeunt, uno articulo concordes, perniciosum videlicet affectum et epidemicum, et contagiosum esse. (Epist. ad calcem tract. Thomae Bartholini, de Anginâ puerorum epidemicâ.)

Ab Hispanis Garotillo appellatur, ut eadem patiantur angina laborantes, quae facinorosi homines, cùm injecto circa collum fune strangulantur. (Epist. ad Th. Barth. Epist. med. cent. 1, p. 336.)

Alaymus.

440. De ulceribus syriacis consultatio Marci Antonii Alaymi (1632). Non est morbus novus vagans haec morbifera lues, ut aliqui sibi persuadent. Neque angina hic morbus nominandus est; toto enim coelo inter se distant. Angina enim gutturis seu faucium inflammatio est, morbus autem qui modo grassatur, ulcus sordidum, sive crustosum seu sphacelosum tonsillarum existit . . .

Erit igitur morbus iste syriacus impropriè epidemicus, et quidem sub epidemico reponendus, venenosus tamen, malignus et contagiosus. Epidemicum dicimus impropriè quia epidemicus non est, sed multas de epidemico conditiones admittit . . .

Epidemicus morbus ille est qui super populum advenit, homines non unius conditionis . . .

Cognoscitur, syriaca ulcera verè et propriè epidemicum morbum minimè esse cùm pueros tantùm inficiant, et jugulent; rarissimè verò grandiores . . . Ut plurimùm hic morbus vel absque febre, vel cum levissimà incipit. (p. 31.)

Franciscus Nola 1610.

441. Aliqui eodem tempore in aliquâ domu aegrotant, et commoriuntur aliis, per vices longove tempore ab altero alter inficitur, et quandoquè in nunerosâ domu unus tantùm puerorum laeditur, caeteris illaesis, et conversantibus cum aegroto ejusque rebus utentibus; et medicum vel unum scio, qui passus sit lethaliter morbum, et quisque nostrî medicorum saltem centum medicatus est, dùm jàm mortuos hoc morbo peremptos ad quinque millia referunt ascendisse.

Severinus.

442. Excretiones è naribus consuetae, putridae, pituitosae, ichoris, aliquandò cruoris commixtae, aliquandò cruentae merae . . .

Wedelius.

443. Gravius longè malum est angina infantilis contagiosa, in Italiâ frequentior quàm apud Boreales magis Europaeos. (De morb. infant. cap. 20, p. 77.)

Nihilominùs, nuperâ hieme, viro generosissimo uno filio excepto, qui fuga consuluit, omnes liberi sex verbi gratiâ, hoc pacto exstincti sunt, unus post alterum aliquot abhinc milliaribus. (idem, p. 178.)

Cortesius.

444. Divi Francisci custos, vir doctrinâ et moribus insignis, hâc lue obsessus, tonsillas solummodò et gargareonem inflammatione laesa babebat, et continuò querebatur se percipere in ore foetorem quemdam; et ut hâc de re certior redderetur, ad se vocavit baccalaureum quemdam amicissimum, qui maximo affectu assistebat, rogavitque ut vellet olfacere, percipereque naribus, an verum esset talem foetorem emittere, an ab ejus imaginatione prodiret. Olfecit baccalaureus, me (scilicet Cortesio) praesente, et multis aliis. At statim, non multis elapsis horis, decubuit solâ faucium et glandularum inflammatione vexatus, absque aliquâ manifestâ corruptione partium; omnibusque praesidiis ex arte factis, quarto die suffocatus periit; et tamen custodem non tetigerat, sed solo olfactu aerem ex ore peodeuntem naribus traxerat: quarè ab hujus modi exemplo veni in sententiam morbum non esse absque aliquà contagione. (Miscell. p. 698.)

Ad praedictarum partium (uvulae tonsillarum) inflammationem subsequebatur interdùm materia quaedam pituitosa à capite tàm repentè et inopinato descendens, ut miseri aegrotantes subitò suffocarentur. (Miscell. p. 697.)

Si quis tamen vel digitis, vel aliquo levi instrumento ipsam (materiam albam) auferre tentàsset, quamvis operatio haec fieret absque dolore, eâ tamen ablatâ brevissimo tempore peribant aegrotantes; quod prae caeteris in Petro Soprano, genero meo, observatum est; cui cùm hujus modi mortificatio apparuisset in supremâ superficie dictarum glandularum faucium, et palati, ità ut videretur esse maximo respirationi et deglutitioni impedimento, chirurgus existimans posse facillimo negotio à subjectis partibus eam separari solis digitis, levissimè quidem eam abstulit; quae ablata, tantùm abest ut juverit deglutitionem aut respirationem, ut utraque potiùs actio laesa magis fuerit, undè brevissimo tempore miser, meo cum maximo dolore, mortem oppetiit; id quòd etiàm in aliis quamplurimis pueris saepiùs observari, et praesertim in ejusdem Petri filiolo nepoti ex filiâ, quinque annorum, mihi carissimâ qui post paucos dies eodem modo quo pater, vitam cum morte mutavit. (Miscell. med. p. 697.)

ZACUTUS LUSITANUS.

445. In his partibus (scil. faucibus) ex humoris virulenti affluxu gignuntur carbunculae inflammationes, quae pestis dirae aut veneni promptissimi instar, contagio quodam pueros et adultos corripiunt, et sevis maleficentissimisque stipatae symptomatis citissimam necem inferre solent. Malum in Hispanîâ, non multis abhinc annis, frequens, vulgus medicorum hispano sermone garrotillo, nuncupat; de cujus essentiâ, periculo, brevitate et complicatione ustivi et ulcerosi tumoris, ac deleteriâ corruptione laconicè dicam. Hoc fuit pressus biennis infans, sanguineus et obesus. Primo die, ex catharrosâ defluxione in suffocationem penè incurrit, difficulter respirabat, et lac deglutiebat, et febri acutâ affectus, nec plorare poterat. In parte gutturis dextrâ externâ, glandulosus apparuit tumor cum dolore multo. Secundo die, intrà fauces ulcus visum est ad nigrum vergens, quod putrilago et mollities multa comitabantur; et ab ore foetor horribilis prodibat, magnum certè corruptionis completae indicium. Tertio die, nullis adjutus auxiliis strangulatus est exstinctus. (De praxi med. admirandâ, lib. 1, observ. 90.)

DE HEREDIA.

446. Brevissimè secandam esse venam in hoc confitentur omnes. (p. 101.)

Multi autem vesicatoria consulunt scapulis applicata, quod auxilium parùm prodesse semper vidi. (p. 108.)

Celebris utillissimaque est unguenti aegyptiaci lotura; sumuntur quidem drachmae duae et infunduntur in unciis duabus aquae hordei, plantaginis, vel seri lactis: post infusionem percolatur per linteum et colaturâ tangitur ulcus. (p. 105.)

Malignam significationem praebet segnis sanguis stillans è naribus: ex corrosione quippè vasorum, et putrilagine emanat, inuritque certissimam mortem . . . quià putredo internè cohiberi non potest; ideò periculosissimus censetur sanguinis fluxus ex naribus aut ore. Quidam cum hoc signo nullum vidisse liberatum docent: nos verò unicum solum aegrotum summâ diligentià à tanto periculo vindicavimus. (p. 100.)

Fallacissimam esse hujus morbi naturam confitentur omnes . . . ulceribus oris, et partium quae visui existebant conspicuè, rectè curatis, et sedatà inflammatione aeger periclitatur . . .

Ex eo quòd paulatim serpit putredo per asperam arteriam ad cor, aut per gulam ad ventriculum, sine aliquo dolore, aut febre sensibili cujus sit habenda cura: et cùm medicis auxiliis ablata fuerint ulcera, et inflammationes sedatae in partibus visui patentibus, occulta putredo, paulatim mortificans partes internas, tabe, parvissimis et debillissimis pulsibus, exstinctione caloris, refrigeratione extremorum, faciei extenuatione inappetentià perpetuà, et molestà mutatione decubitûs, somno fallaci et apparente, quià vigilandi impotentia somnum verum aemulatur, miserè aegrotantes, interficit, ut visum jàm sit subitâ et inopinatâ morte periisse aliquos è lecto surgentes, et intrà domos ambulantes; ob quod, etsi quae vitiata apparebant in faucibus, aut partibus aliis, in melius mutata conspiciantur, non licet salutem polliceri, quia solet communicari paulatim putredo et gangraena partibus internis. (p. 99.)

Quòd si enim adhaerentem adhuc crustam avellere aggrediamur, ulcerationes magis in profundum procedunt, et inflammationes consequuntur, augentur dolores, et in ulcera serpentia proficiunt. (p. 109.)

Infantium et puerorum multitudo maxima periit, quia nec exspuere, nec excreare lentas et crustaceas materias possunt, et minùs auxiliis obediunt. (p. 100.)

ROSEN.

Abhandlung über Kinderkrankheiten.

347. Die französische Übersetzung der Abhandlung über Kinderkrankheiten von ROSEN ist in aller Hände. Ich möchte hier nur zwei Beobachtungen daraus wiedergeben, die die Identität der malignen Angina und der Kehlkopfdiphtherie beweisen. Weiterhin geht daraus hervor, daß diese Krankheit durch Übertragung verbreitet wird.

Als ROSEN seine Abhandlung veröffentlichte, hatte die maligne Angina gerade in mehreren Provinzen Schwedens epidemisch geherrscht. „Dieses Halsleiden", sagt er, „hat sich nicht nur in Stockholm, sondern auch in Upsala und auf dem Lande in der Umgebung von Rasbo gezeigt und so gewütet, daß in zahlreichen Häusern alle Kinder daran gestorben sind. Einige gingen am 2., die meisten aber am 4. oder 5. Krankheitstage zugrunde. Sie warfen große Mengen von Schleim und manchmal Fetzen von hautartiger Beschaffenheit aus. Die Kinder, die ihre Spielgefährten besuchten, wurden von derselben Krankheit ergriffen. Auch in den Gemeinden Fundbo, Ledemora und Soether starben zahlreiche Kinder daran.

Es ist leicht, den Symptomen nach diese Krankheit von anderen, mit Husten, Heiserkeit und Erkältung einhergehenden Erkrankungen zu unterscheiden. Man muß sie auch von einer anderen Halserkrankung trennen, die fast vergessen war, aber kürzlich wieder in Schweden, Frankreich und England aufgetreten ist und viele Kinder getötet hat. Bei diesem, von Gangrän gefolgten Halsleiden bemerkt man eine Geschwulst an der Kehle, die vereitert und in Gangrän ausgeht, wenn man nicht rasch eingreift."

Nach dieser Einführung bringt ROSEN zwei Fälle, die offenbar der malignen Angina zuzurechnen sind.

6. Fall.

448. Ein gesundes Kind von 6 Jahren fiel am 19. Januar 1764 in eine Art Schlaftrunkenheit. Zu gleicher Zeit trat Schnupfen und Heiserkeit auf, aber kein Husten. Die beiden folgenden Tage verbrachte es zum Teil im Bett. Es bestand Fieber, Erbrechen, Schnupfen, Niesen. Die Augen tränten. Am 4. Tage gleicher Befund. Am Abend traten Schluckbeschwerden auf. Während der Nacht bis zum Morgen wenig Schlaf. Am 5. Tage weniger Fieber aber stärkere Schluckbeschwerden. Weiße, wie mit einem Häutchen belegte Zunge. Vor Mitternacht kein Schlaf infolge des Schleims, der teils durch Brechen, teils auf andere Art herausgebracht wurde. Am 6. Tage geringere Schluckbeschwerden. Der reichliche Schleim ließ die Atmung stridulös werden, obgleich sie weniger erschwert erschien. Kaum merkliches Fieber. Am Abend guter Schlaf. Nachtruhe durch Schleimauswurf gestört. Am 7. Tage gegen Mittag Heiserkeit, dumpfer und trockener Husten, der gegen Abend noch trockener und bis zur Expektoration von Schleim sehr quälend wurde. Keine Schluckbeschwerden mehr. Tiefer Schlaf, frequenter Puls. Nach Mitternacht gehäufte Hustenanfälle, große Aufregung.

Am 18. Tage frühmorgens Atemnot, 140—150 Pulsschläge pro Minute. Es bestand keine Möglichkeit, durch Arzneimittel Husten und Auswurf hervorzurufen. Vermehrte Unruhe, stark beschleunigte Atmung, Tod. Während der ganzen Krankheitsdauer hatte HABENIUS milde Laxantien, Brechmittel, Expektorantien, Gurgelwasser gegeben und Injektionen in den Kehlkopf mit einer Mischung Hirschhornsalz und Olivenöl gemacht. Alles umsonst. Die Sektion ergab die obenerwähnten Beläge.

7. Fall.

749. Die 7jährige Schwester dieses Kindes blieb während der Krankheit ihres Bruders gesund, und niemand ahnte, daß sie im Alter von 7 Jahren das gleiche Los ereilen würde. Am 4. Februar stellten sich starke Kopfschmerzen und große Schlaftrunkenheit ein. Das Gesicht rötete sich, Fieber trat auf und die Kleine blieb zu Bett. Einmaliges Erbrechen. Leichter Schweiß. Während der Nacht guter Schlaf. Am folgenden Tage Besserung, die bis zum Mittag anhielt. Gegen Abend aber erneute Klagen über Zahn- und Kopfweh und starkes Hitzgefühl. Belegte Zunge, mehrmals Nasenbluten ohne großen Blutverlust. Mit Stridor einhergehende Atmung. Die folgende Nacht war sehr unruhig. Am Morgen des 3. Tages Magenschmerzen. Zunge noch stärker belegt. Kleine Eruptionen mit weißer Spitze und roter Basis an der Spitze und im Innern der Nase. Zwei ähnliche Bläschen auf der Oberlippe. Nur geringes Fieber am Morgen, das gegen Abend anstieg. Bei Einbrechen der Nacht wachsende Schluckbeschwerden. Am 4. Tage geringeres Fieber, starke Halsschmerzen, Schluckbeschwerden, schmerzhafte, schleimige Expektoration. Im Munde, auf dem Zäpfchen und dem Gaumensegel braune Krusten. Zunge stärker belegt. Gegen Abend stärkeres Fieber. Auflösung des Rachenschleimes mit Hilfe von Ausspritzungen. Gestörter Schlaf infolge der Expektoration zäher und reichlicher Schleimmassen, die aus Mund und Nase fließen und unangenehmes Niesen hervorrufen. Am 5. Tage gleicher Befund. Der Belag im Rachen verdickt sich und greift auf die Seiten über. Am Abend häufiges Niesen, das den Schlaf verscheucht. Veränderter Husten. Der Schleim löst sich, kann aber nicht entleert werden. Am 6. Tage Zustand anscheinend etwas gebessert. Starke Schleimabsonderungen infolge erneuten Ausspritzens. Gegen Abend Schwäche, Schläfrigkeit. Infolge des Schleims kein Schlaf, obgleich die Augen fast immer geschlossen sind. Ein Teil des Belages wird durch Husten losgerissen, sitzt aber noch an einer Seite fest und kann nicht ausgestoßen werden.

Am 7. Tage gegen 10 Uhr geringere Schlaftrunkenheit, Husten, Niesen, Sekretion von gelöstem Schleim durch die Nase. Schlaflosigkeit infolge der durch Schleim behinderten Atmung. Wenig Schlaf vor Mitternacht. Erstickungsangst. Die Kranke ist äußerst schwach und stark erregt. Am 8. Tage geringere Abgeschlagenheit, leichte Expektoration. Durch Ausspritzen werden Fetzen einer zähen, dicken, auf einer Seite weißen, auf der anderen Seite rotgestreiften Membran vollständig losgerissen. Nachmittags frequenter und schwacher Puls. Nachlassen der Kräfte, vermehrte Expektoration, dumpfer Husten, Stimmänderung. Verdickter Schleim, stärker beschleunigte und unterbrochene Atmung. Der Husten nimmt ab und hört gegen Mitternacht vollständig auf. Die Getränke werden erbrochen und laufen durch die Nase zurück, obgleich keine Schluckbeschwerden bestehen. Am 9. Tage frühmorgens Erbrechen, das einen Teil der Beläge mit losreißt. Langsam zunehmende Steigerung der Aufregung, Schwäche, Puls- und Atemfrequenz. Starker, aus dem Rachen dringender Foetor macht sich schon von weitem bemerkbar. Klarer, bierfarbener Urin, der einen weißen und dicken Niederschlag absetzt. Erstickungsanfall. Tod nachmittags um 3 Uhr.

Die Krankheit trat 1761 auch in Fahland auf, wie mir der bekannte Chirurg SCHULZ mitgeteilt hat.

Nachtrag zur Abhandlung über die Diphtherie.

Von P. Bretonneau,
Chefarzt am Hospital in Tours.

Erörterungen über den therapeutischen Gebrauch von Alaun bei der Diphtherie.

Ich glaube, in dem ersten Teil meiner Untersuchungen über die spezifischen Entzündungen bewiesen zu haben, daß die Diphtherie[1]) oder die mit Belägen einhergehende Entzündung keine neu beobachtete Erkrankung ist.

Die von mir gesammelten historischen Zeugnisse bilden von Aretius bis auf uns eine ununterbrochene Kette, deren Einheitlichkeit sie unanfechtbar macht und beweist, daß diese gefährliche Krankheit seit den ältesten Zeiten bekannt ist. Durch zahlreiche anatomische Unter-

---

[1]) Diese Bezeichnung wurde von Boisseau (Journ. universel des Sciences médicales, Heft 127, 1826) sehr mißbilligt. Das Wort Diphtherie, das von *Διφϑερα*, abgestreifte Haut, Häutchen, kommt, bedeutet, wie er sagt, durch Anhängung der Silbe -itis die Entzündung der Haut. Er fügt in einer Fußnote hinzu, daß die Bezeichnung „inflammation diphthéritique" von M. B. sehr ungeschickt gewählt sei, da sie zum mindesten eine entzündliche, mit Belägen einhergehende Entzündung bedeute.

Nur mit dem größten Widerstreben habe ich mich entschlossen, einer so altbekannten Krankheit, wie der malignen Angina, einen neuen Namen beizulegen. Nur die Notwendigkeit, durch ein besonderes Beiwort die spezifische Entzündung dieser Krankheit hervorzuheben, hat mich dazu veranlaßt. Es war sehr schwer, die diphtherische Entzündung des Mundes und der Nase mit dem Krupp oder der malignen Angina in Beziehung zu bringen.

Ich habe das Wort *διφτεϱιτης* nicht geprägt. Man findet es in allen Wörterbüchern. Es ist gleichbedeutend mit pellicularis. Das Wort *πλευϱιτης* an und für sich — ich bitte den weisen Hellenisten Boisseau um Entschuldigung — bezeichnet erst durch Übertragung und Abänderung seines ursprünglichen Sinnes die Entzündung der Pleuren. Eigentlich bedeutet *πλευϱιτης*, abgeleitet von *πλευϱον*, die Seite. Dieses Wort wird immer mit dem Untergedanken *ωονος*, Übel, gebraucht, um Seitenstechen zu bezeichnen, wie bei dem Wort *πλευϱιτις* immer das Substantiv *νοσος* im Unterbewußtsein ergänzt wird.

Boisseau kann sich überzeugen, daß dies nicht meine Erklärung, sondern die aller Lexikographen ist.

In Anlehnung an die Griechen bedient sich der Naturalist Plinius zur Bezeichnung der Pleuritis des Adjektives „lateralis".

suchungen und klinische Beobachtungen habe ich die Hauptzüge festgestellt, die die Diphtherie von anderen mit Stridor und der Bildung von Belägen einhergehenden Erkrankungen des Respirationstractus unterscheiden.

Ich habe nicht verschwiegen, wie viele therapeutische Mittel sich im Laufe der Zeit bei der Diphtherie als wirkungslos erwiesen haben. Ob die Diphtherie nun unter dem Namen ägyptische Ulceration, Garotillo, erdrosselnde Krankheit, maligne Angina oder epidemischer Krupp einherging, sah man sie meistens der Therapie trotzen, große Verwüstungen anrichten und den größten Teil der Erkrankten hinwegraffen. Die anderen epidemischen Erkrankungen, selbst die gefährlichsten, bieten noch die Möglichkeit eines günstigen Ausganges, und ihre Zeitdauer ist im allgemeinen beschränkt. Bei der Diphtherie aber habe ich kein einziges Beispiel von spontaner Heilung gesehen, und wenn die Erkrankung nicht durch Verschluß der Luftwege abgekürzt wurde, sah ich sie chronisch werden.

Ich habe schon erwähnt, daß sich im Verlaufe der von mir beobachteten Epidemien die beste Allgemeintherapie als wirkungslos erwiesen hat. Lange Zeit habe ich hartnäckig an Aderlässen festgehalten, und wie ich aus Sektionen ersah, waren auch von anderen bei den meisten Kindern und Erwachsenen Blutegel am Halse gesetzt und für Blutentziehung gesorgt worden. Ich vermutete, daß die Entlastung des

---

Die auf *-ιτης* und *-ιτις* endigenden Adjektive werden häufig als Substantive verwandt. In der griechischen Sprache findet man sie häufig, und von dort sind sie in unsere Sprache übergegangen. So kommt von *πολις* Stadt *πολιτες* Bürger, *πολιτις* Bürgerin und *πολιτικος*, bürgerlich. Von *πρεσζυς* Greis *πρεσζυτης* alt, von *πρεσζυτις* alt (fem.) und *πρεσζυτικος* greisenhaft; von *ωτις* Ohr *ωτιτης* aurikulär, von *στυλος* Säule *στυλιτης* auf einer Säule ruhend. Von *ερημος* Wüste *ερημιτης* Einsiedler; von *μεθοδος μεθοδιτης* von *τεκνη τεκνιτης*, *τεκνιτις* usw.

Neuerdings herrscht der Gebrauch vor, die Endung itis dem Namen der Organe anzuhängen, deren Entzündung man bezeichnen will. Ich weiß sehr wohl, daß ich diese Endung eigentlich nicht bei einem Wort gebrauchen sollte, das ein Gewebe bezeichnet. Aber ein solches Bedenken ist lächerlich, wenn es sich um eine Bezeichnung handelt, deren Sinn so eindeutig bestimmt ist, wie die des Wortes Diphtheritis, das als Name für eine Krankheit den Ausdrücken la pelliculaire oder la maladie pelliculaire gleichbedeutend und ein Pocken, Scharlach, Pleuritis analoger Ausdruck ist.

Die Kritik Boisseau zeigt im übrigen, daß die Art der Untersuchungen nicht nach seinem Geschmack ist. Ich kann verstehen, daß eine Sammlung praktischer Erfahrungen für einen Mediziner, der seit langem über trockene Einzelheiten der Klinik erhaben ist, sehr langweilig ist, und ich bedauere lebhaft, ihn gezwungen zu sehen, zu der Diphtherie Stellung nehmen zu müssen.

Carrault behauptet (p. 247 tom. V du Journal compl. Sept. 1826), daß meiner Ansicht nach das Quecksilber irgendwie die Membranen, die sich auf einem mehr oder weniger ausgedehnten Bezirk des Luftweges gebildet haben, zerstöre. Als ich sah, daß man mir Ansichten unterschieben wollte, die von den meinigen so ganz verschieden sind, glaubte ich zunächst an eine böse Absicht, konnte mich aber sehr rasch davon überzeugen, daß Carrault mir aus Unkenntnis der Dinge absichtslos eine Menge Absurditäten unterschob, die zu widerlegen ich mich nicht für verpflichtet halte.

Blutgefäßsystems vielleicht zu lange verzögert und nicht gründlich genug vorgenommen sei. Nachdem ich mich davon überzeugt hatte, daß die angeblichen Schorfe des Pharynx nur eine pseudomembranöse Produktion sind, glaubte ich mehr denn je, daß durch reichliche Blutentziehung die diphtherische Entzündung zu beseitigen oder wenigstens ihre Weiterausbreitung zu verhindern sei. Die Erfahrung zwang mich leider, diese Hoffnung aufzugeben. Am Ende der Epidemie wurde die Wirkungslosigkeit der antiphlogistischen Behandlung von allen Ärzten, die den Verlauf der Krankheit verfolgt hatten, einstimmig zugegeben. In den beiden, oben von mir im einzelnen berichteten Fällen, bei denen die antiphlogistische Behandlung so gründlich versagt hat, wurde so viel Blut entnommen, daß die Kranken fast anämisch waren, und dies schon gleich zu Beginn der Erkrankung, als sich auf der einen Tonsille erst ein dünnes Häutchen bildete und die Indisposition der Kinder noch so leicht war, daß sie sicherlich der Aufmerksamkeit entgangen wäre, wenn nicht Unruhe alle Familien ergriffen, und die geringsten Halsschmerzen die größten Befürchtungen hervorgerufen hätten.

Zur Konsultation zugezogen, bestätigte ich, daß in beiden Fällen die Entzündung des Pharynx alle Kennzeichen der malignen Angina aufweise, und nach meinen bisherigen Erfahrungen die Diphtherie in die unteren Luftwege absteigen würde, wenn man keine andere als eine antiphlogistische Behandlung anwende. Der Ausgang rechtfertigte meine traurige Prognose. Nach gewissenhaftester Untersuchung kann ich hinzufügen, daß im Verlaufe der ganzen Epidemie diese Therapie keinen einzigen Fall von Heilung gezeitigt hat.

Anstatt zu nützen, scheinen die großen Aderlässe im Gegenteil zu schaden und die Ausbreitung der Diphtherie zu begünstigen. Ich weiß sehr wohl, welches widerstrebende Gefühl diese Behauptung bei einem Arzt erwecken muß, der wie ich häufig und rasch Halsbräune und die Entzündung der Tonsillen, des Pharynx und des Larynx auf lokale und allgemeine ausgiebige Blutentziehung hat weichen sehen, und doch besteht diese Beobachtung zu Recht. Sie wird verständlicher, wenn man die pathologischen Vorgänge näher ins Auge faßt, die die Gefahr der Diphtherie bedingen. Man erkennt dann, daß der specifische Charakter dieser Entzündung einen verständlichen Grund für die Wirkungslosigkeit der antiphlogistischen Behandlung ergibt. Die geronnene Substanz, die die befallenen Oberflächen mit einem pseudomembranösen Überzug bedeckt, ist nicht das einzige Produkt dieser Entzündung. Die seröse Exsudation, aus der sich die Membranen ausscheiden, deren Dicke sie durch neue fibrinöse Schichten verstärkt, besteht unter dem Belage fort, vermehrt die Entzündung und breitet sie durch Reizung der gesunden Umgebung aus. Diese Eigentümlichkeit der Ausbreitungsweise der Diphtherie wurde zu allen Zeiten betont, und schon Aretius sagt bei der Besprechung der syrischen Ulcerationen: „Neque enim ulcera quiescunt ... Verum si ab his sanies ad interiora distillet, celeriter partes, etiamsi integrae erant, ulcerantur[1].“ Die bekannten Experi-

[1] Diese Eigentümlichkeit der diphtherischen Sekretion, die mit ihr in Berührung kommenden Oberflächen zu entzünden, finden wir nicht

mente HUMBOLDTS beweisen, daß durch einen elektrogalvanischen Reiz die durch einfache Blasenpflaster hervorgerufene Sekretion einen gleichen Charakter annimmt und die angrenzenden benetzten Oberflächen sehr bald entzündet und ulceriert. Nicht die Stärke der Entzündung macht die Diphtherie so gefährlich. In der Natur des Agens, nicht in der Stärke des Reizes liegt die Gefahr. Blutentziehungen können es nicht beseitigen und sind ihm gegenüber ebenso unwirksam, wie sie es einem Blasenpflaster gegenüber sein würden, dessen Kraft dauernd durch Hinzufügen neuer und vergrößerter Mengen blasenziehender Substanz verstärkt wird.

Neue Experimente haben ergeben, daß trotz dieser Bedingungen die durch Cantharidenöl hervorgerufene Entzündung niemals den gefährlichen Charakter der Diphtherie annimmt. Bei einem Hunde, dem man Cantharidenöl in großen Mengen in die Trachea eingeführt hatte, trat ein 8 Tage lang anhaltender Husten auf, der von mehr oder weniger starken Erstickungsanfällen begleitet war. Membranöse Beläge wurden ausgeworfen, die die Trachea verstopft und sich sicherlich mehrere Male auf einem großen Teil der Oberfläche wieder erneuert hatten. Dieser günstige Ausgang ist jedoch nicht erstaunlich, wenn man bedenkt, daß die von Canthariden hervorgerufenen Beläge an Dicke und Ausdehnung abnehmen, wenn sie sich erneuern, während im Gegensatz dazu die diphtherischen Membranen anfangs aus einer, bald aber aus mehreren übereinandergelagerten Schichten bestehen, sodaß die Beläge, die die Luftpassage sperren, an Dicke wie an Ausdehnung zunehmen.

Könnte reichlicher Blutverlust nicht vielleicht durch Entziehung des Fibrins, durch Verflüssigung des Blutes und Begünstigung der serösen Transsudation das Fortschreiten der Diphtherie beschleunigen? Oben (202 und 212) habe ich schon erwähnt, daß sich bei Kranken, die durch vorhergehende Krankheit anämisch geworden waren, die Diphtherie besonders rasch ausbreitet. Die stärkere Exsudation scheint unter diesen Umständen die Ursache davon zu sein. Wie dem auch sei, Tatsache ist, daß die Diphtherie meiner Beobachtung nach nach großen Blutverlusten plötzlich und mit ungewohnter Schnelligkeit Fortschritte macht.

Das Quecksilber ist unter allen allgemeinen Mitteln das einzige, das nicht ganz wirkungslos ist. Sein Erfolg scheint sich aber auf eine specifische Wirkung auf die Pharynxschleimhaut zu beschränken, wenn man nicht, was wahrscheinlicher ist, nur eine lokale Wirkung annehmen

---

nur bei der Diphtherie, sondern auch in verschiedenen Graden bei anderen pathologischen Sekretionen. So überträgt sich z. B. die Erkrankung der Pleura pulmonalis durch einfachen Kontakt auf die Pleura costalis, der Brand des Zahnfleisches auf die Wange und oft entzündet sich die Conjunctiva bulbi an der Stelle, die einer oberflächlichen Ulceration des Augenlidrandes entspricht.

Wenn auch die Alten eine übertriebene Vorstellung von der Schärfe der Körpersäfte hatten, so können wir uns in neuerer Zeit nicht ganz dem Eindruck verschließen, daß die Säfte keine so passive Rolle bei den krankhaften Vorgängen spielen, wie die berühmtesten medizinischen Schulen es seit einem halben Jahrhundert gelehrt haben.

will. Die Vor- und Nachteile des in hohen Dosen verabfolgten Kalomels konnten in der vorliegenden Arbeit nicht so gewürdigt werden, wie es wünschenswert ist, da ich erst gegen Ende der Epidemie diese Therapie anwandte. Der erste Fall von Heilung, der mir zu Ohren kam, hat mich sehr überrascht. Die Krankheit war schon fortgeschritten, und der Kranke moribund, als diese Therapie von CONOLLY eingeleitet und die ersten Kalomeldosen verabfolgt wurden. Ich hatte am Morgen den Kranken in Begleitung eines Kollegen besucht und in einem Erstickungsanfall angetroffen. Der Kopf war nach hinten gebeugt und jede Inspiration von einem starken Pfeifen begleitet. Der Husten hatte aufgehört. Dicke, graue Beläge kleideten den Pharynx aus. Schon waren 4 Tage nach Auftreten der ersten Krankheitssymptome vergangen. Ich hielt ein rasches und trauriges Ende für unvermeidlich. Auch die Quecksilberbehandlung, glaubte ich, würde keine plötzliche und wunderbare Heilung herbeiführen. Aber der Husten, der zuerst sehr trocken war, löste sich, Membranfetzen wurden unter großer Anstrengung ausgestoßen, und am dritten Tag der Behandlung enthielt der Auswurf, der schleimig und eitrig geworden war, noch zahlreiche Membranfetzen.

So guten Erfolg hat die Quecksilberbehandlung, selbst unter günstigeren Umständen, nicht immer gezeitigt. Wie sehr ihre gefährlichen Folgen unter dem Einfluß der Kälte zu befürchten sind, habe ich schon gesagt. In den Abschnitten 395, 396 und 397 habe ich die Gründe angegeben, die mich veranlassen, den ganzen Erfolg der Quecksilberbehandlung einer lokalen Einwirkung zuzuschreiben. Wenn es aber bei der Therapie der malignen Angina nur auf die lokale Behandlung ankommt, so braucht man bei der Wahl des Mittels, dessen unmittelbarer Kontakt die diphtherische Entzündung bessern kann, nicht so wählerisch zu sein.

Von den Alten ist das Alaun als eines der wirkungsvollsten Mittel bei der malignen Angina empfohlen worden. ARETIUS stellt es an die erste Stelle. Seine Beschreibung läßt nicht daran zweifeln, daß dieser kritische Beobachter den verschiedensten Modifikationen der diphtherischen Angina begegnet ist. Nach einer kurzen Übersicht über die allgemeinen und bekannten Mittel geht er eingehend auf die lokale Behandlung ein:

„Illitiones autem acriorum medicamentorum faciendae sunt, neque enim ulcera quiescunt.

Verum si ab his sanies ad interiora distillet, celeriter partes, etiamsi integrae erant, ulcerantur, celerrimumque ulcera interius depascendo serpunt atque hominem perimunt.

Porro igne vitium adurere, cum in superiore parte sit, imprudentis esse, propter isthmum, judico; sed medicamentis igni similibus, quo et depastio coerceatur et crustae decidant, utendum praecipio. Ea vero sunt, alumen cum melle, galla, balaustium arida cum mulsa. Haec eadem calamo, aut penna, aut crasso et oblongo caule, quo medicamina ad ulcera perveniant, inspiranda sunt.

Praeterea ne ulcerum compressio fiat curandum est, ab ea namque et humescunt et magis exedunt.“

Das Alaun wurde in den folgenden Jahrhunderten weiter empfohlen, und diese leicht schorfbildende Substanz bildete während der Epidemien, die vom Ende des 16. bis Mitte des 17. Jahrhunderts nacheinander ganz Europa durchliefen, die Basis aller Therapie.

Die Wirksamkeit der lokalen Behandlung, die man zu dieser Zeit anwandte, ist übrigens nicht zu bezweifeln, da nur die starben, bei denen sie nicht früh genug angewandt wurde. CARNEVALE sagt 1618 im Hinblick darauf: „Quod si iis modo affectis auxilium cito paratur et inhibetur, ut plurimum mortis discrimen aufugiunt."

Etwa 1740 äußert GHISI dieselbe Ansicht. Nachdem er eine exakte Beschreibung der Diphtherie gegeben hat, fährt er fort: „Meistenteils wird die Angina nur denen gefährlich, die sich infolge eigener Nachlässigkeit oder der anderer keiner Behandlung unterzogen haben." GHISI spricht sich nicht klar über die Art der lokalen Behandlung aus, die der Cremoner Chirurg in Anwendung brachte. Aber es ist wahrscheinlich, daß sie nicht weit von der des vorhergehenden Jahrhunderts abwich.

(Übersetzung GHISI, Abhandlung über die Diphtherie, s. 459.)

Eine so allgemeine Übereinstimmung hätte Vertrauen einflößen müssen. Ich gebe zu, daß ich es ihr aber nicht in dem Maße, wie sie es verdiente, entgegenbrachte. Als im Jahre 1819 die maligne Angina in Tours epidemisch wurde, veranlaßten mich Überlegungen, auf die diphtherisch erkrankten Oberflächen ein Gemisch von Honig und Salzsäure zu bringen, und der Erfolg ließ mich weiter an dieser Therapie festhalten. STARK und VAN SWIETEN wandten dasselbe Mittel an. Auch glaubte ich, daß eine Kaustik, die chemischer Einwirkung zu danken ist und nach Bedarf variiert werden kann, salinischen, wenig aktiven Substanzen, auf deren Gebrauch die Alten beschränkt waren, vorzuziehen sei.

Ich überzeugte mich in dieser Zeit nur davon, daß die diphtherische Stomakace auf Alaunapplikation rasch zurückgeht. Aber diese Versuche konnten mich nicht bestimmen, diese Therapie auch auf die maligne Angina auszudehnen, da ich befürchtete, daß ihre Wirksamkeit der von mir angewandten Therapie unterlegen sei, und sie nicht so rasch den Fortschritt der Diphtherie und ihr Absteigen verhindern könnte.

Als ich später die gefährlichen Folgen der Quecksilberbehandlung und die Schwierigkeit kennenlernte, die Einwirkung der Salzsäuredämpfe auf die Trachea allein zu beschränken, bedauerte ich lebhaft, Alaun nicht in einigen Fällen von maligner Angina ausprobiert und mich nicht, wo es ohne Schädigung der Kranken geschehen konnte, von den so gerühmten Vorteilen dieser Therapie überzeugt zu haben.

Am Ende meiner Abhandlung über die Diphtherie habe ich schon zwei Soldaten erwähnt, die nach drei oder vier Alaunapplikationen von einer frischen, aber sehr schweren diphtherischen Stomakace geheilt wurden. Nach Veröffentlichung dieser Arbeit habe ich dieses Mittel bei der diphtherischen Entzündung des Zahnfleisches mit dem gleichen Erfolg weiter angewandt, obwohl schon ein äußerst fötider Geruch bestand, und eine tiefe Ulceration den Hals der Schneidezähne bloßgelegt hatte. Nach 4tägiger Behandlung war die Schwellung der Wangen, der Lippen und der submaxillaren Lymphdrüsen vollständig verschwunden; desgleichen der Foetor ex ore. Als einziger Überrest der Erkrankung blieb ein leichter Defekt der Gingiva, dort, wo die tiefsten Erosionen bestanden hatten.

Anfang Juni 1826 bot sich mir in einem kleinen Dörfchen, 4 Meilen südöstlich von Tours (Villandry), endlich wieder Gelegenheit, der malignen Angina zu begegnen[1]).

Ein 23jähriger Mann war am 4. Krankheitstage in einem langanhaltenden Erstickungsanfall schon zugrunde gegangen. Die 21jährige, kräftige Frau, die mich zuzog (Anne Guineau), hatte am Tage vorher ihr Kind abgestillt. Als leichte Halsschmerzen auftraten, hatte sie ein Brechmittel genommen. Während der Nacht traten starke Schluckbeschwerden auf. Morgens 8 Uhr bedeckten dicke, membranöse, weißgelbe Beläge die linke, etwas geschwollene Tonsille. Starke Schwellung der Lymphdrüsen unterhalb des Processus mastoideus. Kleiner, frequenter Puls. Große Abgeschlagenheit. Mittags Zunahme der Beläge. Weiße Flecke auf der gegenüberliegenden Mandel und äußerst abstoßender, fötider Geruch. Da ich keine Salzsäure zur Hand hatte, löste ich feinpulverisiertes Alaun in etwas Wasser zu einem Brei, den ich mit einem Löffelstiel auf die befallenen Stellen aufstrich. Schon am Abend war der Foetor stark vermindert. Nach einer zweiten Alaunapplikation hatten die Mandeln am anderen Morgen schon zum Teil die Beläge abgestoßen, die sie tags zuvor bedeckten. Die Tonsillen und die Lymphdrüsen waren weniger geschwollen. 2 Tage später, nach 3 weiteren Applikationen, blieben als einzige Überreste der Diphtherie nur noch kleine Fleckchen aus Membranfetzen in den Schleimhautfalten der Tonsillen übrig.

Am gleichen Tage sah ich ein 30 Monate altes Kind, dessen geschwollene Mandeln mit membranösen Belägen bedeckt waren. Es hustete. Aber der Husten, der einem Keuchhusten gefolgt war, klang noch katarrhalisch.

Als ich das Kind zum erstenmal sah, war es auf und aß gerade mit großem Appetit eine dicke Suppe. Ich fand es fieberfrei, machte aber den Arzt, der es behandelte, auf die Gefahr aufmerksam, der das Kind ausgesetzt sei, wenn man nicht rasch durch lokale Behandlung dem Absteigen der Diphtherie zuvorkäme. Aber der Azrt, der die Bösartigkeit der Krankheit nicht kannte, versicherte mir, daß es der kleinen Kranken schon viel besser als tags zuvor gehe und er schon viele Halsaffektionen mit einfachem Gurgelwasser geheilt habe. 48 Stunden später wurde der Atem fötide, Erstickungsanfälle traten auf, und am folgenden Tage, dem 1. Juli, ging das Kind langsam an Asphyxie zugrunde.

Am 11. Juli starb ein 8 Monate altes Kind, ohne daß eine lokale Behandlung angewandt worden wäre. Zu gleicher Zeit wurde bei einem 5jährigen Mädchen, das schwer an maligner Angina erkrankt war, die gleiche Therapie wie bei der obenerwähnten jungen Frau angewandt, und obwohl die lokale Behandlung erst am 3. Krankheitstage einsetzte, war das Kind bald wiederhergestellt.

Am 12. desselben Monats zeigten sich bei dem 4jährigen Charles Mirbeau, dem Bruder des am 1. Juli verstorbenen 30 Monate alten Kindes, die ersten Symptome der malignen Angina. Man achtete nicht darauf, da er, wie sein Bruder, einen katarrhalischen Husten vom Keuchhusten zurückbehalten hatte. Als ich ihn am 5. Juli sah, war der Pharynx mit

[1]) Dieses Dorf war mehr als 10 Meilen von La Ferrière, wo die maligne Angina noch kurz zuvor geherrscht hatte, entfernt, wurde aber von zwei anderen Gemeinden, in denen nach langen Intervallen die maligne Angina dann und wann immer wieder auftrat, nur durch den Zusammenfluß der Cher und der Loire getrennt.

Belägen ausgekleidet, die sich nach unten hin verloren. Der Husten war kruppartig. In meiner Gegenwart trat ein Erstickungsanfall auf, der das Befallensein der unteren Luftwege deutlich verriet. Am Abend vorher ward ein Brechmittel gegeben und Blasenpflaster auf die Beine und den Nacken aufgelegt. Nur die Quecksilberbehandlung bot in diesem fortgeschrittenen Falle noch einige Hoffnung auf Heilung, aber die Eltern wagten nicht, die Verabfolgung des Kalomels zu übernehmen. In der Nacht wurde die Atmung freier, am Morgen des 16. fühlte sich der Kleine wohler, aß saure Milch, stand allein auf und ging in ein Nachbarhaus. Aber im Verlaufe des Tages ging er in einem erneuten Erstickungsanfall zugrunde.

Am 17. traten bei dem kleinen Kinde, das Frau Guineau abgestillt hatte, und das seit einigen Tagen ihrer Pflege zurückgegeben war, die ersten Symptome der malignen Angina auf. Die von Jaquart, einem Praktikanten des Hospitals, geleitete Therapie konnte erst am 3. Krankheitstage begonnen werden. Graue Beläge tapezierten schon den Pharynx aus. Am Abend wurde pulverisiertes Alaun in Breiform zu wiederholten Malen auf die befallenen Oberflächen gebracht und während der Nacht zweistündlich 2 Gran Kalomel verabfolgt. Am Morgen des folgenden Tages wurde die Alauntherapie fortgesetzt. Die Entzündung war schon sichtlich zurückgegangen. Die Quecksilbertherapie mußte wegen gehäufter, grüner Stühle abgesetzt werden. Auf Ricinusemulsion hin Abgang mehrerer Askariden. Nach drei weiteren Alaunapplikationen von geringerer Stärke zeigte der Pharynx am 5. Behandlungstage normalen Befund.

Am 19. Juli, 3 Tage nach dem Tode seines jüngsten Kindes, traten bei dem 29jährigen Charles Mirbeau die ersten Symptome der malignen Angina auf. Am Abend des 20. hatte er versucht, sich selbst Alaun in den Pharynx zu bringen. Die Tonsillen waren leicht geschwollen. Auf der linken Mandel fand sich ein länglicher, grauer, so unscheinbarer Fleck, daß Jaquart, der den Kranken zu diesem Zeitpunkt sah, eine Wiederholung der Alauntherapie für überflüssig fand. Während der Nacht aber machte die Krankheit so rasche Fortschritte, daß ich am Morgen des 21. die beiden Mandeln, besonders die linke, geschwollen und mit membranösen, dicken, weißgelben Belägen bedeckt fand. Das Zäpfchen war so stark ödematös geschwollen, wie man es selten sieht. Ich erinnere mich nicht, im Verlauf der ganzen Epidemie in Tours so schwere, allgemeine Symptome im Beginn der malignen Angina gesehen zu haben. Der Puls war klein und frequent und die Erschöpfung des Kranken so groß, daß er nur mit Mühe sich aufrecht halten konnte. Die Schwellung der seitlichen Halspartien reichte von der Parotis bis zur Gesichtsbasis. Alaun wurde in Breiform zu wiederholten Malen auf die Mandeln aufgetragen. Die jeweilig angewandte Menge wies etwa die Größe und Dicke eines Frankstückes auf. Drei weitere Applikationen wurden im Verlaufe des Tages von der Frau des Kranken ausgeführt. Am 22. war die Erkrankung vollständig abgeklungen. Dicke Membranfetzen wurden ausgeworfen, und die Schwellung der Mandeln und des Zäpfchens war zurückgegangen. Auf der linken Mandel fanden sich nur noch vereinzelte Membranfetzen. Fieber und Schluckbeschwerden hatten aufgehört. Am 23. zeigte der Pharynx, abgesehen von einer etwas lebhafteren Färbung, normalen Befund. Im übrigen war der Kranke vollständig geheilt.

Es ist für einen Arzt, der der malignen Angina noch nicht begegnet ist, schwer, sich den richtigen Begriff von der Gefährlichkeit dieser Erkrankung zu bilden. Trotzdem ich selbst eine Reihe von Fällen mit tödlichem Ausgang gesehen hatte, überraschte mich der plötzliche Tod des Kindes Mirbeau doch wieder, da ich es einige Stunden vorher noch in so gutem Allgemeinbefinden angetroffen hatte. Vergeblich hatte mich die Erfahrung gelehrt, daß nur von einer specifischen Behandlung Erfolg zu erwarten ist. Als ich, um den behandelnden Arzt zu erschrecken und ihn zu veranlassen, eine lokale Behandlung einzuschlagen, fast die Stunde voraussagte, in der ein Erstickungsanfall die Krankheit beendigen würde, war ich offen gestanden durch den Anblick getäuscht, selbst nicht von dem bitteren Ernst meiner Prognose überzeugt.

Die Diphtherie war schon lange nicht mehr in Tours beobachtet worden, als im Verlaufe einer Woche drei Personen in einem Hause an einer mit Fieber einhergehenden Larynxdiphtherie erkrankten. Da die geschwollenen Mandeln mit Belägen bedeckt waren, glaubte ich, Alaun anwenden zu sollen, ohne die weitere Klärung der Diagnose abzuwarten. Nach vier Applikationen im Verlaufe von 24—30 Stunden war die Entzündung beseitigt, und alle Symptome waren verschwunden.

Einige Tage später traten die charakteristischen Merkmale der malignen Angina bei einem vierten Patienten in stärkerem Maße auf. Die Heilung wurde erst am vierten Tage erzielt. Membranöse, dicke, gelbe Beläge griffen von den Tonsillen auf die vorderen Gaumenbögen über. Die unter dem Sterno-cleido-masteoideus gelagerten Lymphdrüsen waren stark geschwollen. Am dritten Tage war das Schlucken noch sehr erschwert, und der Rand des Zäpfchens wies kleine, weiße, von lebhafter Rötung begrenzte Fleckchen auf. Ich vermute, daß diese mit Belägen einhergehende Entzündung zum größten Teil auf die wiederholten Alaunapplikationen und die Reizung durch den Löffelstiel zurückzuführen ist. Die Entzündung ging rasch zurück. Um diesen Nachteil zu vermeiden, spritzte ich von da an Alaunbrei in den Rachen.

Kürzlich hörte ich, daß in einer Nachbarstraße der Straße, in der das 8jährige, oben erwähnte Mädchen gewohnt hatte, vier Kinder, die sicher nicht mit ihr zusammengekommen waren, am dritten oder vierten Krankheitstage an maligner Angina gestorben waren. Eine Behandlung hatte nicht stattgefunden, da die Atemnot erst kurz vor dem Tode die Aufmerksamkeit der Eltern erregt hatte.

Dieser neue Beweis für die Schnelligkeit, mit der die Diphtherie in die unteren Luftwege absteigt, hat mich veranlaßt, die Alaunapplikationen vielleicht öfters als notwendig zu wiederholen. Der einzige Nachteil, der sich daraus ergab, war eine leichte Erosion des Zäpfchens, die aber schon am 6. Behandlungstage restlos abheilte.

Kurze Zeit nach dem Tode der oben erwähnten 4 Kinder starb ein 22jähriger Matrose in derselben Vorstadt an Diphtherie. Bei diesem jungen Manne traten 3 Tage vor seiner Ankunft in Tours die ersten Krankheitssymptome auf. Der zugezogene Arzt, der ihn eine Stunde vor dem Tode sah, fand die Tonsillen und den Pharynx mit dicken Membranen belegt. Foetor bestand nicht. Nur geringe Heiserkeit. Husten war nicht beobachtet worden. Sein Zustand blieb während $^3/_4$ Stunden der gleiche. Plötzlich klagte er über Atemnot und ging gleich darauf in einem Erstickungsanfall zugrunde. Man vermutete, daß ein so rascher und unerwarteter Tod nur durch eine krampfartige Affektion zustande kommen könne, die dem nervösen Krupp der Autoren zu entsprechen schien. Ich wurde aufgefordert, der 8 Stunden p. mort. ausgeführten Sektion beizuwohnen und fand, wie ich vermutet hatte, die abgestiegene Diphtherie als greifbare Ursache der Asphyxie. Der Pharynx fand sich mit weißen, opaken, zähen und elastischen Membranen austapeziert, die eine Dicke von $1-1^1/_2$ Ligne aufwiesen. Sie hüllten die Tonsillen ein und erstreckten sich vom Abgang des Oesophagus bis zu den Choanen. Ein membranöser Überzug gleicher

Natur bedeckte die Larynxschleimhaut und reichte, sich unregelmäßig vorschiebend, bis zu den ersten Trachealringen. Eine lebhafte, dunkler gestichelte Rötung überschritt noch um ein geringes den freien Rand der Membranen. Die gleiche Rötung fand sich unter den Belägen des Pharynx. Die von einer Membran eingeschlossene Epiglottis war derart geschwollen, daß ihr normales Volumen mehr als verdoppelt schien. Aber diese Schwellung rührte weniger von der Verdickung der Schleimhaut als von dem Ödem des Unterhautzellgewebes her. Diese Infiltration hatte zweifellos viel zur Verengung der Glottis beigetragen, deren Öffnung weiterhin durch dicke, an den falschen Stimmbändern haftenden Beläge und durch flottierende Membranen verlegt war, die sich während der Exspiration wie ein Ventil auf die Öffnung des Larynx legten.

Normaler Befund des Herzens, der Lungen und Abdominalorgane[1]).

Da ich in der vorliegenden Abhandlung über die Diphtherie schon eine Reihe von Sektionsbefunden gebracht habe, würde ich diesen letzten Fall nicht angeführt haben, wenn er nicht bewiese, daß die Diphtherie auch beim Erwachsenen tödlich werden kann, schon bevor die Beläge des Pharynx gangränöse Schorfe vortäuschen. Außerdem zeigt der Fall, daß die diphtherische Angina auch heute noch alle Merkmale aufweist, die sie zur Zeit meiner ersten Untersuchungen aufgewiesen hat. Erwähnenswert ist, daß die maligne Angina erst von 1819 an in Tours aufgetreten ist. Die ältesten Ärzte stimmen überein, daß sie ihr vor dieser Zeit niemals in der Stadt begegnet sind.

Ich darf nicht verschweigen, daß bei einem 4jährigen Kind, das seit 8 Tagen an maligner Angina erkrankt war, und bei dem die Beläge schon gangränöse Schorfe vortäuschten und starker Foetor ex ore bestand, durch drei- bis viermal täglich wiederholte Alaunapplikationen wohl die Entzündung beseitigt wurde, aber das Fieber und die Diarrhöen, die ausnahmsweise diesen Fall komplizierten, bis zum 9. oder 10. Tage anhielten, an dem die Fieberanfälle auf Chininsulfat hin aufhörten.

Wenn auch das Alaun von mehreren Kollegen selbst in Fällen mit Erfolg angewandt worden ist, bei denen die Diphtherie schon einen bedrohlichen Charakter angenommen hatte, so darf nicht verschwiegen werden, daß es selbst bei frühzeitigster Anwendung die Ausbreitung der Diphtherie nicht immer hat aufhalten können.

Seit 2 Tagen bestanden bei einer 27jährigen Frau Diphtheriesymptome, als der behandelnde Arzt Alaun auf die befallenen Oberflächen brachte. Die Aufgabe, diese Therapie zu wiederholen, wurde den Angehörigen der Kranken überlassen. Am folgenden Tage bewiesen Husten, Heiserkeit und Atemnot, daß die Weiterausbreitung der Diphtherie auf den Larynx nicht verhindert worden war. Erneute, mit größerer Aufmerksamkeit ausgeführte Alaunapplikation. Aber die Atemnot nahm derart zu, daß der Zustand in der Nacht hoffnungslos wurde. Nach krampfhaftem Husten wurde eine Membran ausgestoßen. Polygala und Kalomel wurden abwechselnd gegeben. Das letztere war schon vorher einstündlich 2 Gran pro Dosis verabfolgt worden. Im Laufe des folgenden Tages weiterhin erschwerte Atmung und pfeifendes Inspirium. Der Husten löste sich aber, und die mit Membranfetzen vermischte Expektoration nahm schleimig-eitrige Konsistenz an. Am 3. Tage Eintritt in die Rekonvaleszenz. Um die Absorption des Kalomels zu verhindern, wurden Abführmittel gegeben. Seither sind 3 Wochen verflossen, und der allgemeine Gesundheitszustand der Frau läßt nichts zu wünschen übrig.

---

[1]) Mein Schüler und Freund Trousseau, der sich damals in Tours befand, machte die Sektion und nahm an diesen Untersuchungen teil.

Wahrscheinlich ist selbst in diesem Falle das Alaun nicht ganz wirkungslos gewesen und die Ausbreitung der Diphtherie durch die lokale Behandlung zum wenigsten verzögert worden. Aber wie konnte eine Therapie, die die Alten bei einer so gefährlichen Erkrankung wie der malignen Angina in Anwendung brachten, alles Zutrauen einbüßen und in Vergessenheit geraten, wenn sie wirklich so wirkungsvoll war? Die Beantwortung dieser Frage ist einfach, wenn man bedenkt, daß sich die maligne Angina nur in langen Intervallen zeigt und in der letzten Zeit vom Krupp abgetrennt und mit der Scharlachangina verwechselt wurde, wodurch die Therapie sehr ungewiß werden mußte, da die praktischen Erwägungen, die in den Werken der Alten zu finden sind, auf den Scharlach nicht anwendbar, und auf eine Affektion, die man für neu hielt, nicht zu passen schienen.

Der Erfolg der Alauntherapie hat sich bei den meisten von mir erwähnten Fällen aufs klarste erwiesen. Ich gebe aber zu, daß es einer noch größeren Anzahl Fälle bedarf, um den Wert einer Therapie zu beweisen, was nur im Verlauf einer Epidemie geschehen kann. Denn alle Krankheiten, selbst die gefährlichsten, treten verschieden schwer auf, und wenn auch eine anscheinend harmlose Diphtherie tödlich enden kann, so ist doch die Gefahr, die diese Krankheit mit sich bringt, je nach der Schnelligkeit ihres Fortschreitens und ihrer Ausdehnung sehr verschieden groß. So wird man sich in Fällen, wo die Diphtherie mit ungewohnter Schnelligkeit um sich greift und schon eine große Ausdehnung angenommen hat, des Alauns wahrscheinlich ohne Erfolg bedienen, da die unteren Luftwege schon befallen sind, bevor die Entzündung des Rachens beeinflußt ist. Noch aussichtsloser muß diese Therapie sein, wenn die specifische Entzündung schon den Larynxeingang überschritten hat. Wenn auch meine Versuche mit Alaun die Meinung der Alten bestätigen und beweisen, daß diese Substanz gleich der Salzsäure und dem Kalomel die diphtherische Entzündung beeinflußt, so steht doch fest, daß diese drei Substanzen keineswegs denselben Grad der Aktivität besitzen. Die Salzsäure verhindert das Fortschreiten der malignen Angina, indem sie an Stelle der diphtherischen eine andersartige, ebenfalls mit Belägen einhergehende Entzündung setzt. Das Alaun hingegen kann, ohne Erosionen hervorzurufen, die Schwellung des entzündeten Gewebes beseitigen und eine Abstoßung der Beläge bewirken.

Die Wirkung des fast unlöslichen Quecksilberprotochlorürs ist noch weniger ausgesprochen als die des Alauns. Diese Substanz beeinflußt und beseitigt verschiedene chronische Entzündungen der Haut und der Schleimhaut, indem sie an Stelle der einen eine andere Entzündung setzt, was zweifellos mit einer vorübergehenden und kaum wahrnehmbaren Verstärkung des Entzündungsprozesses einhergeht.

Daß diese in ihrer Aktivität so verschiedenen Substanzen nicht wahllos angewandt werden können, sondern je nach dem vorliegenden Falle sorgfältigst ausgewählt werden müssen, bedarf wohl keiner Erwähnung.

Die Funktion der befallenen Organe und die Beschaffenheit der Schleimhaut in den verschiedenen Abschnitten des Luftweges sind fernerhin für die Wahl des Mittels von großer Wichtigkeit.

Es ist verständlich, daß der Pharynx, der von zähem Schleim dick überzogen ist und sich rasch der Berührung der reizenden Substanz durch einen Brech- oder Schluckakt entzieht, ohne Nachteile einer energischen Therapie, die der Trachea gefährlich sein würde, unterworfen werden kann.

Schwerwiegendste Gründe sprechen dafür, in den Larynx und in die Trachea nur mit größter Vorsicht eine entzündungserregende Substanz zu bringen, da dort ihre Aktivität nicht durch reichliche Schleimabsonderung abgeschwächt wird. Bevor sie ausgestoßen wird, kann sie in die Bronchien aspiriert werden und hier infolge einer ausgedehnten und lange währenden Einwirkung eine stärkere Entzündung hervorrufen, als beabsichtigt worden ist. Sie kann sogar bis in die Vesiculärbläschen der Lungen gelangen und hier lobuläre Pneumonien verursachen.

Die Dosierung, die Stärke und die Art der Zubereitung der gegen die Diphtherie angewandten Mittel erfordert somit besondere Vorsichtsmaßregeln und die gewissenhafteste Aufmerksamkeit.

Wenn ich zu einer schon fortgeschrittenen, diphtherischen Angina gerufen werde, wo die Beläge schon gangränösen Charakter angenommen haben, zögere ich nicht, als Mittel der Wahl konzentrierte Salzsäure auf alle befallenen Stellen zu bringen. Die Ausdehnung der diphtherischen Entzündung versuche ich hingegen durch wiederholte Alaunapplikationen zu verhindern. Sobald aber der Krupphusten die Unwirksamkeit meiner Therapie und das Absteigen der Diphtherie in die unteren Luftwege verrät, versuche ich bevor ich zur Tracheotomie greife, noch durch Kalomel die diphtherische Entzündung der Glottis zu beeinflussen. Wenn mich aber die Erstickungsgefahr gezwungen hat, zu tracheotomieren, träufle ich einige Tropfen wässeriger Alaunlösung in die Trachea, sofern die Beläge schon über die Incisionswunde herausreichen. In allen anderen Fällen aber ziehe ich wiederholte Einträufelungen von Kalomel in Gummilösung vor, da ich überzeugt bin, daß die Dauer und die Enge des Kontaktes die Aktivität des Quecksilberprotochlorürs verstärkt.

In dem Abschnitt über die specifischen Entzündungen der Schleimhaut habe ich hauptsächlich, um nicht zu weit vom Thema abzukommen, die diphtherische Entzündung nur der Scharlachangina gegenübergestellt. Um nun die Unterscheidungsmerkmale dieser beiden Krankheiten noch stärker hervorzuheben, will ich hier die Gesamtheit der Symptome beider Affektionen noch einmal zusammenfassen und einander gegenüberstellen.

Die diphtherische Angina.	Die Scharlachangina.
1. Der Beginn der Erkrankung ist fast fieberfrei. Die Pulsfrequenz fällt zum mindesten nach einem kurzen Fieberanfall rasch wieder zur Norm ab. Die körperlichen und geistigen Funktionen	1. Zu Beginn der Erkrankung starke Cirkulationsstörungen, die denen ähnlich sind, die einem Vipernbiß folgen. Die Atmung ist unverändert. Häufig sind die Funktionen des Digestionstrac-

sind so wenig gestört, daß die Kinder, die schon gefährlich erkrankt sind, meist noch ihren gewöhnlichen Appetit aufweisen und in ihrem Spiel fortfahren.

2. Die schrittweise Ausbreitung der Diphtherie ist an keinen Zeitpunkt gebunden.
3. Die Diphtherie neigt zur Chronizität, sofern nicht der Verschluß der Luftwege ihrer Dauer ein Ende setzt.
4. Im höchsten Grade lokal, geht sie von einem Punkte aus und verbreitet sich mehr oder weniger rasch auf die angrenzenden Oberflächen aus, die sie schrittweise befällt.

   Selbst wenn dicke, verfärbte Membranen schon seit Tagen im Rachen bestanden haben, findet man bei der Sektion der an Erstickung zugrunde Gegangenen die Schleimhaut der Trachea, der Bronchien und der Nase mit Membranen belegt, die alle Merkmale einer frischen Exsudation aufweisen.

   Die Diphtherie hat die ausgesprochene Tendenz, in die unteren Luftwege abzusteigen.
5. Die Diphtherie wird erst dann tödlich, wenn die Membranen, die die Luftwege auskleiden, durch ihre Anhäufung oder Ablösung ein mechanisches Atemhindernis bilden, oft sogar erst dann, wenn die feinsten Verzweigungen der Bronchien durch Beläge verstopft sind.
6. Die Gesundheit ist wiederhergestellt, sobald die lokale Erkrankung durch lokale Behandlung beseitigt ist.

tus gestört. Häufiges Erbrechen und fortdauernde Diarrhöen setzen ein, während zunehmende Innervationsstörungen das Schlimmste befürchten lassen.

2. Jede einzelne Phase dieser Erkrankung vollzieht sich in einer bestimmten Zeitdauer.
3. Der Verlauf ist sehr akut. Sie kann im akuten Stadium, das vom 1.—7. Tag der ersten Woche währt, tödlich ausgehen.
4. Die Scharlachentzündung entsteht fast gleichzeitig, ja fast im selben Augenblick auf allen Stellen der befallenen Oberfläche zugleich. Eine verschiedene Gewebsstruktur erklärt zur Genüge die Verzögerung ihres Auftretens und ihre andersartige Form an verschiedenen Stellen[1]).

   Der Scharlachentzündung fehlt die Tendenz abzusteigen.
5. Wenn der Kranke im Verlauf der ersten Woche zugrunde geht, sind keine nennenswerten, entzündlichen Veränderungen als Todesursache auffindbar.
6. Selbst wenn eine lokale Behandlung die Angina gebessert hat, wird die Krankheit dadurch nicht abgekürzt und

[1]) Die Scharlachentzündung zeigt sich im Rachen am ersten, weil die Transparenz des Endothels die Entzündung eher in Erscheinung treten läßt, während die violette Rötung der Zunge erst zutage treten kann, wenn die oberflächliche Zungenschicht abgestoßen und zerstört ist.

die Gefahr nicht vermindert. Die ersten Tage der zweiten Woche bringen die Abschälung der Haut und eine mehr oder weniger ungestörte Rekonvaleszenz.

Selbst die Kranken, die schon auf der Besserung sind, sind vor den gefährlichen Folgen des Scharlachs nicht sicher. Die tiefgreifende Änderung der Gewebsflüssigkeiten und die Entfärbung und Verdünnung des Blutes setzt sie gangränösen Hautulcerationen, epileptischen Krämpfen, Haut- u. Lungenödemen und chronischen Affektionen aus, die fast immer von einer auffallenden Veränderung des Urins begleitet sind, der infolge Blutbeimischung eine dunkle Farbe annimmt.

7. Ohne Therapie gehen fast alle an maligner Angina Erkrankten zugrunde.

7. Selbst in den bösartigsten Scharlachepidemien sterben höchstens ein Fünftel bis ein Drittel aller Befallenen, welche Therapie auch angewandt wird. Meistens ist die Sterblichkeit noch geringer.

8. Wenn die Diphtherie primär oder durch Übergang von einer Schleimhautoberfläche die äußere Haut befällt, erzeugt sie statt eines Exanthems eine hartnäckige, schmutzig belegte Ulceration, deren Vernarbung nur schwer zu erreichen ist.

8. Auf der Höhe des Scharlachexanthems entstehen öfters sehr kleine, erhabene, spitze Bläschen, die sich mit Eiter füllen. Sie treten besonders auf den seitlichen Halspartien, den Hand- und Fußgelenken auf und verschwinden am 3. oder 4. Schälungstage.

Wie kommt es, daß diese beiden Krankheiten ihre specifischen Merkmale so unverändert bewahren? SYDENHAM, den die gleiche Frage bewegt, gibt meiner Ansicht nach die beste Antwort darauf:

„Nec fortasse hominibus cordatioribus rem minus importunam ille facere videbitur, qui a me postularit quid hanc aut illam aegritudinis speciem constituat, quam ego facerem, si ab illo idem de equo, verbi gratia, inter animalia, vel de betonica, inter stirpes, vicissim sciscitarer.“